NAISSANCE ET MORT

ÉTUDE
DE SOCIO-BIOLOGIE ET DE MÉDECINE LÉGALE

PAR

G. MORACHE

Professeur de médecine légale à la Faculté de Médecine
de l'Université de Bordeaux,
Membre Associé de l'Académie nationale de Médecine.

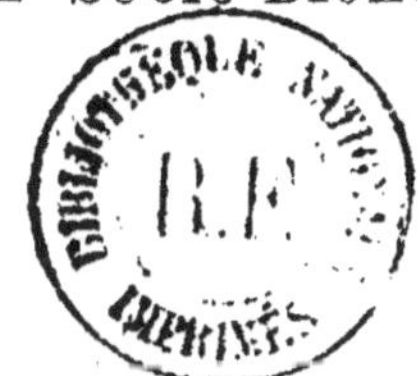

PARIS

FÉLIX ALCAN, ÉDITEUR

ANCIENNE LIBRAIRIE GERMER BAILLIÈRE ET Cⁱᵉ

108, BOULEVARD SAINT-GERMAIN, 108

1904

NAISSANCE

ET MORT

AVANT-PROPOS

Le problème de la vie et celui de la mort sont les
plus poignants qui se posent à l'esprit humain, avide
de connaître. La naissance nous ouvre les portes de
l'existence extérieure, la mort nous les ferme. Entre
ces deux termes, s'évolue le cycle de notre individualité.

A tous les âges, les écoles philosophiques ont tenté
de déterminer les conditions de cette activité biologique, les écoles scientifiques ont pu fournir certains
éclaircissements sur des points définis, les unes et
les autres ont été arrêtées par ce fait primordial :
qu'est la vie? Et l'inconnu se dresse toujours devant
nos intelligences limitées, immense.

Dans les religions indo-phéniciennes, un voile épais
cachait aux yeux de tous la vue de la Déesse et ses
mystères augustes ; seuls quelques initiés pouvaient
en soulever les bords ; de même, la connaissance

de la vérité, déesse mystérieuse et toujours recherchée, est-elle aussi dissimulée ; c'est à peine si peu
de privilégiés en peuvent pressentir l'incommensu-
rable étendue.

Mais le fait de la naissance et celui de la mort,
s'imposant à tous les organismes, doivent préoccuper
au point de vue social, car l'entrée, comme la sortie
du milieu ne sauraient passer méconnus de ceux qui
ont la charge des intérêts collectifs : la protection de
la vie humaine est à ce prix.

Bien des questions accessoires se soulèvent alors,
en particulier celles qui ont trait aux rapports biologiques reliant les générations les unes aux autres : la
filiation, les hérédités.

Entre toutes, la recherche de la paternité nous a
particulièrement arrêté : son importance n'échappe
à aucun de ceux qui pensent ; elle est de celles qui,
négligées aux temps où l'individualité humaine était
considérée comme élément secondaire, ont été,
d'abord envisagées, puis discutées, depuis qu'a commencé l'émancipation de l'homme-unité devant la collectivité, depuis que s'est ouverte l'ère de la justice
sociale. Rien ne pourrait désormais s'opposer à sa
marche en avant, aucune puissance ne saurait la clore.
Au triple point de vue de la justice, de l'humanité et
de la moralité, la solution de ce grave problème
s'impose à nos antiques civilisations latines, enlisées
dans les vieilles traditions byzantines et canoniques.

Il n'est plus possible que, dans nos sociétés du xxe siècle, des hommes naissent qui, toute leur vie, et quel que soit leur mérite, porteront, cruel héritage, la barre de bâtardise. Véritables parias sociaux, toujours ils se voient reprocher la « honte » de leur naissance, la « faute » de celle qui fut leur mère, alors qu'elle était victime, tandis que le seul et vrai coupable, le géniteur, nous n'oserions dire le père, traverse l'existence, entouré du respect de la foule qui, au besoin, l'admire et l'envie pour ses bonnes fortunes.

Dans ce nouveau volume, comme dans les précédents, *Mariage* et *Grossesse et Accouchement*, nous avons cherché à toujours rapprocher les éléments biologiques des questions d'ordre social et philosophique. Au fond, ne sont-ils pas connexes, et ne procèdent-ils pas les uns des autres ?

C'est ainsi que, à propos de *Naissance et Mort*, phénomènes biologiques corrélatifs et presque similaires, nous avons pu entrevoir ce but, prochain peut-être : la Science et la Foi, enfin réconciliées de leurs apparentes divergences, marchant d'accord, dans de communes conceptions, vers un Idéal également poursuivi, la vérité, l'Immanente Vérité.

G. MORACHE.

Bordeaux, octobre 1903.

NAISSANCE ET MORT

CHAPITRE PREMIER

Définition du terme : Naissance. — La conjonction bi-sexuée et la fécondation. — Toujours nécessaire, même dans les modes en apparence divergents. — Les atavismes. — Ressemblance morphologique. — Reproduction chez le descendant des dispositions intellectuelles et psychiques. — Conséquences sociales.

La protection du jeune par l'instinct, l'amour maternel. — Persiste chez les animaux supérieurs après la naissance de nouvelles générations. — Absence plutôt la règle de ce sentiment chez le mâle. — Expulsion des vieux mâles par le jeune dans les familles animales.

L'amour maternel dans la famille humaine. — La mère, essentiellement l'éducatrice de l'enfant. — Elle seule est réellement capable de bien remplir ce rôle. — La durée si longue de l'évolution de l'enfance dans la famille humaine a pour but de préparer la mère à cette mission. — L'affection de l'homme pour sa mère survit à toutes les déchéances. — La famille, seul milieu de culture pour l'homme.

Constatation des naissances dans les civilisations anciennes. — La tenue des documents d'état civil par les clergés des paroisses. — Suppression de l'état civil pour les protestants après la révocation de l'édit de Nantes. — Rétablissement de l'état civil sous Louis XVI. — Loi du 20 septembre 1792, sécularisant l'état civil, confié aux municipalités dans le Code de 1803.

La constatation des naissances par l'officier d'état civil. — Les médecins d'état civil. — Faculté de faire constater la naissance à domicile. — Personnes tenues à la déclaration. — Devoir imposé personnellement au médecin et à la sage-femme. — Nature limitée de leur déclaration, par suite du secret professionnel. — Les enfants décédés après la naissance mais avant la déclaration. — La déclaration des mort-nés.

Comme toutes les définitions, celle du terme *Naissance* est quelque peu délicate à établir, d'autant que cette

.expression peut avoir bien des conceptions, suivant qu'elle
est employée au point de vue strictement positif ou bien
qu'on la considère plus ou moins, sinon totalement, au
figuré. En se restreignant à la biologie pure, on pourrait
appeler *naissance* le fait de l'apparition, de l'éclosion
d'une unité, d'une individualité nouvelle, le plus souvent,
sinon toujours, formée par l'union, par la conjonction de
deux unités antérieurement existantes.

Il paraît probable que l'homme primitif mit un certain
temps à comprendre que la naissance des jeunes était le
résultat de la conjonction sexuelle de hasard qui avait
rapproché l'homme de la femme. A l'origine des peuples
sémitiques, on trouve toujours cette légende de la terre,
puissance créatrice, la Vierge mère Havah, qui a tout
produit sans être fécondée par le mâle. Le premier historien de la Genèse, en faisant naître l'homme du limon de
la terre, semble se conformer à cette tradition. « Dieu
créa l'homme à son image, il le créa mâle et femelle[1] ».
Ce ne fut que plus tard que la femme fut créée à son tour,
mais la chute de celle-ci, sollicitée par le serpent et cédant
à sa séduction, représente sans doute le moment où le
rôle de la sexualité fut enfin connu de l'homme[2].

Dans un précédent ouvrage, nous avons cherché à faire
ressortir toute l'importance de la conjonction sexuée, un
peu plus dirions-nous du mariage. Si, dans la série des
êtres, dits organisés, encore nomenclaturés en animaux
et en végétaux, il semble se rencontrer quelques exceptions
à la règle de la nécessité de cette union de deux unités
pour aboutir à la production de l'unité nouvelle, encore
ces exceptions ne sont-elles qu'apparentes; les recherches
les plus modernes tendent à établir que, au bout d'un
certain nombre de générations, la reproduction revient au

1. *Genèse*, ch. i, vers. 27.

2. Morache, *Grossesse et accouchement*, vol. de la Collection médicale, Paris, F. Alcan, éditeur, 1903, p. 13.

type primitif, celui de la fécondité sexuée. La rencontre de deux individualités premières a été assez active pour suffisamment imprégner la femelle et assurer plusieurs naissances successives; mais, après un temps variable, l'énergie fécondante s'est épuisée, le mariage des unités premières redevient indispensable au maintien des espèces, soit qu'elles persistent dans leur morphologie première, soit qu'elles se perfectionnent ou bien dégénèrent, suivant que les conditions de milieu restent identiques, s'améliorent ou tendent à l'infériorité.

Si l'on applique le terme naissance à un milieu social, animal ou humain, la naissance sera l'apparition, dans ce même milieu, d'un individu nouveau, issu d'une individualité femelle, après sa fécondation par un mâle de la même famille. En fait, l'être nouveau participe matériellement de ses deux producteurs : il en est comme une émanation, un rameau détaché. En se développant, il reproduira plus ou moins leurs dispositions organiques, non seulement en tant que morphologie extérieure, que similitude des traits du visage et coloration du système pileux, mais, dans l'intimité de ses organes; il ressemblera à ses parents, plus à l'un qu'à l'autre peut-être, ou bien il reproduira le type d'un ascendant de ceux-ci, quelquefois séparé de lui par bien des générations. L'atavisme portera sur les structures d'appareils et en conséquence sur leur mode de fonctionner ; tel, par exemple, le cas de celui dont la voix rappelle absolument celle d'un ascendant ou même d'un collatéral qui, dans ce cas, reproduit la voix d'un ascendant commun. Les fonctions psycho-intellectuelles, élaborées par des appareils similaires, pourront être identiques ou des plus voisines chez deux personnalités appartenant à des générations très distantes les unes des autres; si l'on n'était arrêté, dans la recherche, par l'extrême difficulté du contrôle positif, l'on peut se demander jusqu'où l'on pourrait faire remonter les effets de l'atavisme.

Lorsque du fonctionnement physiologique, normal pour ainsi dire, on passe au fonctionnement, aux tares morbides, combien marqué ne trouve-t-on pas encore l'effet des hérédités et l'imprégnation puissante de l'ancêtre sur son arrière-petit-neveu.

Pour étudier complètement, pour apprécier un individu quelconque, au point de vue de la sociologie, n'est-il pas dès lors indispensable, avant de juger les conditions de milieu dans lesquelles il a évolué ou évolue encore, de rechercher, s'il est possible, non pas seulement l'ensemble, mais les plus petits détails de ses origines ataviques et des dispositions fonctionnelles dont il a pu hériter de ses ancêtres.

Certes le problème n'est pas facile à résoudre ; dans l'immense majorité des cas, c'est à peine s'il est possible de remonter, avec quelque précision, à la génération précédente ; au delà, la recherche s'entoure de difficultés presque insurmontables. Au point de vue sociologique, on doit espérer qu'il arrivera une époque où la situation ancestrale de l'homme préoccupera suffisamment pour qu'un stud-book, imitation perfectionnée du document qui permet de remonter très haut dans les atavismes des chevaux de course, puisse renseigner le psychologue ou le magistrat de l'avenir, cherchant à établir la mentalité et le degré de responsabilité de l'individu soumis à son investigation !

Notre entendement, peu habitué à se désintéresser de l'idée de grandeur, de dimension, demeure véritablement effrayé en pensant que tant de choses peuvent matériellement trouver place dans un milieu d'aussi petit volume que la tête du spermatozoïde, élément fécondant qui pénètre dans l'ovule ; on reste confondu en songeant que l'avenir d'un homme, celui d'une famille ou d'une race, peuvent être renfermés dans ces microscopiques enveloppes, et, qu'après des années écoulées, après bien des migrations dans d'autres organismes interposés, la tare ancestrale, ou plutôt sa caractéristique, se retrouveront chez un arrière descendant qui n'aura jamais connu cet atave, n'en aura même jamais entendu parler, et cependant le reproduit aussi bien par ses caractères physiques que par ses facultés intellectuelles et morales.

Dès sa naissance et même avant elle, le jeune est protégé, défendu au moins, dans les espèces supérieures, par un merveilleux instinct dont la nature a doté la mère et qui, chez elle, est d'autant plus développé que le jeune est plus chétif, qu'il a plus besoin de ses soins vigilants et de son aide. Cet instinct prélude à la maternité, puisque certains insectes préparent, pour leur future progéniture, une alimentation différente de celle dont ils font personnellement usage ; cependant ils n'ont jamais connu leurs parents, puisqu'ils ne sont nés que de leur mort, de même qu'ils ne verront pas leur propre descendance, à laquelle leur corps servira de berceau.

Certainement proportionnel, aussi, au développement du système nerveux, l'instinct devenu l'*amour maternel*, atteint chez les vertébrés supérieurs un degré d'intensité qui lui fait, au besoin, primer tous les autres, notamment celui de la conservation individuelle, celui de l'alimentation, celui de la défense de la vie. La femelle brave toutes les attaques pour défendre ses petits ; elle n'abandonne pas même leur cadavre et se fait tuer en le couvrant encore de ses caresses. Ces circonstances, véritablement touchantes, ont été bien des fois constatées et, avec une moindre intensité, vérifiées tous les jours.

Dans ces espèces, le jeune parvient rapidement à un degré de développement suffisant pour pouvoir, au besoin, se passer de la protection de la mère ; aussi, chez elle, l'amour de sa progéniture disparaît-il ou tout au moins s'atténue-t-il rapidement. Alors qu'une nouvelle génération survient, exigeant toute son attention, elle se désintéresse des produits de la précédente si, déjà, ils n'ont, comme chez les oiseaux, pris d'eux-mêmes leur indépen-

dance et n'ont été constituer une nouvelle famille. Cette
non-persistance de l'amour maternel, aussi bien que cette
ingratitude apparente du jeune sont peut-être une nécessité imposée par la continuation de l'espèce.

Chez les animaux supérieurs, la mère conserve cependant un certain degré d'affectivité pour le jeune des
générations antérieures, surtout lorsqu'il a continué à
vivre à son contact ; mais l'affection va toujours en s'atténuant et, dans tous les cas, est loin d'être un obstacle à
la promiscuité génitale. Chez les grands singes anthropoïdes, la persistance du groupe familial, à type matriar-
cal, est généralement la règle ; les jeunes restent en
relations, au moins amicales, avec leur mère, au besoin
la protègent, l'épousent, si leur père, ou quelque mâle plus
vigoureux, ne vient faire obstacle à cette manifestation
de sentiments qui lui portent ombrage.

Le mâle, presque toujours, ne présente qu'à un degré
fort atténué l'amour du jeune et, dans bien des espèces
sauvages, la mère est obligée de défendre ses petits contre
lui ; il semble parfois obéir à un sentiment de jalousie
génitale et en le détruisant, il fait simplement disparaître
celui qui s'interpose entre lui et la femelle : jalousie de
possession évidemment et non jalousie affective. D'autres
fois, le mâle se joint à la femelle pour assurer aux jeunes
une alimentation qui convient à leurs besoins ; chez les
carnivores, on le voit apporter à sa femelle et à ses petits
des parties d'animaux qu'il a surpris, sinon ces animaux
tout entiers ; on peut voir alors la famille entière prenant
son repas en commun. Mais, tôt ou tard, le mâle expulse
ses petits qui, devenus grands, seraient pour lui des rivaux
dans la satisfaction de son instinct sexuel. Ce sentiment
est encore marqué chez les singes anthropoïdes, chez
lesquels on trouve déjà, étape vers les espèces supérieures,
l'idée de l'association familiale, mais tempérée par ce
brutal instinct de la génération qui pousse le mâle à conserver auprès de lui les jeunes guenons, ses filles, à

l'exclusion des jeunes mâles, jusqu'au jour où ceux-ci se révoltent contre cette tyrannie, plus ou moins aidés par les femelles ; celles-ci, que ne préoccupe pas beaucoup le respect de la vieillesse, ne demandant pas mieux que de se débarrasser de celui qui ne peut suffisamment assurer la continuité des espèces, l'envoient mourir isolé, dans la cavité de quelque vieux tronc d'arbre, si même, en personnes pratiques, elles ne le mettent point à mort.

Dans ce tableau, en tout conforme aux observations des naturalistes, est-ce la vie d'animaux que nous avons retracée ou celle de certaines familles, appartenant morphologiquement à l'humanité, restées cependant bien voisines de l'animalité, et comme sentiments et comme mœurs vécues ?

L'amour maternel est toujours très développé chez la femme, même chez celle des races sauvages ; s'il n'en eût été ainsi, l'humanité eût péri, ou plutôt ne se fût jamais développée ; la mère est absolument indispensable à l'enfant, indispensable, dès les premiers instants, pour assurer sa vie matérielle, indispensable pendant toute la période de la lactation qui se prolonge longtemps, des années, dans les civilisations primitives. Nous avons vu, dans le nord de la Chine et en Mongolie, de superbes enfants de huit et dix ans venant encore réclamer leur place au banquet maternel, la disputer à quelque nouveau venu, assez développé lui-même pour se défendre par des injures et la mère, amusée de cette rivalité fraternelle, offrir ses deux mamelles avec un sentiment à la fois tendre et joyeux.

Avec les temps, avec la perfection plus grande de l'humanité, la tendresse de la mère se transforme, mais elle demeure cependant ; en cela, comme en bien d'autres faits, la femme fait preuve d'une sentimentalité bien supérieure à celle de l'homme, à celle du père.

Plus l'homme s'élève, plus il semble que l'amour maternel grandit en intensité ; cela ne paraît pas possible mais plus il s'épure aussi. La mère n'est plus seulement la nourrice des premiers âges, la directrice des premiers pas et des premiers jeux, elle devient l'éducatrice ; comme elle a formé le corps de son enfant, comme elle a présidé à son développement, elle a maintenant la mission de faire, de ce chétif, un homme et de diriger la formation de cette intelligence, pour donner à la société une unité complète, une individualité en mesure de lui rendre maintenant ce qu'elle en a reçu.

Ce grand rôle dévolu à la femme, nous paraît absolument en accord avec la vérité biologique, avec la conception d'un état social équilibré, dans lequel l'homme aura la notion exacte de sa situation dans le milieu où il est destiné à évoluer. Peu de groupes sociaux réalisent absolument cet idéal vers lequel nous devons tendre cependant, idéal de perfection, peut-être, mais idéal qui peut devenir réalité pour tous, parce qu'on le trouve déjà vivant et pratiqué par quelques-uns. Ne confondons pas *éducation* avec *instruction;* l'instruction peut être donnée, en dehors du milieu familial, par tout autre que par la mère, et, dans bien des cas même mieux par un autre que par la mère ; l'instruction certainement contribue à fournir à l'enfant, à l'adolescent, des éléments qui favoriseront son éducation ; mais, en dehors de quelques cas spéciaux, c'est la mère, qui, avec cette patience dont elle seule est capable, avec la douceur que lui impose sa profonde affection, pourra prendre assez d'empire sur cet esprit encore malléable, pour agir par une inconsciente mais bien effective suggestion.

Sans doute, il est des enfants qui n'ont point ce bonheur immense de posséder leur mère ; elle a été enlevée avant l'heure, ou bien la mère, même présente, n'est pas tout à fait à la hauteur de son rôle d'éducatrice. Dans quelques cas, une autre femme, unie à l'enfant par les liens du sang, même étrangère à lui, peut, par son affection devenue maternelle, remplacer la véritable mère absente.

De nombreux exemples prouvent tous les jours la réalité de cette assertion, mais, en principe, mère par le sang, ou mère par l'affection, la mère est indispensable pour diriger l'enfant et encore l'adolescent dans la voie normale. Pour bien élever un enfant, il faut l'aimer d'un amour, dont, presque seule, la vraie mère est capable.

La femme est essentiellement désignée par la nature pour ce grand rôle d'éducatrice et, quelque puissent être l'ensemble de ses qualités affectives, l'homme ne saurait l'y suppléer ; il a d'autres qualités, sans doute, mais il possède généralement à un bien moindre degré, que la femme, celles qui font l'éducateur. Il en est de cela comme de certaines professions, pour lesquelles un cerveau féminin et une main de femme sont certainement plus indiqués que ceux de l'homme.

Si l'on interroge l'histoire de l'humanité, on constate que la plupart des hommes qui se sont particulièrement signalés dans le champ des activités humaines, ont eu pour mère une femme qui a été pour eux l'éducatrice : femme des milieux les plus humbles, femme des milieux intellectuels, elle a été pour eux, et en toutes choses, l'initiatrice par excellence. Pour remplir cette mission, il n'est pas absolument besoin que la femme appartienne aux milieux sociaux élevés, que, personnellement, elle ait bénéficié d'une culture morale au-dessus de la moyenne ; il suffit qu'elle ait du bon sens, les femmes en ont généralement plus que les hommes, et aussi une affection vraiment intelligente. Nous disons intelligente, car l'affection, accompagnée de trop de faiblesse, peut entraîner des résultats déplorables. Mais heureux, entre tous, sont les enfants, et les adultes aussi, qui sont dirigés dans la vie par une mère, à la fois femme distinguée et supérieure à tous les titres. Durant toute leur vie, ils conservent les impressions perçues dans l'enfance, ils continuent la mère. Alors que disparue elle paraît absente, elle revit encore dans ce fils qui lui doit sa personnalité, supérieure parfois, toujours douée d'un esprit bien trempé dès l'origine.

C'est pour préparer la femme à ce grand rôle de protectrice et d'éducatrice que la nature a voulu que longues fussent dans la famille humaine les périodes de la gestation, de la lactation, de l'enfance et de la jeunesse. Pour faire un homme, il fallait une inaltérable patience et une affection intime ; ces qualités ne pouvaient être obtenues qu'au prix du temps, de difficultés sans cesse renaissantes, d'anxiétés et de larmes qui sont le propre de la maternité. Nous ne nous attachons aux choses qu'en proportion des difficultés que nous avons rencontrées pour les obtenir. Ainsi en a-t-il été de la mère vis-à-vis de son enfant.

Aussi combien l'amour de l'homme pour la mère est-il profond, sincère, vivace.

Plus nous avançons dans la vie et plus il augmente, car plus nous comprenons tout ce qu'elle nous a donné. Il est malheureusement des âmes bien vulgaires, obnubilées par bien des nuages, mais, au fond des cœurs les plus rebelles en apparence, vibre toujours le souvenir de la mère, celui des premières années où, tout petit enfant, on s'endormait sur ses genoux. Devant ces déshérités sociaux on peut impunément tout dire, il est un sujet sur lequel nulle équivoque n'est permise : c'est la mère, il n'y faut point toucher ; elle est le seul point lumineux qui scintille encore dans l'obscurité profonde de cette conscience dégénérée.

Une certaine école envisage un avenir social dans lequel les enfants, regardés comme appartenant essentiellement à la collectivité, en tant que devant former la société de demain, seraient élevés par cette même collectivité, qui déléguerait à cette mission certaines personnes, choisies avec discernement. Ce système ne peut être qu'un rêve et une utopie, car il est en opposition absolue avec les phénomènes psycho-biologiques les plus élémentaires. Au point de vue matériel, on peut douter qu'il serait avantageux comme conservation de la vie ; il serait désastreux au point de vue de la culture intellectuelle et morale. Nous souhaitons ardemment que jamais l'on n'essaie même de le tenter. Nous avons sous les yeux l'exemple fourni par les enfants confiés à l'Assistance publique, et encore ceux-là, quand arrive l'âge où l'action éducatrice commence, sont-ils le plus souvent confiés à des familles rurales, dans lesquelles ils peuvent retrouver, sinon l'affection de celle dont ils sont privés, tout au moins son image affaiblie ; où ils ont sous les yeux, du moins théoriquement, des exemples vivants de probité et de travail. Mais une éducation en troupeau, comme le serait une éducation collective, privée de tendresse et abandonnée à des mercenaires, honnêtes sans doute, mais fatalement à peu près indifférents aux individualités, préparerait une génération sociale bien criticable. Le système de l'internat, dans les établissements d'instruction, tempéré cependant par l'action collatérale de la famille, n'a pas donné à la France des résultats si brillants pour que, même dégagé de cette sorte d'incarcération qui le caractérise, on le veuille appliquer en grand à des générations tout entières.

La famille, dans laquelle l'enfant est assuré de trouver, auprès d'un père, l'exemple du travail, seule base de tout organisme social, la famille où il est, dès le premier âge, suggestionné par ce qu'il voit, guidé par la tendresse de la mère qui veille jalousement sur son développement moral, est et restera longtemps le milieu de choix où se peuvent développer les unités qui formeront les sociétés de demain. Les enfants y auront appris que le labeur quotidien émancipe l'homme et l'élève ; ils auront vu mettre en pratique ces principes de solidarité et d'altruisme, grâce auxquels les sociétés peuvent se souder en un faisceau qu'aucune force extérieure ne pourra dissocier. Nous supposons évidemment des familles comme il en existe beaucoup, comme toutes le seront, si nous savons les préparer dès maintenant.

Dans une agglomération d'hommes, vivant en groupe

social, unis par la communauté des intérêts et des aspirations, il était indispensable que l'arrivée, la naissance d'une unité nouvelle, destinée à faire partie du groupe ne passât point inaperçue ; l'une des conditions constitutives du pacte social n'est-elle pas la protection réciproque que tous doivent se prêter. L'enfant, qui naît, possède, du fait seul de sa naissance, des droits qu'il ne peut évidemment revendiquer par lui-même, mais qui n'en sont que plus sacrés, car tous en sont responsables. Le premier de ces droits est la sécurité, la reconnaissance officielle, pour ainsi dire, de son existence.

Et c'est pourquoi, dans les sociétés régulières, il est tenu contrôle des entrées aussi bien que des sorties du groupe organisé. Mais, pendant de longues périodes de temps, la famille constitua en réalité le type du groupement social et cette famille, union de toutes les personnes liées ensemble par la continuité du sang, avait pour chef, pour magistrat et pour pontife le plus ancien dans la ligne de parenté ascendante ; il était naturel que ce fût lui, ce père, cet aïeul commun qui tînt une manière de contrôle et constatât les naissances, comme les disparitions par mort ou par toute autre cause. Dire qu'à ces époques reculées de l'humanité, il existait en réalité ce que l'on nomme maintenant un *état civil* serait prématuré. Mais, en somme, le principe en existait en germe ; le père de famille, connaissait le dénombrement de sa *gens*, dans le sens patriarcal de ce terme. La protection du jeune était-elle bien assurée ? certainement non, puisque dans le type de la famille patriarcale, l'enfant est, comme la femme, la propriété du père, qui peut en disposer, le vendre, le marier, lui infliger un châtiment s'il a commis quelque faute grave, même, dans certains cas, le mettre à mort de sa main, ou donner l'ordre de le faire. Si ce principe demeurait la base de la constitution familiale, en tant que s'appliquant aux garçons ou à la descendance masculine, il était encore plus absolu en ce qui touche aux filles et aux femmes. Celles-ci étaient presque regardées comme marchandise transactionnelle, chez certains peuples la fille arrivée à la période de nubilité, constituait une unité commerciale dont le cours réglait celui des autres objets de valeur.

Ces mœurs durèrent de bien longues périodes, puisqu'on les constate encore en pleine vigueur dans la civilisation romaine, avec quelques adoucissements, vers la fin, surtout en ce qui concerne la femme. De nos jours nous les retrouvons atténuées, mais en principe vivantes, dans certains pays et, en ce qui concerne le mariage notamment, encore bien rigoureuses dans notre civilisation française du xxᵉ siècle[1].

En dehors de la famille proprement dite, des consanguins plus ou moins rapprochés, évoluait la masse des esclaves ou serviteurs, caste de condition inférieure, véritable bétail humain, dont les conditions de vie purent ne pas toujours être trop misérables, mais qui naissaient, s'unissaient ou mouraient sans qu'il en fût beaucoup plus tenu compte que des moutons et des bœufs du troupeau.

En pays d'Orient surtout, la condition d'esclave n'eut jamais et n'a pas encore cette note d'infamie, imposant le mépris que les seuls Européens lui ont su donner. Le grand Sultan des Turcs, le scheik-ul-islam, chef suprême de la religion, puissance politique sans contrôle, n'est-il pas officiellement dénommé le *fils de l'esclave*.

Avec la succession des temps, le pouvoir, longtemps théocratique, tendit à exercer tout au moins un contrôle sur celui des chefs de famille. Dans l'Egypte pharaonique, il était tenu par les magistrats de la ville des registres de dénombrement, indispensables pour la répartition des impôts, dont l'assiette bien précise, alors comme aujourd'hui, a toujours été la caractéristique d'un état civilisé. Comme les chefs de famille devaient faire inscrire les dif-

---

1. Voy. G. Morache, *Le Mariage*, p. 77.

férents membres de celle-ci, et que cette inscription se renouvelait à certaines périodes déterminées, en somme c'était déjà un rudiment d'état civil. Il en fut de même chez les Hébreux, qui empruntèrent beaucoup à la civilisation égyptienne, mais ici le prêtre, véritable officier public, tenait les registres de dénombrement (encore en est-il ainsi dans l'Asie à législation indo-sinique); essentiellement destinés, comme en Egypte, à assurer la répartition des impôts, les registres de la population sont tenus par les magistrats municipaux; les naissances, comme les décès, ne sont pas inscrits au moment où ils se produisent, et le contrôle en est sensiblement livré à l'arbitraire.

En Grèce, aussi bien dans la législation spartiate que dans celle de la république athénienne, il existait des registres municipaux portant inscription des citoyens; il en fut de même à Rome, le prêteur avait charge et contrôle de ces documents; pour les établir, il devait recevoir communication des registres de famille que tenait, ou devait rigoureusement tenir, le père de famille pour toute sa *gens*.

Lorsque, après des siècles de lutte, la religion chrétienne, devenue toute puissante, en arriva à faire sentir son influence dans tous les actes de la vie privée aussi bien que dans ceux de la vie publique, il se produisit une conséquence fatale, et heureuse à la fois. L'Église, intervenant à différents moments de la vie sociale pour baptiser les enfants, marier les adultes et à tous les âges procéder à leurs funérailles, ses mandataires, les membres du clergé tinrent plus ou moins notice écrite des actes auxquels ils avaient participé. Ces documents furent les seules preuves véridiques que l'on pouvait invoquer pour faire la preuve d'une naissance ou d'un décès. Les prêtres pouvaient offrir toute garantie de véracité, mais, comme tous autres hommes, ils pouvaient, aussi, être sujets à erreur, à négligence, ou à toute autre défaillance, surtout pour des actes qu'en somme nulle autre autorité que la leur propre ne leur imposait.

Ce fut François Ier qui, en août 1539, donna officiellement, dans son édit de Villers-Cotterets, charge aux paroisses de tenir régulièrement des registres appelés à faire foi, de la date des naissances et des décès. Par son ordonnance rendue à Blois en mai 1579, Henri III précisa davantage cette obligation dans les termes suivants, qu'il peut être intéressant de reproduire, d'autant que le roi donne mission au pouvoir laïque de contrôler ces registres paroissiaux et de poursuivre judiciairement les ecclésiastiques qui manqueraient à ces obligations civiles.

« Pour éviter les preuves par témoins que l'on est souvent contraint de faire en justice, touchant les naissances, mariages, morts ou enterrements des personnes, enjoignons à nos greffiers en chef de poursuivre chacun an, tous curés ou vicaires du ressort de leurs sièges, d'apporter dedans deux mois, après fin de chaque année, les registres des baptêmes, mariages et sépultures de leurs paroisses, faites en telle année. Lesquels registres, les dits curez en personne, ou par procuration spécialement fondée, affirmeront judiciairement contenir la vérité. Autrement à faute de ce faire par lesdits curez ou leurs vicaires, ils seront condamnés ès dépens de la poursuite faite contre eux et néanmoins contraints par saisie de leur temporel d'y satisfaire et obéir, et seront tenus lesdits greffiers de garder soigneusement lesdits registres pour y avoir recours, et en délivrer extraits aux parties qui le requerront. »

Quelques années plus tard, et, par une mesure absolument logique, lorsque le roi Henri IV donna aux protestants la personnalité civile au même titre qu'aux catholiques, l'édit pacificateur de 1598, connu sous le nom d'Edit de Nantes, conféra aux pasteurs et aux consistoires · de la religion réformée les mêmes obligations que celles imposées aux catholiques par les édits de 1539 et de 1579. Mais quand Louis XIV, en 1685, révoqua l'édit de Nantes, il n'y eut plus, en France, ni pasteurs ni consistoires autorisés, bien au contraire. L'édit de 1685 spécifiait en son article 8 que les enfants, qui naîtraient de parents appartenant à la religion prétendue réformée, seraient dorénavant baptisés par les curés des paroisses ; il enjoignait aux pères et aux mères de les envoyer à cet effet aux églises, sous peine de 500 livres d'amende « et de plus grande peine s'il échet ».

Comme les parents ne tinrent nul compte de cette prescription, il n'y eut plus d'état civil pour toute une catégorie de Français. De même il n'y eut plus, du reste, de mariage ; les unions bénies par des pasteurs, au mépris de leur vie, étaient déclarées nulles. Cependant les protestants ne cédaient pas. De 1740 à 1778, dit un rapport au Parlement de Paris, plus de 400 000 mariages furent célébrés au désert, c'est-à-dire dans ces églises virtuelles improvisées dans les sites retirés des Cévennes. Et cet état de rebellion faisant scandale, tout paraissait préférable à pareille situation.

Les magistrats cependant faisaient leur devoir. Un arrêt du Parlement de Bordeaux du 21 mai 1749 enjoignait à quarante-six personnes mariées de se séparer, en leur défendant de se fréquenter, à peine de punition exemplaire ; il flétrit leur union du terme de concubinage et leurs enfants de bâtards. Un autre arrêt de cette même Cour condamna les hommes aux galères et les femmes à être rasées, puis enfermées dans un hôpital auquel leur dot serait appliquée[1].

Pendant ces périodes si troublées, les familles protestantes contractèrent l'habitude de posséder une *Bible de famille*, sur les premières ou dernières pages de laquelle, le père inscrivait tous les événements importants qui venaient à se produire et notamment les naissances, mariages et décès. Cette Bible constituait de véritables archives d'état civil. Ce précieux volume était l'objet d'une grande vénération dans la famille ; on se le transmettait

---

1. F. Laurent, professeur à l'Université de Gand, *Principes du Droit civil*, Bruxelles, 1879, t. II, p. 9.

de générations en générations. L'usage s'en est quelque
peu conservé, par tradition, dans certaines contrées de la
France. Il existe également dans plusieurs pays du nord
de l'Europe.

Enfin, après bien des manifestations, auxquelles la
grande école philosophique du xviiie siècle eut l'honneur
de s'associer, Louis XVI, en 1787, rendit l'état civil aux
protestants, mais ce n'était pas précisément une loi de
liberté qu'il déclarait signer. « Nos sujets non catholiques
dit le roi, privés de toute influence sur l'ordre établi dans
nos États, ne tiendront de la Loi que ce que le droit
naturel ne nous permet pas de leur refuser. » Ils pouvaient, en effet, procéder à leur mariage en se présentant
devant le tribunal de leur domicile, qui les déclarait unis.
De même, ils pouvaient faire constater les naissances ou
les décès qui survenaient dans leurs familles.

Mais quelles explosions d'indignation cette mesure,
cependant bien modérée, ne souleva-t-elle pas. « C'est cruci-
fier le Christ une seconde fois », s'écrie en plein Parlement
de Paris le conseiller d'Epresménil. « Vous répondrez,
Sire, devant Dieu et devant les hommes des malheurs
qu'entraînera le rétablissement des protestants. Madame
Louise, du haut des cieux où ses vertus l'ont placée, voit
votre conduite et la désapprouve », ose dire un évêque en
s'adressant au Roi.

A l'Assemblée constituante, bien peu de temps après,
ensuite d'un remarquable discours de Condorcet, un mouvement décisif se prononça en faveur de la sécularisation
absolue de l'état civil. Le rapporteur de la loi du 20 septembre 1792, Muraire, exprimait son opinion en deux
mots : « Le citoyen appartient à la patrie, indépendamment de toute religion. »

Cette loi de 1792 spécifiait que les municipalités rece-
vraient et conserveraient les actes destinés à constater les
naissances, mariages et décès, qu'à cet effet trois registres seraient tenus dans chacune des municipalités, l'un

destiné à l'inscription des naissances, l'autre à celle des mariages et le troisième à celle des décès. La loi établissait également que les témoins des actes de l'état civil pouvaient être des personnes majeures de l'un et de l'autre sexe. Il a fallu attendre jusqu'en 1897 pour que cette disposition, supprimée dans le code civil de 1803, reparût dans la législation.

Jusqu'à la Révolution, les juifs n'étaient que tolérés en France et considérés comme personnes de nationalité étrangère, sans ressortir cependant à aucune puissance politique. Ils payaient encore jusqu'en 1784, un droit de capitation, véritable impôt de résidence. Pour tout ce qui n'était pas en désaccord avec les lois générales du royaume, ils restaient soumis à la loi mosaïque ; leur naissance, leurs mariages et leur décès étaient inscrits sur des registres tenus par les rabbins. L'Assemblée constituante, en 1791, sur la proposition de l'abbé Grégoire, leur accorda l'égalité des droits avec les autres Français. Le 20 juillet 1808, un décret de Napoléon leur prescrivit de choisir un nom de famille fixe et un prénom ; à partir de cette époque ils rentrèrent dans le droit commun.

Lorsqu'en 1870 un décret du gouvernement de la défense nationale, connu sous le nom de décret Crémieux, accorda en bloc la naturalisation à tous les juifs d'Algérie, il fallut mettre en accord leurs mœurs avec nos lois, les inviter à se choisir un nom de famille et à désigner, parmi leurs épouses, celle qui devenait la femme légitime ; les seuls enfants nés de cette femme, à partir de la naturalisation, devenaient également légitimes et avaient droit à l'héritage du père. Ceci ne laissa pas que de créer des difficultés et des litiges qui ne sont peut-être pas absolument terminés à l'heure actuelle.

Le projet de Code civil maintint le principe élaboré par la loi de 1792 et, dans la discussion qui se produisit au sein du Tribunat, Benjamin Constant applaudit à la sécularisation qui séparait à jamais le pouvoir civil de la puissance

religieuse, comme on disait alors. A défaut d'un personnel
spécial de magistrats ou de fonctionnaires, chargés du
service de l'état civil, personnel qu'il eût fallu fort nombreux, car il aurait dû avoir un représentant au moins
dans chaque commune, ce qui eût entraîné d'énormes
dépenses, le législateur de 1803 préféra suivre les erre-
ments de la loi de 1792 et chargea les municipalités de
la rédaction des actes de l'état civil.

En fait, le Code civil de l'an XI, en son titre second : Actes
de l'état civil, renferme les articles suivants qu'il importe
essentiellement de bien connaître car ils forment la base
de notre organisation sociale.

Code civil. Article 55. — Les déclarations de naissance sont
faites dans les trois jours de l'accouchement à l'officier de l'état
civil du lieu, l'enfant lui sera présenté. A l'étranger, les déclarations aux agents diplomatiques ou aux consuls seront faites dans
les dix jours de l'accouchement.

Art. 56. — La naissance de l'enfant sera déclarée par le père,
ou, à défaut du père, par les docteurs en médecine ou en chirurgie, les officiers de santé, les sages-femmes ou autres personnes
qui auront assisté à l'accouchement, et lorsque la mère sera
accouchée hors de son domicile, par la personne chez qui elle
sera accouchée. L'acte de naissance sera rédigé de suite en présence de deux témoins.

Art. 57. — L'acte de naissance énoncera le jour, l'heure et le
lieu de la naissance, le sexe de l'enfant et les prénoms qui lui
seront donnés, les prénoms, noms, profession et domicile des
père et mère et ceux des témoins.

Art. 58. — Toute personne qui aura trouvé un enfant nouveau-
né, sera tenue de le remettre à l'officier d'état civil, ainsi que
les vêtements et autres effets trouvés avec l'enfant et de déclarer toutes les circonstances du temps où il aura été trouvé. Il
en sera dressé un procès-verbal détaillé, qui énoncera en outre
l'âge apparent de l'enfant, son sexe, les noms qui lui seront
donnés, l'autorité civile à laquelle il sera remis. Le procès-verbal sera inscrit sur les registres. (*Articles promulgués le 30 ventose an XI, 21 mars 1803.*)

Art. 37. — Les témoins, produits aux actes de l'état civil,

devront être âgés de vingt et un ans au moins, parents, ou autres, sans distinction de sexe; ils seront choisis par les intéressés. Toutefois le mari et la femme ne pourront être témoins ensemble dans le même acte. (*Loi du 7 décembre* 1897.)

ART. 40. — Les actes de l'état civil seront inscrits dans chaque commune sur un ou plusieurs registres tenus doubles.

ART. 43. — Les registres seront clos et arrêtés par l'officier d'état civil à la fin de chaque année, et, dans le mois, l'un des doubles sera déposé aux archives de la commune, l'autre au greffe du tribunal de première instance. (*Articles promulgués le 30 ventose an XI,* 21 *mars* 1803).

La non-observation des règles établies par les articles 55 et suivants est punie ainsi qu'il suit :

Code pénal. ARTICLE 346. — Toute personne qui, ayant assisté à un accouchement, n'aura pas fait la déclaration à elle prescrite par l'article 56 du Code civil et dans les délais fixés par l'article 55 du même Code sera punie d'un emprisonnement de six jours à six mois et d'une amende de seize francs à trois cents francs. (*Promulgué le* 27 *février* 1810.)

La bonne rédaction, la tenue et l'intégrité des registres de l'état civil sont protégées par les dispositions pénales suivantes :

Code pénal. ARTICLE 145. — Tout fonctionnaire ou officier public, qui, dans ses fonctions, aura commis un faux soit par fausses signatures, soit par altération des actes, écritures ou signatures, soit par des suppositions de personnes, soit par des écritures faites ou intercalées sur des registres ou autres actes publics depuis leur confection ou clôture, sera puni des travaux forcés à perpétuité.

ART. 192. — Les officiers de l'état civil qui auront inscrit leurs actes sur de simples feuilles volantes seront punis d'un emprisonnement d'un mois au moins et de trois mois au plus et d'une amende de seize francs à deux cents francs. (*Promulgués le* 26 *février* 1810.)

Il peut être intéressant de s'arrêter quelque peu à certaines dispositions existantes dans les articles de loi précités : L'article 55 dit que la déclaration de naissance sera faite *dans les trois jours* de l'accouchement ; mais le jour de l'accouchement ne compte pas, en vertu d'un vieil axiome juridique, *Dies a quo non computatur in termine*, en sorte que ce sont trois jours pleins qui sont réservés aux personnes visées par l'article 56, pour accomplir leur devoir[1]. Cette déclaration est faite à l'officier de l'état civil du lieu, car sa compétence est non pas personnelle mais territoriale ; personne autre qne lui, maire de la commune sur le territoire de laquelle l'accouchement s'est produit, n'a qualité pour recevoir la déclaration.

L'enfant doit lui être présenté, afin qu'il puisse constater son sexe, sa vie et sa néo-natalité. Sans doute, cette présentation a l'avantage de charger du soin de ces importantes constatations un officier public dont une constatation sciemment fausse constituerait un acte criminel, très sévèrement puni, mais elle présente une grave inconvénient, celui de mettre en danger la santé et peut-être la vie de ce petit être fragile qu'est l'enfant nouveau-né ; combien de broncho-pneumonies, de simples coryzas, toujours graves chez le jeune enfant, car l'oblitération des fosses nasales par la muqueuse hypertrophiée, porte obstacle au mouvement de succion, nécessaire à la tétée, n'ont pas été le résultat de cette mesure.

Déjà, la loi du 20 septembre 1792 avait nettement édicté que : *En cas de péril imminent, l'officier d'état civil sera tenu, sur la réquisition qui lui en sera faite, de se transporter dans la maison où sera le nouveau-né.* La loi de 1803 n'a pas reproduit cette disposition, estimant, sans doute, que l'humanité dicterait son devoir à l'officier d'état civil. On a pu penser, dès lors, que la loi ne l'obligeait plus à se transporter en personne ; il pourrait cependant y être contraint par la justice, ainsi qu'en

---

1. Baudry-Lacantinerie, *Précis de Droit civil*, 8ᵉ édition. Paris, 1902. p. 124 et suiv.

témoigne une ordonnance de référé du Tribunal de la Seine, en date du 13 juin 1862 :

« Attendu qu'il résulte des certificats produits, que l'enfant, né le 10 juin courant du mariage de..., ne peut être transporté sans inconvénient à la mairie de l'arrondissement, pour y être présenté à l'officier d'état civil, que le délai pour faire cette présentation, expire aujourd'hui, ordonnons que M. le Maire se transporte au domicile, pour que l'enfant lui soit présenté, pour ensuite l'acte de naissance être rédigé au lieu et dans la forme ordinaires, ordonnons l'exécution provisoire avant l'enregistrement[1]. »

Nous avons vu que, en vertu des articles 40 et 43 du Code les registres de l'état civil doivent être tenus en double, l'un des exemplaires devant être conservé dans les archives de la mairie où la rédaction en a été faite, l'autre transporté au greffe du tribunal de première instance auquel ressortit la commune. On ne saurait apporter trop de soins à ce que la rédaction de ces actes soit à l'abri de toute erreur. A cet effet, lecture doit en être faite aux témoins, avant que ceux-ci n'apposent leur signature. Il peut être prudent que l'un des témoins vérifie *de visu* que l'employé ne se trompe pas en faisant cette lecture, et, d'autre part, que le double soit rédigé séance tenante. Il est d'habitude dans plusieurs mairies de ne procéder à cette transcription que plus tard ; on se borne à réserver, dans le second registre, un espace en blanc de longueur suffisante et l'on fait signer les témoins au bas de cet espace. Cette pratique est aussi défectueuse qu'irrégulière, puisque l'on fait ainsi affirmer aux témoins une rédaction qui n'a pas été vérifiée devant eux. Des erreurs graves se sont produites dans cette transcription et ont, plus tard, été fort difficiles à réparer, impossibles même dans le cas où l'intéressé était mort. Beaucoup d'attention et quelque peu d'insistance de la part des témoins peuvent être nécessaires pour obtenir des employés qu'ils veuillent bien consentir à cette vérification, indispensable cependant.

Des pétitions assez nombreuses demandaient, il y a déjà

1. Briand et Chaudé, *Manuel de Médecine légale*, 10ᵉ édit., Paris, 1879, t. I, p. 252.

cinquante ans, au Sénat de modifier la législation et, en particulier, l'article 55 du Code civil, pour éviter l'obligation de transporter les nouveau-nés à la mairie ; elles furent renvoyées au ministre de la Justice, lequel répondit : *C'est une erreur de croire que l'aticle 55 exige le transport des nouveau-nés aux mairies ; en outre, la loi du 20 septembre 1792, que la jurisprudence a déclarée être toujours en vigueur, exige que le maire se rende au domicile chaque fois que l'enfant ne peut y être transporté sans inconvénient.*

La situation fut d'abord tranchée, pour la ville de Paris, par un arrêté préfectoral du 28 décembre 1868 :

Arrêté du préfet de la Seine en date du 28 décembre 1868. — ARTICLE PREMIER. — A partir du 1ᶜʳ janvier 1869 les parents qui désireront faire constater à domicile la naissance d'un enfant, devront en faire la demande par écrit dans les vingt-quatre heures de la naissance, à la mairie de leur arrondissement, avec indication des noms, prénoms et domiciles des parents, la date, l'heure de la naissance et le sexe de l'enfant.

ART. 2. — La constatation à domicile sera faite sans frais d'aucune espèce pour les parents par le médecin de l'état civil. Les demandes, adressées par poste aux mairies pour obtenir la constatation à domicile, seront considérées comme non dues et aucune suite ne leur sera donnée.

ART. 2. — Après le délai de vingt-quatre heures à partir du moment de la naissance, les parents ne pourront plus demander la visite du médecin. L'enfant devra être présenté à la mairie comme par le passé, au moment de la déclaration...

Les prescriptions quelque peu draconiennes de ces articles relativement aux retards, ont évidemment pour but de laisser le temps à la visite médicale de se produire assez à temps pour que la déclaration de naissance ait toujours lieu dans les trois jours, fixés par l'article 55. En principe, du reste, il n'existe aucune obligation aux parents de demander la visite médicale à domicile ; ils restent libres de présenter les enfants aux mairies, comme par le passé ; c'est ce qui se produit, tout au moins, lorsque la mère ne tient pas à faire connaître son domicile ni sa personnalité.

Dans les campagnes, d'ordinaire le maire ou l'un des adjoints délégué, connaît personnellement ses administrés ; il va faire une visite à la nouvelle accouchée, on lui montre l'enfant, il constate qu'il est bien vivant et quel est son sexe ; le vœu de la Loi est ainsi accompli.

Dans les villes de quelque importance, les difficultés sont plus grandes, car elles se compliquent d'une question budgétaire. Sans doute, il est passé en application que le maire, pour bien des circonstances relatives à ses fonctions municipales peut se faire remplacer par une personne compétente, pour les fonctions de police, par exemple ; du reste, même pour la signature de beaucoup de pièces, il donne une délégation permanente à l'un de ses adjoints. *Loi du 5 avril 1884 sur l'Organisation municipale. Article* 82. Pour la constatation des naissances, il peut certainement se faire remplacer par un médecin, personne absolument compétente, qui devient son substitué et dont il demeure responsable. De là est résulté la création, dans les villes, de médecins vérificateurs des naissances, et d'autres vérificateurs des décès, médecins des morts, comme on les nommait avec quelque malice, ce qui jetait sur leur personnalité une ombre fâcheuse et leur interdisait à peu près la clientèle. Ils ont été remplacés par les médecins de l'état civil, pour la vérification des naissances aussi bien que pour celle des décès. Malheureusement, cette institution, qui donne d'excellents résultats à Paris et dans les grandes villes, où les ressources du budget municipal permettent de l'organiser, n'est guère applicable aux communes des petits centres et encore moins aux communes rurales.

Le plus souvent, l'officier d'état civil, s'il ne procède pas lui-même à la vérification, doit se contenter de la déclaration verbale ou écrite des médecins ou des sages-femmes, au cas où l'un de ces professionnels aurait assisté à l'accouchement.

Trop souvent, il n'y a de constatations d'aucune sorte. On peut dire que dans les petites communes, il existe une étroite surveillance mutuelle entre les familles, un accouchement clandestin est le plus souvent dévoilé et connu.

Au contraire, dans les grands centres, il est certain que le service est fort bien fait, exactement dans les délais et avec toute la précision scientifique exigible pour un acte aussi important. Le mode de fonctionnement a été déterminé, en ce qui concerne Paris et les grandes villes, par la circulaire du ministre de l'Intérieur, du 26 janvier 1886, ainsi conçue :

... Monsieur le Maire, quand une personne se présente à la mairie de son arrondissement ou de sa commune pour déclarer la naissance d'un enfant, il est d'abord et seulement pris note de cette déclaration : le lendemain, ou le jour même, suivant l'heure, le médecin de l'état civil se transporte au domicile de la mère du nouveau-né pour constater le sexe de l'enfant et ce n'est qu'après cette visite, laquelle remplace dans la pratique, la présentation de l'enfant à l'officier de l'état civil, que l'acte de naissance peut être dressé. A cet effet le déclarant doit se présenter de nouveau à la mairie, accompagné de deux témoins.

Dans tous les pays de civilisation latine, la constatation des naissances se passe dans des conditions à peu près identiques à celles qui existent en France ; même, il en est ainsi dans des pays, encore plus ou moins soumis à la jurisprudence du droit canonique, où l'état civil est toujours entre les mains des clergés ; leur nombre diminue tous les jours.

En Angleterre, par le fait pays en majorité protestant, les ministres de l'Église anglicane, seul et véritable clergé officiel, ayant depuis Henri VIII (1531) conservé toutes les attributions du clergé catholique, tinrent seuls les regis-

tres de baptêmes, de mariages et des inhumations ; la
loi était presque aussi oppressive, à cet égard, pour les
catholiques qu'elle le fut en France pour les protestants
de Louis XIV à Louis XV, moins la persécution cependant.
En 1836, sous le règne de Guillaume IV, on se décida à
mettre le service de l'état civil entre les mains d'un corps
de fonctionnaires laïques spéciaux. Mais, par un respect
exagéré des traditions, ainsi que de la liberté individuelle
on n'osa pas rendre obligatoire l'inscription sur les documents établis par ce corps de *Registrars officiels*, et ce
ne fut qu'en 1874 que fut définitivement organisé le service de l'état civil.

L'ensemble du service est actuellement sous la direction d'un fonctionnaire supérieur, le *Registrar general*
qui réside à Londres. Celui-ci a déterminé, dans tout le
Royaume-Uni, un certain nombre de districts ayant à leur
tête un *superintendant registrar* : chaque district se divise
en sous-district, auxquels est préposé un *registrar*, qui lui-
même peut avoir des suppléants.

Tout enfant doit être déclaré dans un délai de quarante-
deux jours à dater depuis sa naissance. Cette déclaration
est faite au registrar compétent par le père et la mère, à
défaut par l'*occupier* (le maître ou locataire principal de
la maison, le directeur) ; moyennant le paiement d'une
légère indemnité (1 shelling, 1 fr. 25), le registrar peut être
tenu de se rendre au domicile des parents pour dresser
sur place l'acte de naissance.

L'inscription, en elle-même, est gratuite. Faute aux intéressés, de se présenter au registrar pour la provoquer,
ce dernier peut inviter les personnes ci-dessus indiquées à
se rendre à son bureau, dans un délai qui va jusqu'à trois
mois après la naissance. Passé ce délai, le registrar adresse
sommation auxdites personnes de se présenter devant le
superintendant pour faire dresser l'acte de naissance. Au
bout de douze mois, c'est devant le registrar général que
la déclaration se doit faire. A chacune de ces négligences

il est prononcé une amende contre les contrevenants. Elle ne s'élève qu'à 40 shellings (50 francs) au plus, s'il n'y a qu'un simple retard ou négligence, mais la répression peut atteindre 10 livres sterling (250 francs), avec emprisonnement et travail forcé de deux ans ou même servitude pénale de sept ans, pour ceux qui altèrent sciemment la vérité, en fournissant au registrar des renseignements faux.

Il est à remarquer que nul n'est tenu de faire la déclaration d'une naissance illégitime, en qualité de père de l'enfant. Le registrar ne doit même écrire le nom du père qu'autant qu'il en est requis, conjointement par la mère et par l'homme qui se reconnaît ce droit, auquel cas ces deux personnes signent tous les deux au registre.

Nous avons vu qu'en France, la déclaration de naissance est, en application des prescriptions de l'article 56 du code civil, faite en principe par le père ; mais pour cela, encore faut-il qu'il soit présent et en état d'agir, au moins le troisième jour qui constitue le dernier délai fixé par l'article 55. A son défaut, certaines autres personnes, en tête desquelles se trouvent les médecins ou sages-femmes qui ont assisté à l'accouchement ont l'obligation de la faire. Si le père est présent à l'accouchement, c'est-à-dire présent dans la maison où celui-ci se passe, que ce soit ou non le domicile des époux, c'est-à-dire, en fait, le sien, c'est lui qui le premier a charge de faire la déclaration ; sa présence enoxère les autres personnes citées dans l'article 56, notamment la personne au domicile de laquelle l'événement s'est produit. Le fait est complètement tranché par plusieurs arrêts de Cours notamment ceux de Lyon 19 juillet 1827, Bruxelles, 29 octobre 1831, Metz, 22 mars 1824. La Cour de Rouen a jugé le 17 janvier 1836, en réformant un jugement du Tribunal correctionnel de cette ville, que l'accoucheur n'est tenu de faire la déclaration que dans le cas où le père est en état d'*absence complète* ou d'*empêchement absolu*.

Par père de l'enfant, il faut n'entendre que le père légitime, le mari de l'accouchée ; lui seul, en effet, peut être regardé, à ce moment, comme le père, par application du principe *pater is est quem nuptiæ demonstrant*, que nous avons fait passer dans notre législation en disant, à l'article 312 du Code civil : *L'enfant conçu pendant le mariage a pour père le mari*. Au moment où la déclaration de naissance est faite, le mari de l'accouchée n'a pu encore introduire une action en désaveu et par conséquent il est bien le père, jusqu'à jugement du contraire, tout au moins.

Le père naturel, lui, n'est pas encore père car il n'a pas encore pu reconnaître l'enfant ; si donc il a assisté à l'accouchement, il n'est tenu à la déclaration que comme toute autre personne présente.

Il y a discussion pour savoir si, à défaut du père, les personnes visées par l'article 56 et notamment les médecins ou sages-femmes sont solidairement tenus à faire la déclaration, et en cas de négligence, doivent être conjointement poursuivies en vertu de l'article 346 du Code pénal. Les deux opinions ont pour elles plusieurs jugements de Tribunaux ou de Cours. Il semble admissible cependant que, lorsque des personnes plus compétentes que d'autres, comme des médecins ou des sages-femmes, ont assisté à un accouchement, ce pourrait être elles qui avant tous autres, doivent faire la déclaration, à défaut du père, bien entendu. Ainsi a-t-il été jugé par la Cour de cassation le 12 novembre 1859.

L'article 56 prescrit que lorsqu'une femme accouche hors de son domicile, la déclaration incombe à la personne au domicile de laquelle le fait s'est produit. Il semble résulter de la jurisprudence en cours, que cette disposition n'exonère pas de l'obligation de déclaration les autres personnes visées en l'article 56 ; cette façon de voir tend à augmenter le nombre des personnes responsables alors que, précisément, en allant accoucher hors de son domicile, la femme peut chercher un moyen de dissimuler cet acte important et de priver ainsi l'enfant de l'état civil auquel il a droit.

Pour être tenues à faire la déclaration de naissance, les personnes visées en l'article 56 du code doivent avoir assisté à l'accouchement ; il s'entend que la loi veut que l'on puisse avoir la certitude matérielle que le fait a eu lieu, qu'un enfant est réellement sorti des voies génitales d'une femme et que cet enfant est bien celui que l'on présente à l'officier d'état civil, ou à celui qui le remplace ; il faut qu'on l'ait vu, tenant encore à sa mère par le cordon ombilical non sectionné. Ces constatations étaient observées avec la dernière rigueur dans les accouchements des princesses, alors surtout qu'elles donnaient le jour à un enfant qui pouvait devenir un héritier du trône.

Lors de la naissance du fils posthume du duc de Berry, le 29 septembre 1820, lequel devenait héritier direct de la couronne de France, la duchesse, sa mère, exigea que non seulement les hauts personnages désignés par Louis XVIII assistassent à toutes les phases de sa parturition, mais qu'encore on fît monter dans sa chambre des garde-nationaux, de garde aux Tuileries, pour leur faire constater *de visu* qu'elle accouchait réellement d'un garçon et que l'enfant tenait bien au cordon ombilical, sortant de ses voies génitales. La scène est représentée dans un tableau de A. Fragonard, mais avec quelques atténuations pour dissimuler un détail vrai, mais un peu réaliste.

Cette démonstration, si peu en accord avec la pudeur naturelle de la femme, paraissait indispensable à la princesse pour couper court aux bruits de substitution d'enfant qui devait, d'après certains, se produire au cas ou ce serait une fille qui viendrait au monde.

Du reste dans les habitudes de toutes les cours, la reconnaissance du sexe de l'enfant se fait avec grand cérémonial ; le nouveau-né est présenté aux témoins, désignés à l'avance et aux grands fonctionnaires de l'État, placé nu sur un coussin, de telle sorte qu'il ne puisse y avoir de conteste.

La loi ordonne aux médecins et sages-femmes de faire la déclaration des naissances, au cas où le père n'est pas présent ou se trouve dans l'impossibilité matérielle de le faire lui-même. On a pu voir en cette mesure une contradiction avec l'obligation au secret professionnel auquel les uns et les autres sont tenus en application de l'article 378 du code pénal ainsi conçu :

Code pénal. Article 378. — Les médecins, chirurgiens et autres officiers de santé, ainsi que les pharmaciens, les sages-femmes et toutes autres personnes dépositaires par état ou profession, des secrets qu'on leur confie qui, hors le cas où la loi les oblige à se porter dénonciateurs, auront révélé ces secrets seront punis d'un emprisonnement d'un mois à six mois et d'une amende de 100 francs à 500 francs.

Or, l'article 56 prescrit de donner les noms et prénoms ainsi que l'adresse de la mère et au besoin ceux du père ; le médecin et la sage-femme ne peuvent obéir aux indications de cet article, tant pour les noms que pour la désignation de la maison dans laquelle a eu lieu l'accouchement, car préciser celle-ci, c'est virtuellement dire aussi quelle est la femme qui a mis l'enfant au monde.

En fait, dans les grandes villes, le quart, environ, des femmes qui accouchent sont ou des filles-mères ou des femmes qui ne veulent pas dévoiler leur identité ; elles désirent non seulement que nul ne soit mis au courant de l'événement, mais souvent que l'enfant soit inscrit de père et mère inconnus. La personne quelconque qu'elles chargent de faire avec deux témoins, la déclaration de naissance ne pourrait taire le nom et, en tous cas, pas l'adresse de la maison où elles se trouvent, car ces personnes ne seraient pas couvertes par le secret. On charge donc de ce soin le médecin ou la sage-femme, qui du reste, y sont déjà tenus par la loi ; mais on leur recommande la plus grande discrétion, même dans le cas où la nouvelle accouchée n'aurait pas fait appel à cette discrétion professionnelle ; encore estimons-nous que le médecin ou la sage-femme y seraient tenus de par la conscience. D'une façon générale le médecin doit se considérer comme lié pour tout ce qu'il voit, entend ou comprend auprès de la personne, quelle qu'elle soit, qui fait appel à sa compétence professionnelle [1]. Donc il doit se taire absolument, mais alors il n'obéit pas aux prescriptions de l'article 57.

D'un autre côté, le législateur organisant l'état civil, en créant le service des déclarations de naissance, n'a pas seulement voulu que l'entrée dans la société ne passât pas inaperçue, dans un seul but de statistique, mais il a voulu aussi (voy. p. 12) que la vie, la sécurité, les intérêts matériels de l'enfant fussent défendus et protégés ; or si les magistrats ignorent où se trouve l'enfant nouveau-né, il ne peut être question de veiller sur lui, en quoi que ce soit, et il demeure exposé a tous les aléas, peut-être à des tentatives criminelles.

Cette argumentation s'applique surtout aux villes ou autres agglomérations importantes car dans les petits centres et les villages la grossesse d'une femme ou d'une fille passe difficilement inaperçue, trop de regards indiscrets fouillent la vie d'autrui pour y découvrir des faits intimes que l'on cherche à dissimuler. Dans les habitations isolées, où une seule famille représente toute la population, le secret peut être mieux gardé ; bien souvent, on ne sait guère ce qui se passe sous ces toits de chaume, qui semblent demeures idyllesques, mais qui bien souvent abritent des passions profondes et où se perpètrent des drames sombres dont le mystère est farouchement gardé.

On comprend facilement que la déclaration des nais-

---

1. G. Morache, *La profession médicale, ses devoirs, ses droits*, Paris, F. Alcan, edit., 1901, p. 206.

sances, et les obligations qu'elles soulèvent, principalement pour les médecins et les sages-femmes, aient donné
lieu à amples discussions de la part des intéressés, de la
part des juristes, enfin près les Tribunaux chargés de
punir les infractions à la loi. Fréquemment ils ont condamné des médecins ou des sages-femmes qui se refusaient
à donner les renseignements réclamés par l'article 57.

On a fait remarquer que la sanction, attachée par l'article 346 du Code pénal, n'existe en fait que pour les articles 55 et 56, tandis qu'il n'est pas question pour l'article
57, celui dans lequel, précisément, il est parlé du nom et
du domicile des parents. Est-ce donc que le législateur
de 1803 a considéré ce second élément de la déclaration
comme de moindre importance ? Nous ne le pensons pas
et cet argument nous paraît un peu de valeur secondaire.
Certaines Cours : Agen, 20 avril 1840 et Angers, 18 novembre 1850 ont statué dans le sens absolu de l'article 346 du
Code pénal, tandis que les Cours de Paris, 20 avril 1853 et
de Dijon, 14 août 1840 ont admis que l'obligation du
médecin et de la sage-femme s'étend non seulement au
seul fait matériel de la déclaration de l'enfant, mais « à
toutes les énonciations de nature à assurer et à constituer
l'état civil de l'enfant ».

Malgré ces divergences, la jurisprudence a été et reste
fixée d'une façon définitive par la Cour de cassation : Par
ses arrêts des 16 septembre 1843, 1er juin 1844, 1er août 1845,
elle établit que : *Le médecin et la sage-femme pouvant
avoir reçu de la mère l'invitation de ne pas révéler son
identité, étant du reste liés par les dispositions de l'article 378 du Code pénal qui lui prescrit de conserver le
secret professionnel, n'est tenu qu'aux déclarations indiquées dans l'article 56 du Code civil et d'une partie seulement de l'article 57, c'est-à-dire énonciation simple du
sexe de l'enfant et de l'heure de sa naissance.*

Il s'en faut, et de beaucoup, que cette façon d'interpréter la loi, cette jurisprudence, si l'on veut, soit univer-

sellement connue en France, et cela non seulement dans les petites villes, mais encore dans les grandes. A chaque instant, médecins ou sages-femmes se trouvent en présence d'employés plus ou moins ignorants de ces matières, en tous cas heureux de se donner de l'importance en refusant, tout d'abord, de recevoir la déclaration. Ce n'est pas du reste le seul point où le professionnel médical doit entrer en lutte, pour faire prévaloir, non pas son droit, mais son devoir. Les administrations ont une tendance marquée à passer outre au secret médical; parfois il les gêne singulièrement dans leurs investigations, pour les questions d'identité des accouchées par exemple. Le médecin, qui n'est pas toujours suffisamment documenté sur la question, sur la nature et l'étendue de ses devoirs, s'en laisse parfois imposer. La sage-femme, connaît encore moins la loi, elle est facilement impressionnable, la visite d'un commissaire de police, et plus encore l'invitation de se rendre à son bureau, la crainte, cependant non justifiée, « d'avoir des ennuis » la terrorise trop facilement. Au fond, le but des agents de l'administration est bon en soi, ils voudraient savoir ce qui se passe dans cette maison dont on leur refuse l'entrée et cela, le plus souvent, dans un intérêt social. Ce ne sont pas toujours des employés d'ordre inférieur qui en agissent ainsi : des fonctionnaires d'un ordre relativement supérieur s'y laissent parfois aller. On en a vu des exemples.

Les directeurs de maisons de santé, de maisons d'accouchement ne sont pas, en effet, soumis, comme les aubergistes, hôteliers, logeurs ou loueurs de maisons garnies à l'obligation d'inscrire, sur un registre spécial, les noms, profession, provenance, résidence habituelle et autres renseignements pour toutes les personnes qui ne passent même qu'une nuit dans leur immeuble, puis à le présenter à toute réquisition des agents de la police municipale. La mesure est en soi excellente, mais si on l'appliquait aux maisons d'accouchement, le secret professionnel ne serait qu'un vain mot. Depuis longtemps il y a conflit à ce sujet; déjà au xviiie siècle il fallut plusieurs arrêtés des lieutenants de police pour établir, même à Paris, l'inviolabilité du domicile des sages-femmes recevant des pensionnaires.

De nos jours encore, il s'est trouvé des tribunaux pour accueillir le bien fondé des prétentions de municipalités et appliquer à des sages-femmes les dispositions de l'article 475 du Code pénal. La Cour de cassation n'a jamais manqué de briser comme verre les arrêtés de maires ou de préfets, non conformes à sa jurisprudence sur ce point. Par ses arrêts des 22 août 1845, 1er juillet 1846, 23 janvier 1865, elle a établi que pareille interprétation de l'article 475 du Code pénal serait contraire aux dispositions de l'article 478 du même code, lequel prescrit, nominalement aux sages-femmes, de garder le secret pour tout ce qui vient à leur connaissance par le fait de leur profession. La question est donc absolument tranchée, ce qui n'empêchera que, dans bien des cas peut-être, quelque agent municipal ou quelque fonctionnaire un peu zélé ne s'efforce d'arracher à une sage-femme, vaguement terrorisée, le nom d'une femme en traitement dans sa maison et qu'un intérêt respectable, celui d'un mari, par exemple, cherchant en quel lieu se cache son épouse, aura dessein de connaître. Bien heureux quand ce n'est pas une plus malsaine curiosité qui fait agir.

Il y a eu, et par le fait il y a encore, discussion pour la déclaration des enfants, nés vivants, qui viennent à décéder avant que la déclaration de naissance ait pu être faite, puis d'autre part pour celle des fœtus qui ne vivent pas mais qui viennent au jour à l'état de mort-nés. Dans le premier cas il ne saurait y avoir grande hésitation. La déclaration de la naissance doit se faire d'abord, suivie de la rédaction d'un acte d'état civil; après vient une déclaration de décès et l'établissement d'un acte de décès. Ce mode de procéder est le seul qui traduise absolument la vérité des faits et qui permette la juste application des lois de succession. L'enfant a vécu, en cette qualité, si toutefois il était viable, il a pu succéder, entrer en jouissance virtuelle, puis il est mort et transmet à ses héritiers ce qui était sa propriété.

Quant aux mort-nés, la situation est quelque peu différente ; ceux-là n'ont jamais vécu, par conséquent ils n'ont pas eu de vie civile, n'ont pu hériter et n'ont rien à transmettre, la déclaration doit cependant en être faite à l'officier d'état civil, ainsi a-t-il été réglé par un décret déjà ancien.

Decret du 4 juillet 1806. — ARTICLE PREMIER. — Lorsque le cadavre d'un enfant, dont la naissance n'aura pas encore été enregistrée, sera présenté à l'officier d'état civil, cet officier n'exprimera pas que cet enfant est décédé, mais seulement qu'il lui a été présenté sans vie ; il recevra de plus la déclaration des témoins, touchant les noms, prénoms, qualité et demeure des père et mère de l'enfant et de la désignation des an, jour et heure auxquels l'enfant est sorti du sein de sa mère.

ART. 2. — Cet acte sera inscrit à sa date sur les registres de décès, sans qu'il en résulte aucun préjugé sur la question de savoir si l'enfant a eu vie ou non.

Mais si l'enfant n'est ou ne paraît pas à terme, s'il s'agit d'un véritable fœtus ou d'un embryon, que doit faire la personne à laquelle incombe la déclaration, le médecin en particulier ? A vrai dire, la loi est muette à cet égard et l'on n'a devant soi que des interprétations variables dont la principale est une lettre adressée le 1ᵉʳ mai 1868 par le procureur impérial du tribunal de la Seine au préfet de ce département, mais elle ne peut engager que pour ce seul département. Il semble en résulter que la déclaration ne doit être faite qu'à partir de quatre mois de vie intra-utérine. L'application de ces principes semble être aussi tombée en désuétude.

L'opinion généralement admise reste une interprétation commune de l'article 77 du Code civil, sur les inhumations, ainsi que des articles 312 à 315 du même code, relatifs à la viabilité légale, fixée un peu arbitrairement à six mois de trente jours où cent quatre-vingts jours, enfin sur le décret du 4 juillet 1806 précité.

Par la combinaison de ces principes, on admet qu'il n'y a lieu à déclaration qu'à partir de l'âge de la viabilité; mais il faut bien reconnaître que cette façon de procéder n'a rien de légal ni de scientifique. En présence d'un fœtus, qui décidera si ce produit de gestation, mort-né du reste, a plus ou moins de cent quatre-vingts jours de vie intra-utérine? Il est peu de médecins qui pourraient répondre ex-abrupto. Et si l'enfant a vécu et a respiré, bien qu'il ne paraisse pas avoir six mois, ou qu'il fasse quelques mouvements, osera-t-on ne pas le déclarer? Évidemment il existe, dans cette partie de la jurisprudence à la fois civile et médicale, une lacune qu'il importerait de combler, c'est, il faut bien le reconnaître, chose excessivement difficile et c'est précisément pour cela qu'elle existe. Dans une autre partie du présent volume, nous étudierons les questions soulevées par les déclarations de décès et les inhumations; nous retrouverons des difficultés analogues, en ce qui concerne la conduite à tenir pour se débarrasser des produits de fausses couches, des embryons, sans enfreindre la loi et sans compromettre non plus les principes du secret médical.

CHAPITRE II

La vie intra-utérine, sa durée. — A un degré de son évolution. l'homme a la notion des relations qui existent entre le fait des rapports du mâle avec la femelle, puis la naissance des jeunes. — La culture physique des races, par la sélection, non appliquée à la famille humaine. — La durée de la gestation. — Doctrines hippocratiques. — Les fixations du droit romain. — Les contestations au moyen âge. — Décisions arbitraires. — La question étudiée scientifiquement. — Difficultés presque inéluctables de la recherche. — L'expérimentation presque impossible chez la femme. — Le point de départ toujours incertain.

La vie de l'enfant. — Le cri initial. — L'effort respiratoire. — Les causes de ce grand acte biologique. — La preuve de la respiration, vie étant presque identique avec respiration. — Les caractères présentés par le thorax. — Par l'abdomen. — Ouverture de la cavité abdominale. — De la cavité thoracique. — Aspect du poumon. — Epreuve radiographique.

La docimasie pulmonaire. — La différence de densité avant et après la respiration. — Procédé de cette expertise. — Les bulles d'air. — Le cas du poumon putréfié. — Le poumon insufflé, conservé dans l'alcool, bouilli, rôti, hépatisé, etc.

La docimasie otique ou auriculaire. — Le fait physiologique. — La cavité du tympan. — Le procédé de cette recherche. — La valeur de cette opération. — Les causes d'erreur possibles.

La docimasie gastro-intestinale. — La déglutition de l'air. — La surnatation de l'estomac et de l'intestin. — La valeur du procédé. — Ses causes d'erreur possibles.
Les mouvements et parfois des vagissements sans que pour cela il y ait eu vie. — La formation de caillots de sang et la vie.

La vie intra-utérine. Sa durée. — Au début du précédent chapitre, nous avons émis l'idée que, vraisemblablement, il a fallu bien des temps pour que l'homme primitif en arrive à la notion, pour nous élémentaire en apparence, du rapport existant d'une part entre l'union matérielle et fortuite de l'homme avec la femme et, d'autre part, la naissance des enfants.

Habitués que nous le sommes à raisonner ce que nous voyons autour de nous, à rechercher les relations de cause à effet, nous ne nous rendons pas compte des étapes longues et pénibles que la cérébration humaine a dû parcourir, alors que, partie de la presque animalité, elle devait atteindre son état présent, lequel n'est probablement pas définitif, mais se transformera encore, dans des périodes de temps dont rien ne nous permet d'évaluer la durée.

Lorsque l'homme eut acquis un degré évolutif, suffisant pour lui permettre d'associer à son activité de domestiquer certains animaux, il put mieux constater leurs habitudes et les comparer aux siennes; il vit que, à certaines périodes, les femelles recherchaient les mâles et qu'ensuite de ces conjonctions, celles-ci deviennent pleines; puis, qu'après un certain laps de temps, elles donnent naissance à un ou à plusieurs petits.

Appliquant ces données à lui-même, il eut ainsi l'intuition d'un rudiment de physiologie expérimentale; il put entrevoir la grande loi de la continuité des espèces.

Poursuivant son observation, il remarqua que la durée de la gestation n'est pas identique chez tous les animaux, mais qu'elle est sensiblement toujours la même dans une même espèce, qu'enfin les jeunes reproduisent souvent les qualités, les défauts de leurs géniteurs. Il put, dès lors, diriger, ou, à peu près, la reproduction de ses animaux domestiques, en choisissant, comme géniteurs, les mâles et les femelles, les plus vigoureux et les plus beaux, ceux qui possédaient, au plus haut point, certaines qualités qu'il voulait assurer à leur descendance. Mais si la sélection empirique permit aux peuples pasteurs de perfectionner les espèces animales, leur richesse et leur orgueil, ils ne poussèrent pas plus loin le même principe, en l'appliquant à la famille humaine.

Il faut bien reconnaître aussi que l'homme des temps anciens n'était certainement pas transformiste, car toutes les légendes sur la création de l'homme ont un point commun, celui d'en faire plus ou moins un dérivé de la divinité, c'est-à-dire de la toute-puissance associée à l'infinie sagesse et, le plus souvent, à la majesté suprême. La légende sémitique, dans sa forme hébraïque, n'est pas plus modeste. « Dieu créa l'homme à son image. » Telle est peut-être la raison pour laquelle il n'a jamais bien cherché à perfectionner son espèce, il la trouve sans doute arrivée déjà au summum.

Un autre sentiment plus moderne et singulièrement plus digne s'est, sans doute, également opposé aux tentatives de culture physique, par voie de sélection, de l'espèce humaine : le respect de la dignité de l'homme ; on veut le laisser libre dans ses unions, comme il doit l'être dans ses affections. Peut-être trouvera-t-on plus tard un terrain d'entente entre ces diverses façons d'envisager la question. De nos jours, un premier pas semble en voie de s'accomplir, celui de montrer à tous les inconvénients, les dangers qui menacent les enfants issus de parents portant des tares communes[1]. Mais si l'on peut beaucoup compter sur les effets heureux de la documentation et de la suggestion persuasive, nous croyons moins à ceux d'une législation restrictive et par suite oppressive, quelque intéressant et honorable que serait son objectif.

Une autre question a dû frapper l'homme, dès les premières observations qu'il poursuivit relativement à la reproduction des espèces : fixer à peu près, pour chacune d'elles, et plus spécialement pour l'homme, la période de temps qui s'écoule entre la fécondation et la naissance du jeune. Ce problème paraît en apparence facile à résoudre ;

1. Voy. G. Morache, *Le Mariage*, p. 200 à 208.

il ne l'est cependant pas tant puisqu'il se pose encore à notre époque. Pendant longtemps, sa solution n'avait peut-être pas une importance sociale bien grande ; elle n'en acquit que le jour où l'organisation de la famille prit un caractère légal et où l'on sortit des usages traditionnels pour entrer dans la précision juridique.

On put constater, tout d'abord, que chez les espèces animales, aussi bien que dans la famille humaine, si la durée de la gestation est, à peu de choses près, uniforme dans la même famille, on peut cependant constater des variations sensibles, allant pour la femme jusqu'à deux ou trois mois ; de là, la question des naissances précoces et des naissances tardives, l'étendue de ces variations et leur cause.

Nos ancêtres, sans remonter à une époque bien reculée, et de nos jours encore d'aucuns se sont demandés et se demandent encore si les phénomènes évolutifs de nutrition qui se passent chez l'homme, ne sont pas influencés par les phénomènes sidéraux, par les révolutions des astres, en particulier par celles de la lune. Durant de longs siècles il eût été téméraire de prétendre que la destinée de chaque homme n'est pas réglée par le cours et la marche des astres ou d'un astre, personnel à chaque individualité. La science moderne, après avoir constaté que les plantes sont plus ou moins influencées dans leur développement par les influences lunaires, a reconnu comme cause essentielle des marées océaniennes l'attraction de l'astre de la nuit sur les masses liquides. Le flux et le reflux des eaux suivent les phases des ascensions lunaires. Ce n'est donc peut-être pas hérésie scientifique impardonnable que de se demander. si comme l'admettaient les écoles anciennes, les menstrues des femmes, et peut-être la fécondation, le développement de l'embryon dans la matrice, puis enfin son expulsion ne subissent pas aussi d'une façon, partielle peut-être, mais effective quelque influence analogue. De ce que ces phénomènes sont encore inexpliqués, ne nous hâtons pas de dire qu'ils n'existent pas. Attendons et, convaincus que la science du plus savant des hommes ne pèse que d'un poids bien modeste par rapport à l'immensité de ce qu'il ignore, attendons les explications que nous ne possédons pas encore, et n'hésitons pas à soulever quelque coin du voile qui nous cache encore la déesse mystérieuse, l'immuable vérité.

Hippocrate, résumant l'ensemble des doctrines déjà anciennes à son époque, et basées sur une observation plus de vingt fois séculaire, accordait une grande importance aux diverses phases de la lune sur les fonctions menstruelles qui se reproduisent chez la majorité des femmes tous les vingt-huit jours, c'est-à-dire dans un espace de temps égal à celui d'une évolution lunaire; mais, il est vrai, de toutes les époques de son cours, les fécondations opérées pendant la période ascensionnelle de l'astre seraient plus vigoureuses, dit-il, que celles qui se produisent pendant sa déclinaison. La durée de la gestation chez la femme serait sensiblement de dix périodes menstruelles, c'est-à-dire de deux cent quatre-vingts jours, si la femme est réglée tous les vingt-huit jours, avec un flottement possible de une ou deux périodes de dix jours si la femme est réglée tous les vingt-sept ou vingt-six jours ou au contraire tous les vingt-neuf ou trente. Il existe certainement, à ce point de vue, des conditions individuelles ou de milieu dont nous ne connaissons pas encore les raisons. Dans la doctrine hippocratique, la durée de la gestation pouvait donc varier de deux cent soixante à trois cents jours, en s'éloignant, mais cependant fort peu, de la moyenne deux cent soixante-dix à deux cent quatre-vingt. Les naissances précoces pouvaient, d'après lui, se produire au bout de cent quatre-vingts où deux cent dix jours de gestation, c'est-à-dire après six mois de trente jours ou après trois dizaines de semaines.

Le droit romain accepta les fixations de l'école hippocratique relativement aux naissances précoces (180 à

182 jours) mais il resta moins large pour les naissances tardives ; déjà la loi des XII tables, publiée par les décemvirs, 450 ans avant Jésus-Christ et qui dura jusqu'après le siècle d'Auguste, fixait à trois cents jours le terme ultime de la grossesse ; si l'on vit déclarer légitimes des naissances survenues onze mois après le décès du mari, sans doute s'agissait-il, en l'espèce, de cas spéciaux ou de personnes particulièrement notables, dont les magistrats de l'époque croyaient nécessaire, pour éviter tout scandale, de couvrir les faiblesses.

Du droit romain, ces fixations demeurèrent en principe dans les lois canoniques ; mais, peu à peu, on vit s'introduire plus nombreuses des exceptions au principe ; on enregistra, comme légitimes, des parturitions de douze, treize et quatorze mois. Pour les expliquer, on admettait qu'il pouvait y avoir, chez les femmes, aussi bien du reste que chez les hommes, de grandes différences dans la puissance génératrice. Les anciens parlements prenaient en capitale considération *l'honnesteté* de la veuve, placée bien au-dessus des lois de la nature. Ce n'étaient pas les seuls parlements, assemblées de magistrats, qui rendaient de tels jugements, mais bien aussi des facultés de médecine en Allemagne comme en France, où le parlement de Paris légitima la naissance d'un prince de la maison de Bourbon-Condé, qui naquit onze mois après la mort de son père. Encore dans ce dernier cas, peut-il y avoir conteste et discussion scientifique, moins certainement que dans des naissances de douze, treize et quatorze mois acceptées par les plus hautes autorités médicales. La satyre s'en mêlait : en 1637 le Parlement de Paris dut condamner un libelle relatant un prétendu jugement du parlement de Grenoble, validant une naissance, suite de la grossesse d'une noble dame qui, en l'absence du mari, avait conçu par un effort de son imagination, à la fois tendre sans doute autant que puissante. Dans un précédent ouvrage, nous avons reproduit le texte même du passage très intéressant dans lequel un grand satirique, qui fut aussi un grand biologiste, François Rabelais, fustige les autorités scientifiques de son époque, qui acceptaient si facilement la théorie des parturitions de onze mois pour certaines grandes dames ; nous ne pouvons qu'y renvoyer le lecteur [1].

Des discussions plus ou moins scientifiques durèrent jusqu'au commencement du xive siècle, mais sans aboutir à uns solution définitive. Zacchias, dont l'esprit d'observation tempéré de prudence, donne un grand prix à son opinion, a cru devoir rester fort réservé ; il admet, sans doute, la parturition légitime de cent quatre-vingts jours, mais il est plus difficile pour les naissances tardives, auxquelles il n'accorde qu'un délai maximum de quinze jours après les neuf mois, admis comme moyenne. En 1763 une grande discussion s'éleva dans les milieux médicaux et juridiques, en suite d'une consultation de Petit et de Lebas, sur laquelle l'avocat Gerbier se basait pour soutenir le bienfondé d'une requête en légitimation pour un enfant de trois cent vingt jours. Louis et Bouvard soutinrent une opinion contraire et, de tous côtés surgirent mémoires et rapports opinant en sens opposés. La naissance fut déclarée illégitime par le parlement de Rennes. Le naturaliste Buffon, reprenant la question de la durée de la gestation chez certains animaux, avait cru pouvoir établir qu'elle est à peu de chose près invariable dans une même espèce ; mais la fixation en demeurait encore indécise. La question fut de nouveau étudiée expérimentalement par Tessier, qui soumit, en 1817, à l'Académie des Sciences un mémoire rapportant les résultats de 572 observations portant sur des vaches dont la parturition avait été suivie depuis la date du coït fécondant jusqu'à celle de la naissance ; il démontre que, sans doute, les naissances se produisent d'ordinaire chez les vaches dans la quarante

1. Voy. G. Morache, *Grossesse et accouchement*. p. 154.

et unième semaine qui suit le rapport, mais que dans
29 p. 100 des cas elle a lieu dans la quarantième et dans
18 p. 100 pendant la quarante-deuxième.

En Angleterre M. Spencer est arrivé à un résultat identique ; sur 731 observations, il relève 50 p. 100 des naissances dans la quarante-et-unième semaine, 22 p. 100
dans la quarante-deuxième et 17 p. 100 dans la quarantième.

Ces recherches démontrent, à nouveau, le fait signalé
par Buffon de la pseudo-fixité de la durée de la gestation
pour une même espèce, mais de la possibilité de légères
variations de une ou deux semaines. De plus elles avaient
été entreprises sur des animaux chez lesquels le point de
départ est facile à établir, à la condition qu'il n'y ait
cependant qu'une séance de fécondation. En ce qui concerne la femme, le point de départ est très délicat à déterminer, avec la précision que comporte une expérience
scientifique. Sans doute, s'il y a eu un rapport unique,
comme dans un cas de viol, il paraît probable que le point
de départ est certain ; encore faudrait-il s'en rapporter à
la déclaration de la victime, précieuse à coup sûr, mais
toujours vaguement suspecte de faiblesse ou de fraude.
Il faudrait vérifier dans des conditions de certitude absolue et ce n'est guère possible. L'expérimentateur pourrait
lui-même devenir suspect d'attentat à la pudeur, tout au
moins d'outrage à la morale.

On a relevé les cas dans lesquels on était à peu près
certain du point du départ, et, en réunissant les citations
d'observateurs ayant pu agir dans des circonstances très
spéciales, on a trouvé que la moyenne des naissances se
produisait vers le deux cent soixante-quatorzième jour
après le rapport unique, avec quelques oscillations entre
deux cent soixante-quatre et deux cent quatre-vingt-
quatre.

Le problème, on le comprend, n'a pas, et même ne peut
avoir de solution mathématiquement précise, même en

sachant la date du rapport fécondant. Ce serait cependant beaucoup que de la pouvoir déterminer, cette date! On a proposé, à ce sujet, une solution quelque peu bizarre, nouvelle démonstration des utopies que peuvent soutenir certains esprits qu'obnubile, par trop, le désir d'atteindre un résultat : ce serait de s'adresser à des médecins mariés qui consentiraient à transformer leur épouse en milieu d'observation. Évidemment, les auteurs de pareilles propositions n'ont pas réfléchi à tout ce qu'elle a de peu pratique, autant que de naïf. Tout d'abord, il faudrait imposer aux époux un seul rapport fécondant entre chaque période menstruelle. Ce ne serait peut-être pas facilement accepté des parties prenantes et en vain invoquerait-on la grandeur et l'importance du but poursuivi ; le contrôle ne manquerait pas non plus que d'être quelque peu délicat à instituer. Des causes d'erreur, parfois involontaires, des oublis, se pourraient produire dans le cours de l'expérience, et lorsqu'on en arriverait à les discuter, peut-être en quelque séance académique, les personnes, dévouées au sacrifice, qui se seraient offertes comme milieu d'expérimentation, pourraient courir le risque de remarques déplaisantes. Enfin il existe, en matière juridique, un certain axiome en vertu duquel nul ne saurait être juge dans sa propre cause, ce serait bien le cas de l'appliquer. En supposant même que l'on puisse avoir, que parfois l'on ait eu, la date certaine du rapport unique, et on ne saurait encore de quand faire, exactement, partir la conception qui, seule, marque le début de la grossesse. Ce ne saurait être celle du rapport, car la pénétration du spermatozoaire dans l'ovule peut, suivant de multiples conditions, ne se produire que plus ou moins longtemps après le contact sexuel. Si l'ovule est déjà détaché de l'ovaire et qu'il est plus ou moins avancé dans sa pérégrination au travers du canal de l'oviducte, et plus loin sur la muqueuse utérine, il peut ne rencontrer que tardivement le spermatozoïde, qui suit péniblement la même route en sens inverse, contournant, surmontant les obstacles épithéliaux qui retardent sa marche. Lui-même, ne se trouve-t-il pas dans d'excellentes conditions, au double point de vue de l'alcalinité du milieu aussi bien qu'à celui de sa température? Il peut, l'expérience sur les animaux le démontre, conserver toute son énergie, toute sa puissance fécondante pendant quinze jours et plus ; il a toute latitude pour cheminer ainsi longtemps sur les muqueuses, à la recherche de l'ovule, dans lequel il doit pénétrer, disparaître en déterminant ainsi le grand processus biologique : l'union de deux éléments sexués, la fécondation.

En nous exprimant comme nous venons de le faire, il semble que, peut-être, nous avons attribué au spermatozoïde une sorte d'intelligence, de volonté consciente dans sa recherche de l'ovule ; possède-t-il en réalité ces facultés? nous l'ignorons sans doute, mais il n'y a aucune hérésie scientifique à l'admettre ; il semble logique d'accorder au plus modeste des éléments biologiques une part d'instinct, d'intelligence, dans la poursuite de l'activité qui lui est dévolue; nous l'admettons, pour l'ensemble formé par la réunion de tous ces organismes qui constituent une individualité définie. Dans la nature, tout est relatif au point de vue grandeur, de même chacun des organismes semble pouvoir être doué des forces qui lui sont indispensables pour accomplir son rôle, il n'y a point de *hasard*, l'emploi de ce terme est un aveu d'ignorance, il y a des lois, auxquelles tout obéit.

Le premier terme du problème reste donc fatalement indécis pour l'instant, le *a quo* des anciens. Le *ad quem* l'est un peu moins, bien qu'il y ait encore matière à discussion. Quand se termine la grossesse? Sans doute, lorsque commence l'accouchement, mais il existe toujours un laps de temps, parfois considérable entre l'instant où se montrent les premières douleurs cervicales et celui où le fœtus est expulsé en entier en dehors des voies maternelles. Au point de vue strictement biologique, la grossesse prend fin dès que le placenta cesse de mettre en corrélation la circulation de la mère et celle du fœtus, ce dernier pouvant être, encore en partie, contenu dans les voies maternelles, pouvant être aussi complètement issu de ces dernières. Légalement, le moment de la naissance doit être celui où l'enfant cesse de n'être qu'une dépendance de la mère, pour commencer sa vie propre, individuelle ; la gestation s'arrête alors.

En pratique, les tocologistes les plus autorisés admettent que la durée normale de la gestation est, chez la femme, de neuf mois environ, ce qui fait deux cent soixante-quinze jours, mais cette fixation n'est pas absolument exacte, en raison de la durée variable des mois ; en laissant cinq jours d'aléa, avant comme après, on obtient deux cent soixante-dix à deux cent quatre-vingts jours, ce qui suffit dans la plupart des cas de la pratique courante. Nous verrons plus loin, en traitant de la filiation, les conséquences juridiques que ces conditions biologiques ont permis d'établir.

Jadis, on attachait une grande importance, au point de la durée de la vie intra-utérine, à la qualification sexuelle de l'enfant. D'après Buffon, les femelles naissent plus tard que les mâles, mais l'inverse a été soutenu, les mâles au contraire, exigeraient une plus longue gestation que les femelles. De même, l'on a admis que les conceptions donnant des femelles appartenaient tantôt aux fécondations survenant avant la période menstruelle, tantôt aux fécondations postérieures à celles-ci. En fait, cette question biologique reste un problème, non certainement insoluble mais délicat à résoudre ; pour le moment encore, il ne comporte pas de solution précise, suffisamment justifiée, bien que des autorités respectées, Stoltz, de Strasbourg, en particulier, aient cru pouvoir prendre parti en faveur de la gestation un peu plus prolongée dans le cas du produit masculin ; on doit encore conserver à ce sujet une très prudente réserve.

La vie de l'enfant. — Rien n'est plus difficile à définir que la vie et, par conséquent, de nettement fixer à quel moment elle commence, par quel phénomène initial elle se manifeste. Sans doute, lorsque nous voyons un enfant au moment même où il quitte le milieu maternel, pousser des vagissements, tout au moins émettre ce cri de nouveau-né qui émeut si profondément la jeune mère, agiter ses membres et se débattre avec une énergie qui parfois étonne, nous pouvons dire qu'il a donné signe de vie. Mais on constate très souvent que le fœtus n'est pas encore entièrement dégagé de la filière pelvienne, alors que déjà il pousse un ou plusieurs vagissements ; on a même scientifiquement établi que le fœtus a pu pousser quelques cris, un peu sourds il est vrai, alors que, dans une présentation pelvienne, la tête est encore dans l'utérus ou dans le vagin ; il suffit que l'accoucheur, en introduisant les doigts pour aider au dégagement de l'extrémité céphalique, ait pu permettre à de l'air, même en faible volume, d'atteindre jusqu'à l'orifice buccal de l'enfant. Peut-on dire, si l'enfant succombe, quelques instants après que cependant il a vécu ? Peut-être en effet ; mais ce sont là presque querelles de mot. De même l'enfant, sorti des voies maternelles fait de très faibles mouvements, il n'en fait pas du tout même, il demeure inerte pendant fort longtemps, en état dit de mort apparente ; a-t-il vécu celui-là ? Évidemment non ; bourgeon détaché du tronc maternel, il n'a, en rien, manifesté de vie propre. En réalité la vie se révèle précisément par l'affirmation de l'individualité, par l'effort accompli pour assurer le premier des besoins physiologiques, celui de rechercher l'aliment indispensable : l'air atmosphérique. L'enfant pourra succomber dans l'effort, ou bien il ne pourra le maintenir que peu d'instants, cependant il aura fait preuve de tendance à l'individualité physiologique, il aura donné signe de vie !

On a souvent cherché la raison biologique du cri initial

et des premiers mouvements ; on les a rapportés à la sensation du froid, le fœtus passant d'un milieu à 37 degrés
environ, celui de la mère, dans un autre moins élevé, celui
de l'air ambiant ; mais on fait remarquer que des enfants
nés dans un bain chaud (le fait s'est produit), ont cependant fait des mouvements dans ce même milieu ainsi que
des efforts d'inspiration. Dans le cas signalé ci-dessus,
celui de vagissements poussés, la tête étant encore dans
les voies maternelles, il n'y a pas non plus de refroidissement.

Il semble que cette sorte de réaction vitale, manifestée
par des mouvements, des actes de respiration aérienne,
par le cri initial, peut s'expliquer d'une façon très plausible dès que s'arrête la respiration placentaire, dès qu'il
y a interruption des échanges entre la circulation maternelle et la circulation fœtale, dès que le placenta se décolle
ce qui, comme on le sait, peut se produire à divers moments de la parturition, ou bien dans le cas où le cordon
vient à être comprimé. A ce moment, ou au bout de peu
d'instants, le sang de l'enfant devient plus pauvre en
oxygène, plus chargé en acide carbonique ; or l'on sait
les propriétés excitantes du sang hypercarburé sur le
bulbe, sur les centres respiratoires et le système nerveux
en général. L'acte respiratoire aérien serait commandé
par le fait même de la désoxydation et de la surcarburation
du sang de l'enfant.

Il paraît impossible que des sons puissent se produire
dans la glotte où, commence on l'a dit, dans la cavité buc-
cale ; qu'un cri puisse être exhalé, sans qu'une quantité
d'air, faible peut-être, mais appréciable cependant, ait été
inspirée ; il se peut qu'elle ne soit pas descendue jusque
dans les vésicules pulmonaires, qu'en conséquence la densité du poumon ou d'une partie de l'un de ses lobes n'ait
pu être modifiée, mais pour que de l'air fasse vibrer les
cordes vocales ou les arcades des maxillaires, encore
faut-il qu'il en soit entré.

En toute vérité biologique, on peut dire que la première manifestation de la vie c'est l'effort pour l'acte respiratoire ; la biologie est d'accord avec la jurisprudence ; en fait pour l'une et l'autre : vie c'est respiration.

Si la respiration ne s'établit pas, l'enfant reste à l'état de mort-né, sans avoir jamais eu la personnalité civile, sans aucun droit juridique ; sa vie peut avoir été constatée de la façon la plus probante, pendant la vie intra-utérine par des mouvements spontanés, par l'existence maintes fois vérifiée des bruits du cœur ; que l'enfant ait succombé, pendant la grossesse, en suite de quelque traumatisme ou d'une autre condition pathologique intrinsèque, qu'il ait trouvé la mort dans une des multiples circonstances qui accompagnent ou suivent de très près le travail de l'accouchement ; si l'enfant n'a pas respiré avant de succomber, en réalité il n'a pas vécu, il reste à l'état de mort-né, socialement il n'a pas existé. Nous sommes restés dans les termes absolus et étroits des juristes romains:

« *Qui mortui nascuntur neque nati neque procreati videntur, quia nunquam liberi apellati potuerunt.* »

La preuve de la vie de l'enfant est légalement établie par la production de son acte de naissance, aussi longtemps que celui-ci n'est pas argué de faux, ou n'a pas été suivi d'un acte de décès. La preuve de la vie d'un enfant, pendant la durée de sa vie même, ne comporte à l'ordinaire aucune expertise médicale, mais il n'en est pas de même si l'enfant est décédé. Si un acte de décès a été dressé, ce seul fait est une preuve légale que l'enfant a vécu, à moins que l'acte ne soit argué de faux, avec ou sans erreur volontaire ou non, de l'officier d'état civil qui l'aurait dressé. Le problème médical ne se pose réellement que dans le cas où, en présence du cadavre d'un enfant, on demande si ce cadavre est celui d'un enfant ayant eu vie. La circonstance peut se produire, aussi bien pour l'application de questions civiles que pour l'application de questions criminelles.

Au point de vue du droit, la justice demande au médecin de la renseigner sur trois ordres de faits : l'enfant a-t-il vécu, question primordiale, s'il a vécu quelle a été la durée de sa vie intra-utérine, le fait peut être capital au point de vue de la filiation ; enfin subsidiairement : était-il viable ?

Dans le domaine criminel, on recherche si la mort a été naturelle ou non, et quelles en sont les causes ; le plus souvent d'autres renseignements, encore, variables suivant les cas particuliers, deviennent nécessaires à la justice.

Dans le présent ouvrage, nous ne pouvons nous attacher à la solution de toutes ces questions, des dernières surtout qui appartiennent essentiellement à l'étude de l'infanticide. Nous nous bornerons à rechercher d'une part, les preuves de la vie fournies par l'existence de la respiration, de l'autre l'âge approximatif de l'enfant et, comme l'on dit, son degré de maturité.

Nous venons d'indiquer la principale des causes qui incitent l'enfant à faire des efforts respiratoires : l'hypervénosité de son sang dès qu'il ne reçoit plus, par la voie placentaire, l'oxygène dont il a besoin ; ces inspirations, il les tente, dans quelque milieu qu'il se trouve placé ; aussi, si ce milieu est formé de matières pulvérulentes ou liquides, peut-on en retrouver des éléments dans les voies respiratoires, dans les bronches et dans la cavité même des vésicules pulmonaires. Ce seront des cendres, du sable, des parcelles de feuilles mortes, de la farine si l'enfant a été placé vivant dans ces substances, ou bien de l'eau chargée de débris végétaux s'il a été projeté dans un étang, des vestiges de matières fécales, dans le cas, malheureusement si fréquent, de projection dans les latrines. Lorsque l'œuf a été expulsé tout entier, sans rupture des membranes, le fœtus peut avoir succombé à l'asphyxie, après avoir fait d'infructueux efforts de respiration, qui ont eu pour effet d'entraîner dans ses voies respiratoires des débris épithéliaux, du sang, du liquide amniotique, du méconium. Il en serait de même des tentatives de respiration dans la matrice ou en quelque point de la filière pelvienne.

Avant toute chose, en présence d'un cadavre, à expertiser, d'enfant nouveau-né, il convient d'examiner avec soin ses caractères extérieurs, pour y rechercher une foule de documents qui peuvent disparaître par le fait des opérations de la nécropsie. On examinera spécialement le thorax, traduisant une certaine voussure des régions costales, si la respiration a été complète, donnant aussi à la percussion un son différent suivant que les poumons ont ou n'ont pas contenu de l'air. A vrai dire, le développement des gaz de la putréfaction peut produire ce même résultat. A l'ouverture de la cavité abdominale, en respectant les parois thoraciques, on peut constater que le sommet de la voussure diaphragmatique se trouve entre la quatrième et la cinquième côte si la respiration ne s'est pas établie, entre la sixième et la septième dans le cas contraire. La ponction du diaphragme rend cet organe flottant et le fait tomber de toute cette distance si le poumon n'a pas respiré. En ouvrant le thorax, le volume de sa cavité semble trop grand chez le mort-né; dans le cas de respiration établie, le poumon remplit toute la cavité pleurale, déborde sur le péricarde.

L'examen extérieur de l'organe traduit des qualités différentes suivant les conditions : si le poumon n'a pas reçu d'air en quantité notable, il garde sa couleur brun rougeâtre, analogue à celle du foie, il est lisse, dur, résistant sous le doigt, facile à sectionner; au contraire, si l'air a pénétré jusque dans les vésicules, l'organe prend un aspect rosé, il est mou, élastique, difficile à sectionner et fuyant devant l'instrument; on distingue à sa surface le relief des travées qui séparent les lobules, sous forme d'arborisations grisâtres, marbrées, avec quelques vaisseaux sanguins rampant sous la séreuse. Une teinte plus

foncée indique les parties du poumon dans lesquelles l'air
n'a pas entièrement pénétré ; une coloration rouge sombre
est la caractéristique d'un afflux plus considérable du
sang, d'une congestion. suite d'asphyxie ou tout au moins
d'interruption de la respiration, simple phénomène
d'hypostase, parfois.

L'épreuve radiographique donne des résultats intéressants et qui peuvent être confirmatifs des autres signes
relevés dans l'examen ; les rayons Röntgen sont arrêtés
par le poumon qui n'a pas respiré, ils le traverse plus ou
moins librement lorsque, au contraire, il a été distendu
par la pénétration de l'air. On peut donc, en soumettant à
ce mode de recherche le cadavre d'un enfant, apprécier
si cedit enfant aurait ou non respiré. Mais, en pareille
recherche, comme dans bien d'autres, que traduit l'épreuve
radiographique, il convient d'être assez réservé, les résultats ont quelque besoin, parfois, d'être interprétés.

Il existe heureusement d'autres modes d'investigation,
dont les résultats sont plus faciles à rechercher et laissent
moins de prise aux erreurs, quoiqu'ils n'aient cependant
pas de prétention à l'infaillibilité. Ce sont les épreuves de
docimasie (de δοκιμαζειν, essayer, éprouver).

Docimasie pulmonaire. — Galien a indiqué les modifications que la respiration entraîne dans la contexture du poumon : *Substatia pulmonum per respirationem ex rubra
gravi et dense in albam levem et rara transfertur*[1]. On en
a inféré que c'est à Galien que l'on doit la docimasie pulmonaire, mais, en fait, ce dernier n'a fait qu'affirmer un
phénomène physiologique ; il apparaît que ce fut en 1683
qu'utilisation du principe fut appliquée, par Jean Schreyer
en Allemagne, aux recherches médico-légales, dans un cas
d'infanticide.

Il convient d'établir, tout d'abord, que le fait de la

1. *De ritu partium*, liv. XV.

respiration, en augmentant dans le poumon l'afflux du sang, fait légèrement monter le poids absolu de l'organe. De 30 à 35 grammes pour le poumon droit, de 20 à 25 grammes pour le gauche, il atteint 50 à 60 grammes pour l'ensemble des deux organes; mais ces différences varient trop avec l'âge, pour que la donnée soit utilisable. Il en est de même pour le rapport entre le poids des deux viscères avec celui du corps de l'enfant. Chez le mort-né ce rapport est du 1/70, et chez l'enfant qui a respiré de 1/35; mais ces différences ne s'accuseraient qu'après deux ou trois jours de fonctionnement normal de l'appareil pulmonaire.

L'expérience de la docimasie par surnatation doit être conduite avec une certaine délicatesse, si l'on ne veut s'y laisser introduire quelque cause d'erreur. Elle part de ce principe : avant la respiration, la densité du poumon est de 1045 à 1046 environ, il suffit donc d'une très minime augmentation de volume, soit la pénétration d'une faible proportion d'air, pour ramener la densité au-dessous de 1000 et assurer ainsi la surnatation.

Voici l'ordre dans lequel notre ancien maître de Strasbourg, Tourdes, conseille de pratiquer les différentes opérations relatives à l'expertise de l'appareil pulmonaire chez le fœtus[1]. — *A*. Examiner extérieurement le thorax et inciser la paroi abdominale, pour vérifier la position du diaphragme relativement aux côtes. — *B*. Examiner la bouche, le cou, le thymus, le larynx, la trachée et les gros vaisseaux, faire la ligature de la trachée au-dessus du sternum. — *C*. Ouvrir la cage thoracique et noter le volume des poumons, leur aspect, ainsi que l'état de la plèvre. — *D*. Ouvrir alors le péricarde, examiner en place le cœur et les gros vaisseaux, inciser le cœur et noter l'état du sang, puis extraire le cœur et le réserver pour un examen ulté-

---

1. Voy. G. Tourdes et Metzger, *Traité de médecine légale théorique et pratique*, p. 346, Paris, 1896.

rieur. — *E*. Extraire les deux poumons et les peser. — *F*. Placer, dans un récipient rempli d'eau à la température ambiante, les deux poumons et voir s'ils surnagent. — *G*. Examiner le parenchyme et vérifier les caractères qu'il fournit à l'incision. — *H*. Diviser chacun des deux poumons en un certain nombre de fragments et constater le flottement ou l'immersion de chacun d'eux. — *I*. Comprimer entre les doigts ces fragments, constater s'ils laissent échapper quelques bulles d'air qui viennent crever à la surface de l'eau et si, après cette déperdition, ils continuent ou non à flotter.

Différentes hypothèses peuvent surgir et méritent d'être envisagées séparément : 1° Le poumon entier immerge et aussi ses fragments avant et après la compression? Évidemment l'organe n'a pas été pénétré par l'air et le fœtus n'a par conséquent pas respiré, tout au moins les tentatives qu'il a pu faire sont restées sans résultats. 2° Les poumons en bloc vont au fond de l'eau, mais certains de leurs fragments surnagent? Dans ce cas, il est possible qu'il y ait eu respiration incomplète, mais suffisante cependant pour faire pénétrer de l'air dans une portion du poumon, le lobe supérieur droit principalement qui est, d'ordinaire, le premier à se laisser distendre. Il se peut aussi que les parties du tissu pulmonaire qui enfoncent soient devenues plus denses par suite d'un travail pathologique, un début de pneumonie, une sclérose partielle d'origine spécifique, syphilique. Il devient nécessaire de faire un examen histologique de ce tissu, en apparence morbide, afin de nettement déterminer les origines du processus.

La surnatation du poumon ou de quelques-unes de leurs parties peut-elle se produire dans le cas où le cadavre de l'enfant se trouve en état de putréfaction? La question est quelque peu controversée à l'heure actuelle, après avoir été admise sans conteste. M. le professeur Tamasia, de Padoue, a produit en 1876 le résultat d'expériences d'après lesquelles la putréfaction, à elle seule, ne peut faire surnager les poumons [1], d'autant que, en réalité, les poumons qui n'ont pas respiré, ne se putréfient pas suivant le même processus que les autres tissus, avec formation de gaz ; pour réaliser ce dernier mode de dégénérescence, il faudrait précisément la présence d'une certaine quantité d'air introduit dans les vésicules avant la mort.

P. Brouardel a fait reprendre ces expériences par MM. Descoust et Bordas, d'abord sur les poumons de jeunes animaux, puis sur ceux de fœtus, et ils ont constaté le bien-fondé des assertions de M. Tamasia ; bien plus, en immergeant le cadavre d'un mort-né dans de l'eau d'égout, au bout de quatre jours il commençait à entrer en putréfaction gazeuse et surnageait en totalité, mais en extrayant les poumons de la cage thoracique ; encore ceux-ci, isolés, ne surnageaient-ils plus.

Il semble donc établi que la présence des germes aériens est indispensable à l'établissement de la putréfaction gazeuse, et que, par suite, la surnatation des poumons de fœtus aurait une portée encore plus grande que celle qui lui est généralement attribuée, puisque l'on admettait qu'il pouvait y avoir des exceptions ; néanmoins, c'est avec infiniment de prudence que P. Brouardel laisse la question en suspens et ne croit pas opportun d'adopter encore, comme principe absolu, que la surnatation est toujours une preuve de respiration. Nous nous rangeons absolument à cet avis.

En tous cas, si la pression exercée sur des fragments de poumon fait sourdre des bulles de gaz à la surface de l'eau, encore est-il possible de déterminer si ce gaz est ou non de l'air, et ce, en le recueillant dans une éprouvette, pour le soumettre ensuite à l'analyse chimique. On peut parfois établir, sans elle, que ce sont bien des gaz de la

---

1. *Tamasia*, Sulla putrefzione del polmone, *in Rivista sperimentale di Medicina legale*, 1876, III et IV, cité par P. Brouardel. *L'Infanticide*, p. 59. Paris, 1897.

putréfaction qui sont dégagés ; les bulles sont plus grosses
que les fines granulations gazeuses qui sortent des vésicules du poumon qui a respiré ; ce sont de grosses bulles
venant de poches gazeuses accumulées sous la plèvre.
Enfin, ces gaz, en majeure partie constitués par de l'hydrogène associé à des carbures, des sulfures etc., sont inflammables ; il est facile de le vérifier, soit en portant une
allumette dans l'éprouvette, soit en allumant directement la
bulle au moment où elle vient crever à la surface de l'eau.

On a affirmé que la respiration artificielle aurait, au
point de vue de la surnatation des poumons, le même
effet que la respiration : il y a, en cette allégation, une
part de vérité, mais, faite avec le tube de Chaussier-Depaul,
l'opération suppose la présence d'une personne de l'art,
qui peut-être en témoignerait au besoin. On pourrait
admettre cependant qu'une femme, accouchant clandestinement, connaissant le procédé d'insufflation de bouche
à bouche, ait tenté de ranimer son enfant, sans y parvenir,
puis que, après avoir constaté l'inanité de ses efforts, elle
se fût déterminée à dissimuler son corps. Le fait aurait
également pu être pratiqué par une tierce personne, qui
aurait assisté la parturiente.

Le fait de l'insufflation artificielle pourrait cependant se
démontrer, en ce que, le plus souvent, la pression de l'air
insufflé est beaucoup plus grande que ne l'est celle de l'air
pénétrant par le seul effort inspiratoire ; l'on trouvera de
véritables plaques d'emphysème, des sortes de poches
gazeuses sous-pleurales, avec rupture d'un certain nombre
de vésicules ; de plus, une grande proportion d'air pénètre
dans l'estomac et dans l'intestin ; cela peut, sans doute,
se produire par le seul effet de la respiration naturelle,
mais en beaucoup plus faible proportion. De plus, le
poumon insufflé n'a jamais cette couleur franchement
rosée que prend l'organe quand la respiration a été
normale ; il est rouge, par plaques, mais en général pâle,
comme anémié.

Il se pourrait que les poumons eussent été congelés, le fœtus ayant été abandonné dans un milieu, liquide le plus souvent, comme un étang, une rivière, pendant le cours de l'hiver, ou bien dans le cas où il aurait été dépecé et la partie du tronc renfermant les poumons, abandonnée comme il vient d'être dit. Cependant, il y aurait intérêt majeur à savoir si l'enfant a vécu ou bien si l'on n'a mutilé qu'un cadavre. Transformé en glaçon, le poumon surnage, en raison de la faible densité de la glace, mais en abandonnant, pendant quelques instants, le tissu dans l'eau, à la température ambiante, s'il ne contient pas d'air, il tombe au fond. On aurait aussi pu apprécier la différence qui existe entre le tissu pulmonaire, durci et résistant par suite de la congélation de son eau d'interposition, d'avec ce même tissu à l'état ordinaire.

On a pu soumettre à l'expert des poumons qui auraient été conservés dans l'alcool ; dans ces conditions, ils surnagent même s'ils n'ont pas respiré, et cela par suite de la moindre densité de l'alcool qui les pénètre ; il suffit de les laisser dans l'eau pour les priver de cet alcool et les voir s'enfoncer ; en les replaçant alternativement dans l'alcool puis dans l'eau, on les met dans des conditions de flottabilité, puis de non-flottabilité, et cela plusieurs fois de suite.

Un poumon qui aurait été bouilli, ou rôti par exposition directe à la flamme, ne surnagerait pas, même s'il avait respiré ; mais il sera possible de reconnaître la circonstance de la coction et, dès lors, on réservera le jugement à porter. Il en serait de même si le poumon, ayant respiré, était abandonné plusieurs jours dans une eau fortement courante ; la poussée du liquide sur le tissu aurait pu vider, peu à peu, les alvéoles de l'air qu'elles contenaient, le remplir d'eau et ainsi, sa densité augmentant notablement, il pourrait immerger. Il est peu probable cependant que la totalité de l'air eût disparu, et que l'on ne retrouve pas quelque peu des lobules isolés du poumon, lesquels surnageraient alors.

On le voit, l'épreuve de la docisamie pulmonaire, basée sur la recherche de la flottabilité est une opération de la plus haute valeur ; on peut *presque affirmer* qu'un poumon qui surnage, en tout ou en partie, a respiré. L'inverse est moins précis ; plusieurs conditions rendent difficile parfois la surnatation du tissu pulmonaire qui a respiré ; souvent il est impossible d'en faire justice, mais il convient, dans ces cas, de ne pas affirmer, mais de loyalement exposer pour quelles raisons scientifiques il serait imprudent de conclure d'une façon trop absolue.

Il existe d'autres docimasies dont les résultats, sans avoir la valeur de la docimasie pulmonaire, ont cependant un très grand intérêt.

Docimasie otique ou auriculaire. — Wreden et Wendt en Allemagne, puis Gellé en France, ont établi, d'une façon certaine, que la caisse du tympan est remplie, chez le fœtus, par une sorte de bourrelet gélatino-muqueux ; ce n'est que, postérieurement à l'établissement de la respiration, que l'on constate la disparition progressive de ce bourrelet et la formation de la cavité réelle de la caisse du tympan [1].

Le fait physiologique étant admis, il devenait possible de baser, sur son existence, une recherche un peu délicate, mais précise cependant, dans le but de vérifier la présence ou l'absence du bourrelet muqueux, son remplacement total ou partiel par de l'air, parfois aussi la présence de débris ou de matières étrangères à l'organisme fœtal, et dès lors d'affirmer si la respiration s'est ou non établie, si elle a eu lieu dans l'air libre, ou si, comme il arrive, la présence de certaines substances dans la cavité du tympan autorise à inférer que des efforts inspiratoires se sont produits dans tel ou tel milieu.

1. Voy. sur l'historique de la question, H. Jousset, *Le signe de Robert Wreden. Docimasie auriculaire.* — Thèses de Bordeaux, 1901.

Plusieurs procédés permettent de procéder à cette recherche ; nous donnons la préférence au suivant qu'ont adopté les professeurs Sarda, de Montpellier, Lacassagne, de Lyon et G. Tourdes, de Nancy. Après avoir enlevé la calotte cranienne et la masse cérébrale, on détache, en le raclant, le périoste qui recouvre le rocher ; on détermine alors un petit espace, qui se trouve entre la saillie du canal demi-circulaire antérieur et la suture pétro-écailleuse : là se trouve une petite rainure. C'est en ce point que, à l'aide d'un petit ciseau à manche, de 4 millimètres environ, on fait sauter un volet osseux de 12 millimètres sur 4, lequel constitue la toiture de la cavité du tympan. On peut, alors, facilement vérifier si celle-ci est vide, si elle renferme des substances étrangères, des débris fécaloïdes ou pulvérulents, ou si, au contraire, le bourrelet muqueux est encore présent et complet. Avec une pipette de petites dimensions, introduite avec attention dans le mucus et assez profondément pour que l'on ne risque pas d'attirer une bulle d'air, on aspire un peu de ce mucus, que l'on transporte alors sur le porte-objet, toujours en ayant soin de ne pas y souffler de l'air. A l'aide d'un faible grossissement (40 à 50), on vérifie la nature des corps étrangers qui peuvent se rencontrer, mais d'abord la présence des bulles d'air mélangées au mucus, apparaissant avec leur contour bleu noirâtre. Les bulles provenant de la respiration sont très fines, brassées avec le mucus encore existant ; celles qui auraient pénétré, pendant l'opération, par suite d'une mauvaise manœuvre de la pipette sont beaucoup plus volumineuses et le plus souvent, en petit nombre. Ensuite, avec un plus fort grossissement, on détermine la nature des épithéliums et des autres portions de tissu.

La docimasie otique fournit des résultats qui confirment ceux de la docimasie pulmonaire et complètent ses données. Elle n'est pas à l'abri d'erreurs cependant ; les deux plus grandes sont celles que pourrait entraîner la présence de bulles d'air, malencontreusement mélangées au mucus, ou la confusion qui se pourrait produire entre des bulles amenées par la respiration et celles de gaz de la putréfaction.

Docimasie gastro-intestinale. — L'enfant, en respirant, déglutit une certaine quantité d'air, et, dès lors, on en doit trouver une notable proportion, dans l'estomac et même dans le duodénum. De là une épreuve docimasique intéressante et complémentaire des précédentes : si l'estomac et les instins surnagent, si cette surnatation n'est pas due à la présence d'autres gaz, ceux de la putréfaction notamment, on en peut inférer que l'enfant a respiré ; mais il est malheureusement certain que l'inverse n'a pas lieu ; de ce qu'il n'y a pas surnatation, on est loin de pouvoir établir que la respiration ne s'est pas effectuée, car l'introduction d'air dans l'appareil digestif par le fait de la respiration est une condition ordinaire, très probable, mais non absolument certaine, en particulier lorsque les efforts respiratoires ne sont que de faible intensité.

Le procédé consiste à placer deux doubles ligatures, les unes au-dessus du cardia, les deux autres sur le gros intestin, et à détacher la masse gastro-intestinale, entre les doubles ligatures, de façon à ne pas permettre ni à l'air ni à un liquide quelconque de pénétrer. La masse est alors portée dans un vase rempli d'eau et l'on constate la flottabilité ou l'immersion.

L'épreuve terminée, l'intestin est ouvert, on vérifie la nature de son contenu ; l'on ne doit trouver que du méconium et des débris épithéliaux si l'enfant n'a pas été alimenté. La présence de lait, même en faible quantité indiquerait qu'il y a eu des tentatives de nourriture faites certainement pendant la vie, car pour qu'une portion de liquide ait pu pénétrer jusque dans l'estomac, encore faut-il qu'il y ait eu déglutition, phénomène de vie.

Il serait difficile de confondre de l'air avec des gaz de putréfaction ; pour que ceux-ci aient pu se former, encore faudrait-il que le processus régressif fût assez avancé ; la couleur ainsi que l'odeur de l'intestin, du cadavre tout entier, trahiraient la situation ; du reste, l'analyse des gaz, leur inflammabilité serait plus particulièrement facile en raison de leur quantité, infiniment plus grande que dans le cas de poumon putréfié (voy. p. 56).

Ces épreuves docimasiques ont, on le voit, une importance capitale pour résoudre la grave question : l'enfant a-t-il vécu ? Tardieu et Brouardel citent des cas, rares il est vrai, mais positifs, d'enfants nés avant terme, ayant poussé des vagissements et fait des mouvements, puis qui ont succombé spontanément. Leurs poumons ne surnageaient pas ; différentes explications ont été proposées, une grande élasticité du poumon qui ne permettrait pas à l'air d'y pénétrer ou expulserait celui qui est entré, toujours est-il qu'un vagissement même faible peut difficilement se produire sans vibrations des cordes vocales et par suite respiration très faible peut-être, mais positive.

Si l'enfant est resté en relation avec le placenta par la non section du cordon, il peut vivre assez longtemps sans respirer. Mais a-t-il vécu de la vie individuelle ? non au point de vue biologique, il est resté une annexe de l'organisme maternel.

Coagulation du sang. — La formation d'un caillot, par du sang provenant d'une plaie faite à l'enfant, a été admise par plusieurs comme preuve certaine de respiration et de vie ; tel a été l'avis de Tardieu notamment, de Devergie et d'autres auteurs français. Les Allemands, et Casper en particulier, ne sont nullement de cet avis. Le phénomène biologique de la coagulation du sang n'est pas suffisamment élucidé, même à l'heure présente, pour qu'il soit permis de répondre affirmativement, dans un sens comme dans l'autre. Il est possible que, pendant un certain temps après la mort, la fibrine ait conservé la propriété de se solidifier, que des caillots puissent ainsi se former; mais nous touchons à un bien autre problème : quand commence la mort? quand finit la vie? quand celle-ci commence-t-elle? C'est précisément cette dernière question que nous venons d'étudier et comme il arrive presque toujours en sciences naturelles, nous n'avons pu la fixer d'une façon absolue, mathématique.

CHAPITRE III

Le nouveau-né. — Valeur de ce terme. — Est celui dont l'existence, non connue de la collectivité, ne peut être protégée par elle. — Les caractères de la néo-natalité. — La taille. — Le poids. — Les diamètres craniens. — La peau. — L'enduit fœtal. — Les ongles. — Le système pileux. — Le cordon ombilical.

Cas de l'enfant mort. — Le poids des viscères. — Le méconium. — Etat des reins, les infarctus. — Les vaisseaux ombilicaux. — Trou de Botal. — Les points d'ossification.

La viabilité de l'enfant. — Son importance légale. — Elle crée l'individualité sociale. — Viabilité légale. — Viabilité biologique. — Les causes de la non-viabilité. — La viabilité est présumée s'il y a vie et tant qu'il y a vie.

Le défaut de développement. — Les conditions de l'enfant depuis la date minimum de la viabilité légale. — Aspect général. — Le système digestif. — Le système nerveux. — Les états pathologiques préexistant à la naissance.

Monstres et monstruosités. — Les monstres dans l'antiquité. — Au moyen âge. — Les origines et les causes possibles des monstruosités. — Nutrition sanguine anormale. — Probabilité de certaines influences psychiques. — Monstres unitaires, monstres composites. — La viabilité des monstres.

Caractérisation sexuelle des nouveau-nés. — Faite dans la déclaration de naissance. — Erreurs possibles. — Les prétendus hermaphrodites. — Généralités sur leur constitution physique. — Schémas de ces malformations. — La mentalité des pseudo-hermaphrodites. — Leur caractérisation civile.

Nous continuons à envisager les différentes questions qui peuvent se poser en face d'un enfant venant de naître ;

déjà, nous avons cherché à répondre à la première de toutes : cet enfant est-il vivant ou s'il ne l'est pas ? a-t-il vécu ? Ceci résolu, on peut se demander, que l'enfant soit vivant, ou qu'il soit un cadavre, quel est son âge, est-il à terme, ou bien est-il en deçà ou au delà de ce moment ? Nous allons chercher à répondre à cette question, et peut-être trouverons-nous, chemin faisant, quelques arguments utilisables pour la preuve de la vie.

Mais tout d'abord, que doit-on entendre par cette expression de nouveau-né, si fréquemment usitée dans le langage courant, et dont la loi fait également usage, notamment en son article 300 du Code pénal, lorsqu'elle définit l'infanticide : *le meurtre ou l'assassinat d'un enfant nouveau-né ?*

Nous n'avons pas à étudier ici la question, si intéressante cependant, de l'infanticide, et désirons demeurer entièrement dans le domaine des circonstances relevant des applications du Code civil ; cependant il peut être bon de fixer ce que l'on doit entendre par une expression que l'on est exposé à souvent employer.

Valeur du terme nouveau-né. — L'expression *nouveau-né* semble porter en elle-même sa définition, le *recens natus,* suivant l'expression des juristes romains, est celui qui vient d'être mis au monde ; pendant la vie intra-utérine, il est qualifié *fœtus ;* dès qu'il est issu des voies maternelles il devient un enfant, mais combien de temps doit-il conserver l'appellation de nouveau-né ? Les latins le qualifiaient aussi de *infans sanguinolentus, cruentatus ;* mais il peut mériter plus ou moins longtemps ce qualificatif suivant qu'on lui donne, rapidement ou non, les premiers soins de propreté ; il dépendrait d'une personne étrangère de lui conserver le titre un certain temps. Or le fait a bien son importance : avant la promulgation de la loi du 21 novembre 1901, modifiant les articles 300 et 302 du Code pénal, l'infanticide était puni plus sévèrement que le meurtre ordinaire ; on le plaçait sur le même taux que l'assassinat ; la loi de 1901, en ce qui concerne la mère, du moins, ne le punit plus que de la peine du meurtre simple. Il est donc impossible d'adopter une définition qui pourrait permettre à l'un des coupables éventuels de modifier, à sa volonté, la portée de l'acte criminel qu'il commet.

La jurisprudence allemande n'est pas beaucoup plus explicite ; elle définit l'infanticide : le meurtre de l'enfant, *in oder gleich nach dem Geburst*, dans ou immédiatement après l'accouchement, c'est encore un peu vague ; le premier cas, d'après la jurisprudence française pourrait, à la rigueur, être qualifié avortement.

Ollivier, d'Angers, avait proposé de dénommer nouveau-né l'enfant qui porte encore les traces de son rattachement à sa mère, par suite de la présence du segment de cordon ombilical, tout au moins de la non complète cicatrisation de la petite ulcération résultant de sa chute. Mais on sait que multiples sont les circonstances intrinsèques à l'enfant, ou en dehors de son organisme, qui peuvent retarder la chute du cordon et surtout la cicatrisation de la plaie, faire varier la première date du deuxième au cinquième jour de la naissance ; quand à la guérison de la plaie, elle peut, dans certains cas exceptionnels, n'être parfaite qu'après des semaines, si elle s'infecte, si la vitalité est défaillante, si l'enfant est syphilitique ; vraiment on ne peut accepter la qualification proposée par Ollivier, d'Angers.

Un arrêt de la Cour de cassation, du 31 décembre 1835, paraît absolument établir la jurisprudence en ce point en disant :... *L'esprit de la législation sur l'infanticide n'a voulu protéger, par un châtiment plus sévère, la vie de l'enfant que lorsqu'il n'est pas entouré des garanties communes et que le crime peut effacer jusqu'aux traces de sa naissance ;...* ceci est également vrai avec la législation pénale antérieure à la loi de 1901, aussi bien qu'avec celle qui résulte de cette dernière. Les garanties communes, quelles sont-elles? bien évidemment la déclaration de naissance; ainsi que nous l'avons montré au chapitre premier (voy. p. 12); cette déclaration a précisément pour but de placer le nouvel arrivé sous la protection de la collectivité sociale, représentée par ses mandataires. Or l'article 55 du Code civil fixe à trois jours, après la naissance, le délai maximum dans lequel la déclaration de naissance doit être faite à l'état civil; dans ces conditions, la qualification de nouveau-né ne doit être faite à l'enfant que pendant trois jours pleins après celui de la naissance. Ce terme de trois jours aurait pu, logiquement, entrer dans le texte de l'article 300 du Code pénal, mais en ce point, comme malheureusement en quelques autres, la loi ne précise pas suffisamment et peut-être la science biologique pourrait-elle parfois lui apporter son concours.

Le nouveau-né était-il à terme? Or, par *terme* il faut entendre la fin de la durée moyenne de la gestation chez la femme, non pas d'après les minima et maxima admis par la loi pour des cas exceptionnels, mais d'après les données habituelles de la biologie, 270, 275 jours en moyenne, la fin du neuvième mois, comme l'on dit communément.

Caractères de la maturité de l'enfant. La taille. — Supposons l'enfant vivant. Deux éléments d'appréciation peuvent être utilisés, le développement de l'enfant, et l'état de son tégument externe. La taille et le poids sont des facteurs importants du développement.

La mensuration de la taille est une opération assez délicate; elle nécessite quelques précautions, faute desquelles on peut facilement faire une erreur de deux ou trois centimètres. L'enfant est étendu sur un plan bien horizontal, la tête se trouvant appuyée contre un plan vertical fixe, de telle façon que les épaules touchent bien de partout et que l'on fasse affleurer le crâne vers le centre des pariétaux; un autre curseur, mobile, est amené au contact des pieds, ceux-ci se trouvant maintenus à angle droit avec l'axe des jambes. L'intervalle entre les deux curseurs donne la véritable taille. On peut voir fonctionner ce petit appareil, très simple, dans certaines maternités ; sans lui les mensurations, surtout sur le vivant, sont toujours quelque peu erronées. La taille du nouveau-né à terme est de 50 centimètres en moyenne avec des extrêmes de 46 à 56 centimètres. La moyenne serait de 48 à 49 centimètres d'après les recherches de Tardieu, de 50, d'après les mensurations faites à la Morgue de Paris par P. Brouardel. Toutes ces données sont d'accord, à peu de choses près ; on comprend qu'à titre exceptionnel on puisse observer des enfants à terme de 54, 55 et même de 60 (Brouardel), comme d'autres ne mesurant que 46, 45 et 44 centimètres [1].

Le sexe ne paraît avoir qu'une assez minime influence sur la taille des nouveau-nés ; en mesurant le corps, non plus dans son ensemble, mais par segments, afin de corriger l'erreur provenant de la flexion des articulations, Ch. Letourneau est arrivé sensiblement à la même moyenne, 50 centimètres [2].

Le poids du nouveau-né. — Le sexe de l'enfant paraît faire varier quelque peu son poids, les garçons étant généralement de 200 à 300 grammes environ plus lourds que les filles. Le poids absolu des enfants à terme serait, d'après Tourdes, de 3 200 grammes en moyenne, de 3 000 à 3 500, exactement 3 228, d'après les observations de Mᵐᵉ Alliot, sage-femme à la Maternité de Paris, qui a pesé 4 104 nouveau-nés [3], enfin de 3 300 grammes, d'après le professeur Depaul.

---

1. P. Brouardel, *L'Infanticide*, Paris, 1897, p. 27.

2. Ch. Letourneau, *Quelques observations sur les nouveau-nés.* Thèses de Paris, 1858.

3. P. Brouardel, *loc. cit.*, p. 25.

Mais, en fait d'évaluations mathématiques, les moyennes ne traduisent pas l'état général des choses et il faut tenir le plus grand compte des écarts qui ont été rencontrés. A cet égard, on a pu noter un certain nombre d'enfants à terme, pesant jusqu'à 4 000, 4 500 grammes, même 5 000, tandis que, par contre, on a vu survivre des enfants à terme ne pesant que 2 500, 2 000 grammes et moins. Le professeur Tarnier, dans une communication à l'Académie de médecine en 1885, a fourni l'observation d'un enfant ne pesant que 1 020 grammes, qui, descendu jusqu'à 850, a néanmoins fini par résister. Les enfants jumeaux offrent, le plus souvent, de grandes différences quant à leur poids respectif, mais il n'est pas certain que, dans ces conditions, il ne s'agisse pas quelquefois d'un cas de super-embryonnement [1].

Il ne faut pas perdre de vue, et la chose est capitale lorsqu'on pèse l'enfant vivant quelque temps après sa naissance, qu'il diminue de poids pendant sept à huit jours, aussi longtemps qu'il n'a pas compensé, par l'alimentation, ce qu'il a perdu par suite de l'évacuation des urines, du méconium, et aussi par évaporation. Si l'enfant a été conservé mort, non protégé par des vêtements, exposé à une température un peu froide, l'évaporation étant plus rapide, la perte peut atteindre 400 et même 500 grammes.

Les diamètres craniens. — La mensuration des diamètres craniens, pratiquée à l'aide du compas de Baudelocque fournit des renseignements intéressants au point de vue de la maturité du produit. On doit, chez un enfant de neuf mois, trouver, à quelques variantes près :

Diamètre occipito-frontal . . . de 105 à 120 millimètres.
    —   bi-pariétal . . . . . de 85 à 100 —
    —   occipito-mentonnier . de 130 à 140 —

1. Voy. G. Morache, *Grossesse et accouchement*, Paris, 1903, p. 142.

Par la dessiccation, à l'air libre, ces mensurations donnent des résultats moins élevés ; les fontanelles se rétractent quelque peu et les parties ossifiées des os craniens tendent à se rapprocher.

La peau de l'enfant. — Au moment de la naissance, la peau de l'enfant est plus ou moins recouverte d'un corps gras spécial, nommé enduit fœtal, sans la protection duquel le fœtus n'aurait pu résister à sa macération dans le liquide amniotique. Cet enduit fœtal et les taches qu'il imprime sur les tissus avec lesquels il est en contact, en particulier, les draps ou autres objets de lingerie, les papiers qui ont pu servir à l'envelopper, présente en médecine légale, un intérêt capital. Les taches d'enduit fœtal, reconnaissables avec un très faible grossissement aux cellules graisseuses qui le composent, aux cellules d'épithélium pavimenteux et au duvet fœtal qu'il entraîne, prouvent absolument qu'un fœtus a été en contact avec les objets sur lesquels les taches ont été relevées. Au point de vue des expertises civiles et criminelles, on trouve, dans ces faits, une source de documentation des plus importante.

Si la vie de l'enfant continue, en supposant qu'elle ait existé, l'enduit fœtal ne tarde pas à se détacher, dès le second jour, en même temps que l'exfoliation de l'épiderme, qui se produit par le détachement de plaques, de lamelles ou sous forme de poussière, par une sorte d'efflorescence. La chute épidermique commence par l'abdomen, gagne le thorax, les épaules, les membres supérieurs et enfin les inférieurs. Bien des circonstances, on le comprend, en particulier les lavages du corps de l'enfant, les soins que l'on en peut prendre, peuvent modifier les conditions de l'exfoliation. Elle ne se produit que si la vie existe. Au-dessous de l'épiderme qui tombe, on voit le derme rouge, puis qui, très rapidement, se recouvre d'un épiderme nouveau, définitif. Si l'enfant est mort-né ou s'il

a succombé peu de temps après la naissance, l'épiderme
tombe aussi, mais c'est alors par un phénomène de putréfaction, généralement précédée de la formation de phlyc-
tènes, laissant écouler une sérosité fœtide; il ne saurait y
avoir hésitation à distinguer ce processus, fait de décomposition, d'avec le premier, phénomène absolument vital.

A terme, les ongles de l'enfant atteignent et dépassent
l'extrémité pulpaire des doigts; ils sont parfois assez
longs pour nécessiter dès le premier jour la petite pré-
caution d'une taille adroitement pratiquée et qui a pour
but d'empêcher qu'ils ne s'accrochent et ne se cassent.
Le duvet fœtal est très abondant, surtout aux épaules et
parfois aux jambes; il ne tarde pas à disparaître avec
l'épiderme. Les cheveux sont plus ou moins longs, deux à
cinq centimètres parfois et, dans quelques cas, véritablement très abondants. Leur couleur indique celle qu'ils
atteindront dans la seconde enfance; ce fait est surtout
remarquable chez les bruns qui, à leur naissance, présentent souvent des cheveux très noirs; la même intensité
de coloration existe chez les blonds. Dans les premiers
mois de la vie, cette première chevelure est remplacée par
une autre, de ton beaucoup moins foncé, et ce n'est que
bien plus tard que, lentement, s'établit la couleur définitive, laquelle ne se fixe parfois que vers trente ans, sauf
à s'accentuer encore de plus en plus.

Le cordon ombilical. — L'insertion du cordon ombilical, chez l'enfant de 270 à 280 jours, se fait à peu près à
un centimètre au-dessus du point qui marque la moitié de
la longueur du corps, ou à peu près à ce point même; si
nous avions à rechercher les signes auxquels on peut
reconnaître la durée de la vie intra-utérine du fœtus, nous
verrions que, précisément, ce point d'insertion du cordon
fournit un précieux élément d'appréciation, se trouvant
d'autant plus rapproché du pubis que le fœtus est plus
jeune. Le cordon lui-même mesure 50 centimètres en

moyenne, mais sa longueur est des plus variable; elle peut atteindre jusqu'à près d'un mètre, pour n'être, par exception, que de quelques centimètres, circonstances qui peuvent avoir de sérieuses conséquences pendant la grossesse et l'accouchement. Dans 156 cas mesurés par Négrier[1], il en a rencontré 28 au-dessous de 43 centimètres, 112 de 44 à 67, 24 au-dessus de 67 et 2 de un mètre.

Au moment de la naissance, le cordon est épais, parfois spongieux, de couleur bleuâtre, *gras*, s'il contient beaucoup de gélatine de Wharton. Dès les premières heures, il commence à se dessécher, à se flétrir; le deuxième jour, il brunit, la flétrissure augmente, les vaisseaux rétrécis contiennent encore un petit filet de sang; le troisième jour, ces caractères s'accentuent; autour de la base du cordon, au point où il s'insère à l'ombilic, on constate un peu d'inflammation éliminatrice, ainsi qu'un léger suintement; le quatrième jour il est d'un brun foncé, aplati, contourné, les vaisseaux sont vrillés, les artères oblitérées; le cinquième jour généralement, le cordon se détache, les membranes les premières, puis les vaisseaux. La petite plaie se cicatrice peu à peu, de la périphérie vers le centre pendant les sixième et septième jours; le processus de réparation est, d'ordinaire, complet le dixième jour. Telle est la marche normale, et comme nous le disions plus haut, suivant que le terrain est sain ou ne l'est pas, ou bien si la plaie s'est infectée ensuite de quelque circonstance, la cicatrisation peut être fort retardée, si même un abcès, un phlegmon ne vient pas à se développer, sous l'influence d'une contamination, érysipélateuse par exemple.

La dessiccation du cordon a été regardée par quelques personnes, comme un processus vital; le cordon d'un

---

1. Négrier, *Recherches médico-légales sur la longueur et la résistance du cordon ombilical au terme de la gestation.* Ann. d'Hygiène et de Méd. légale. 1re série, t. XXV. p. 126.

petit cadavre se putréfierait, sans se dessécher. Cette façon de voir a été combattue par Casper, par Tardieu, par Lorain ; ils disent qu'un fragment de cordon, un cordon entier prélevé sur un cadavre, se dessèche absolument comme sur le vivant. En fait, le cas paraît discutable et il serait prudent de ne pas y attacher une importance trop absolue.

Migration testiculaire. — D'ordinaire un enfant masculin, de 270 à 280 jours, présente les deux testicules descendus dans les bourses ; mais, étant donné le nombre de cas de cryptorchidie ou de monorchidie que l'on observe dans la pratique, il n'est que prudent de ne tirer, au point de vue de la maturité, aucune conséquence positive de la migration testiculaire chez le nouveau-né.

Examen de l'enfant mort. — Jusqu'à présent, nous avons envisagé le cas où l'enfant soumis à notre observation est vivant ; si c'est un cadavre que l'on présente à notre examen, le champ des investigations possibles s'élargit singulièrement. Nous allons maintenant l'envisager, en nous limitant seulement sur ce point : l'enfant était-il à terme, a-t-il vécu ? Nous avons parlé plus haut (p. 68) du poids total de l'enfant, apprécié pendant la vie et après la mort.

Le poids des différents viscères augmente proportionnellement à l'âge, et vers la période du terme, c'est-à-dire vers neuf mois, il atteint, d'après Létourneau [1] :

	gr.
Poumon droit	33,0
Poumon gauche	28,5
Cœur	15,0
Thymus	8,5
Foie	91,5
Masse encéphalique	338,5
Rate	8,5
Rein	11,0

1. Letourneau, *loc. cit.*

Il va de soi que ces fixations sont une moyenne, vraie pour les enfants également moyens, du poids de 3 000 grammes, ou un peu moins. C'est en vain que l'on voudrait trouver des différences suivant le sexe, et ceci non seulement pour le poids des viscères, mais encore pour celui d'autres parties du corps de l'enfant.

Parmi les viscères, le placenta, véritable poumon fœtal, peut parfois donner d'utiles indications ; en général, il est d'autant plus développé que le fœtus était plus volumineux ce qui est naturel du reste, étant donné le rôle capital de cet organe, sur un fort enfant, venu à terme et de poids moyen, il pèse de 600 à 700 grammes, mesure 16 à 18 centimètres sur 13 à 15, et 3 d'épaisseur. Il est à remarquer que la putréfaction diminuant le poids des organes, le placenta, étant, en raison de sa grande vascularité, atteint plus tôt que les autres, du processus dégénératif, est également celui qui perd du poids avant les autres viscères.

Le méconium. — En recherchant les conditions de la docimasie de l'estomac et de l'intestin, nous avons eu déjà l'occasion de parler de ces organes, mais dans un but spécial. Rappelons seulement que, chez l'enfant qui n'a pas vécu, l'estomac est vide ainsi que l'intestin, et ne contient qu'un mucus incolore, résidu de l'exfoliation épidermique ; rapidement sous l'influence de la putréfaction, ce mucus prend une teinte bleuâtre, puis lie de vin. Mais, dans l'intestin, on trouve du méconium, à la condition cependant que ce produit n'ait pas été expulsé pendant le travail de l'accouchement, ou immédiatement après, ce qui indique qu'il y avait un commencement d'asphyxie et action du sang hypercarburé sur les fibres lisses de l'intestin. Le méconium, liquide sirupeux de couleur brun noirâtre, ressemblant, suivant les anciens, à du suc de pavot, d'où son nom de μεκων (en grec, pavot), n'est que le résidu des exfoliations de l'intestin, des glandes digestives et en particulier du foie. Il doit sa couleur spéciale à la présence d'une forte proportion de bile, et jouit d'une propriété colorante très marquée. Il teinte en jaune verdâtre la couche de mucosités qui se trouve dans le gros intestin au moment de la naissance. La présence de cette couche prouve que l'enfant n'a pas vécu longtemps, si même il a vécu ; au contraire, la disparition de la coloration verte du côlon serait un indice que la vie a duré deux ou trois jours au moins. Ces indications n'ont cependant qu'une valeur relative.

Le méconium laisse sur le linge et les autres substances avec lesquelle il peut être en contact des taches qui sont un indice qu'un fœtus ou mieux un enfant nouveau-né, a passé par là ; aussi, ont-elles une importance considérable en médecine légale. Sans entrer ici dans le détail de la question, il peut être bon de rappeler que leur caractéristique est la présence simultanée de débris épithéliaux, de corpuscules de biliverdine, ou matière colorante verte, prenant, par l'action de l'acide azotique une teinte violette, enfin de cristaux de cholestérine, facilement reconnaissables à leur section rhomboïdale, dont un coin semble détaché. On y a, dit-on, parfois encore rencontré quelques poils du duvet fœtal, indice de la déglutition d'une certaine quantité de liquide amniotique. Le fait ne paraît pas certain cependant.

Infarctus d'acide urique dans le rein. — Virchow, le premier, et après lui Martin, Heesling, Vogel, ont signalé la présence d'infarctus d'acide urique dans le rein de l'enfant qui a vécu un certain temps, un ou deux jours au moins ; ils l'expliquent par l'activité suroxydante qui résulte des premières respirations ; suivant eux, ce signe prouverait la respiration au moins autant que peut le faire la docimasie pulmonaire. Ces infarctus se montrent sous forme d'agglomérations de petits cristaux jaune brillant, principalement autour des papilles, et s'écrasant assez facilement sous la pointe du scalpel ; avec le microscope, on retrouve facilement la forme et les autres caractères de l'acide urique. Au bout de quelques jours, quand l'équilibre des combustions interstitielles s'est établi, et que les urines ont pu laver le rein, ces infarctus disparaissent. Certainement, ils ont un intérêt considérable, et leur recherche ne peut être négligée, mais il est possible qu'ils ne se produisent pas, même en cas de respiration ; d'autre part ils peuvent se produire pendant la vie fœtale, chez l'enfant d'une arthritique, par exemple, car le rein fonctionne dans les dernières périodes, conséquence de la nutrition. Il peut y avoir doute, par conséquent, et l'on doit dont être réservé, comme conclusion, surtout en cas de leur absence.

Modifications dans la circulation. — Par suite de la transformation de la respiration placentaire en respiration aérienne, et du changement qui en résulte dans le domaine de la circulation, il se produit, dans le territoire de cette dernière, des modifications qui, dans une certaine limite, peuvent être des plus intéressantes à rechercher, pour établir, approximativement cependant, la preuve de la vie et sa durée.

Dès la naissance, les artères ombilicales commencent à se rétrécir, mais d'une façon un peu lente et progressive. Au bout de vingt-quatre heures, ces artères présentent, surtout au voisinage de l'anneau, un épaississement relatif de leurs parois ou plutôt un rétrécissement de leur calibre ; les veines ombilicales mettent beaucoup plus de temps à s'oblitérer, mais, en général ce travail régressif est terminé vers le cinquième ou le sixième jour.

Le canal artériel et le trou de Botal constituent une disposition anatomique essentiellement fœtale, puisqu'elle permet au sang de passer directement de l'artère pulmonaire dans l'aorte, et mettent en communication les deux oreillettes, permettant ainsi au sang d'éviter le circuit de la petite circulation, ou circulation respiratoire. Mais, dès la naissance, en application du principe biologique qui fait disparaître, en laissant subsister plus ou moins de vestiges de sa présence, toute organisation fonctionnelle qui ne travaille plus, le canal artériel et le trou de Botal doivent s'oblitérer. Au moment de la naissance, le canal artériel mesure 4 à 15 millimètres de longueur, d'après Bernt, de Vienne, lequel, en 1824, a beaucoup étudié ces questions. Son calibre est double de celui de l'une des artères pulmonaires, lesquelles, à cette époque, ont à peu près le diamètre d'une plume de corbeau. Progressivement, chaque jour marquant une transition, le canal artériel diminue et les artères pulmonaires augmentent et de longueur et de volume, sans que, cependant, d'après Orfila, il soit pratique de baser, sur ces données, une appréciation relativement vigoureuse de la durée de la vie.

L'oblitération du trou de Botal est sensiblement variable suivant les sujets ; cet orifice inter-auriculaire n'est véritablement pas un *trou*, dans le sens absolu de ce terme ; c'est plutôt un non-accolement parfait des parois inter-auriculaires ; son oblitération, sa non-perméabilité se réalisent par la fusion anatomique des deux parois, parfois un peu lente à devenir complète ; elle peut n'être pas terminée, que depuis longtemps la circulation a pris le type aérien et qu'il ne passe plus de sang, ou du moins fort peu, d'un cœur à l'autre. On sait que, dans quelques cas, heureusement rares, la communication reste possible ; une partie du sang échappe à l'oxydation, la nutrition générale en est profondément troublée et l'organisme tout entier trahit cette insuffisance par des troubles sur différents territoires et par une persistante infériorité.

Les points d'ossification. — De tous les appareils, le squelette du fœtus est l'un de ceux qui fournissent les documents les plus utilisables au point de vue de la fixation de l'âge et surtout de la maturation du fœtus ; naturellement ces renseignements ne peuvent être relevés que sur le cadavre.

Les points d'ossification, leur apparition, leur plus ou moins grand développement ont été regardés par d'aucuns comme des documents sur lesquels on peut irréfragablement s'appuyer pour rechercher l'âge et le degré de maturité du fœtus; certes l'on a raison en thèse générale, mais il se trouve des cas, pathologiques le plus souvent, dans lesquels le travail d'ossification est retardé, chez les tuberculeux et les syphilitiques héréditaires en particulier. Au point de vue de la maturité de l'enfant, de son état *à terme* ou non, le point d'ossification des condyles du fémur paraît celui sur lequel on peut, plus que sur d'autres, se fonder avec sécurité. Il est dit *de Béclard,* du nom de P. A. Béclard qui l'a décrit en 1819. La recherche en est facile: après avoir mis les os à nu, on procède, à l'aide d'un couteau à lame un peu large, à la section de tranches minces, parallèles entre elles, et perpendiculaires à l'axe du fémur; la section se fait d'abord librement, on est dans le cartilage; puis on perçoit une petite résistance sous le couteau, et on arrive au point d'ossification; il apparaît en rouge sur le fond blanc nacré du cartilage, si l'os n'a pas subi un commencement de putréfaction; dans cette dernière hypothèse, le cartilage s'est coloré en rouge sombre par l'infiltration de la matière colorante du sang, extravasée des vaisseaux par désagrégation des globules; le point d'ossification apparaît alors blanc un peu teinté. En continuant les sections parallèles, on voit le point d'ossification atteindre son maximum de largeur, il varie de 1 à 5 millimètres et au delà.

De tous les points de repère, c'est l'un des moins faillibles; Casper-Liman, n'a noté son absence que 14 fois sur 413 fœtus à terme; Ch. Vibert constate une seule absence sur 150 nouveau-nés à terme [1]. P. Brouardel est un peu moins affirmatif : une fois, il ne l'a pas rencontré chez

1. Ch. Vibert, *Précis de Médecine légale,* 1ʳᵉ édit., Paris, 1886, p. 401.

un enfant de neuf mois qui avait vécu neuf jours; sur 182 enfants de neuf mois il manquait 7 fois; sur 12 enfants de huit mois et demi à neuf mois il manquait 7 fois; sur 26 enfants de huit mois à huit mois et demi il manquait 21 fois; jamais il ne l'a trouvé avant huit mois[1].

Quelque valeur qu'ait donc ce signe, il n'entraîne pas le degré de certitude absolue qu'on a voulu lui attribuer; quand on le rencontre, il est infiniment probable que le fœtus a dépassé huit mois, il est presque certain qu'il en a atteint neuf. Pousser plus loin la conclusion serait téméraire. Comme nous l'avons dit déjà bien souvent, en sciences naturelles, il faut toujours compter avec des cas particuliers, c'est plus prudent; en médecine légale c'est un devoir.

L'évolution de l'appareil dentaire fournit un document qui peut marcher de pair, à côté du point d'ossification des condyles du fémur. Si, chez un enfant à terme, on enlève l'un des segments du maxillaire inférieur, qui, à cette époque, n'est pas encore soudé à son congénère, et qu'avec un bistouri on tranche le bord libre de cet os, l'on constate qu'il existe quatre alvéoles indépendantes l'une de l'autre et séparées de leur voisine par une cloison complète; en arrière, on rencontre une loge unique destinée à recevoir les autres dents; mais le cloisonnement n'en est pas complet, le plus souvent seulement indiqué par de petites saillies osseuses, qui n'affleurent pas jusqu'au bord du maxillaire. Pour vérifier si le cloisonnement des quatre premières alvéoles centrales est complet, il est bon d'enlever, à l'aide d'une pointe métallique, la petite dent qui déjà se trouve constituée, ou en voie de formation.

La viabilité de l'enfant. — D'une façon un peu générale, on doit, par le terme de *viabilité* comprendre l'aptitude de l'enfant à vivre en dehors du milieu maternel. L'étymo-

1. P. Brouardel, *L'Infanticide*, Paris, 1897, p. 30.

logie du terme l'indique déjà : viable dérive de *vitœ habilis,* apte à vivre, capable de vivre. Mais, dans le langage courant, on entend par l'expression de viabilité deux faits absolument différents, tout en ayant des points de vue communs.

Or le législateur, et pour le moment nous n'envisageons que le législateur français, a fixé des délais minimum et maximum de la durée de la grossesse chez la femme, en dehors desquels la procréation de l'enfant ne saurait être imputée au mari.

Code civil. — Article 312. — L'enfant conçu pendant le mariage a pour père le mari. Néanmoins celui-ci pourra désavouer l'enfant s'il prouve que, pendant le temps qui a couru depuis le trois centième jusqu'au cent quatre-vingtième jour avant la naissance de cet enfant, il était soit par cause d'éloignement, soit par l'effet de quelque accident dans l'impossibilité physique de cohabiter avec sa femme. (*Promulgué le 12 germinal an XI, 8 avril* 1803.)

Dans le but de sauvegarder la morale publique, de « clore définitivement l'ère des discussions stériles et des débats scandaleux », le législateur de 1803 a fixé la durée de la gestation chez la femme à cent quatre-vingts jours au minimum et à trois cents jours au maximum ; il a considéré que, dans ces conditions, la femme donnait un produit pouvant physiologiquement provenir de l'époux[1].

Donc, l'enfant qui naît plus de cent quatre-vingts jours après le début du mariage et moins de trois cents après sa dissolution, se trouve dans les limites de ce que l'on a nommé la *viabilité légale.*

D'un autre côté, le législateur s'est appuyé sur les données biologiques lorsqu'il a subordonné la capacité civile de l'enfant, déjà conçu et vivant de la vie intra-utérine, à sa naissance d'abord, puis à sa naissance en état de viabilité,

---

1. Voy. G. Morache, *Grossesse et Accouchement,* Paris, F. Alcan, édit. 1903, p. 158 et suiv.

c'est-à-dire d'aptitude à subsister d'une vie individuelle, indépendante de celle de sa mère. Ces divers principes sont fixés par les articles suivants du Code civil :

Code civil. — ARTICLE 314. — L'enfant né avant le cent quatre-vingtième jour du mariage ne pourra être désavoué par le mari dans les cas suivants : 1° lorsqu'il a eu connaissance de la grossesse avant le mariage; 2° s'il a assisté à l'acte de naissance et si cet acte est signé de lui ou contient sa déclaration qu'il ne sait pas signer; 3° si l'enfant n'est pas né viable. (*Promulgué le 12 germinal an XI, 12 avril 1803.*)

ART. 725. — Pour succéder, il faut nécessairement exister à l'ouverture de la succession. Ainsi sont incapables de succéder 1° celui qui n'est pas encore conçu; 2° l'enfant qui n'est pas né viable; 3° celui qui est mort civilement. (*Disposition abolie par la loi du 31 mai 1854. Promulgué le 9 floréal an XI.*)

ART. 906. — Pour être capable de recevoir entre vifs, il suffit d'être conçu au moment de la donation. Pour être capable de recevoir par testament, il suffit d'être conçu au moment du décès du testateur. Néanmoins, la donation ou le testament n'auront leur effet qu'autant que l'enfant sera né viable. (*Promulgué le 23 floréal an XI, 13 mai 1803.*)

La viabilité *dite légale* procède simplement du rapprochement fait entre la date de la naissance et celle du mariage. On peut en concevoir une autre, la *viabilité biologique*, appréciable, elle, par la disposition, le développement, les conditions anatomiques que présente l'enfant : c'est la véritable viabilité; il est regettable que dans le langage du Droit, le même terme s'applique à deux circonstances qui peuvent être absolument indépendantes : la viabilité légale, de convention, et la viabilité réelle physiologique. Un enfant peut parfaitement naître dans les délais fixés par l'article 312 du code civil, et présenter des conditions anatomo-pathologiques absolument incompatibles avec la vie; il peut même avoir vécu, dans le sens absolu du terme, vécu quelque temps et respiré, cependant ne pas être apte à continuer ce semblant de vie qui, un instant, a paru l'animer. Dans ce cas, il n'aura pu ni recevoir par donation entre vifs, ni recevoir par testament, il n'a pas rempli les conditions établies par l'article 906 du Code civil.

Par opposition, un enfant présentant toutes les dispositions compatibles avec la vie, mais succombant ensuite d'une circonstance purement accidentelle, peu de temps après la naissance, d'une hémorragie par ligature défectueuse du cordon, par exemple, ne sera pas héritier du mari de sa mère, s'il ne remplit pas les conditions de viabilité légale précisées par l'article 313 : être né dans la limite des 180-300 jours.

Pour que la question de viabilité puisse être posée, il faut que l'enfant ait donné des signes de vie; s'il est mort-né, il n'est et n'a jamais été, au point de vue légal, qu'un cadavre; sa personnalité civile n'a pas existé. A ce point de vue, nous sommes héritiers et continuateurs du droit romain : *Idem est non nasci et non posse vivere*.

Nos codes ont traduit cette affirmation, en établissant: à l'article 314 que le père putatif ne pourra poursuivre le désaveu de l'enfant non viable, aux articles 725 et 906 que, pour succéder et pour recevoir entre vifs, il faut naître viable, c'est-à-dire d'abord naître or, l'enfant mort-né ne naît pas, et secondairement naître viable, deux conditions absolues et indépendantes l'une de l'autre.

Par contre, le fait de vivre présume, pour un enfant, la viabilité, l'aptitude à la continuation de la vie ; jusqu'à démonstration du contraire, l'enfant qui naît doit être tenu pour viable, apte à recevoir par donation ou héritage. Ce serait aux personnes qui ont intérêt à ce que cette aptitude à recevoir ne soit pas attribuée à l'enfant, de poursuivre la non-viabilité et d'en faire la preuve.

La jurisprudence est à peu près invariable à ce sujet. La Cour de Bordeaux, par un arrêt en date du 8 février 1830, a décidé qu'un fœtus à terme doit être déclaré viable, alors même qu'il serait décédé immédiatement après sa naissance, si rien n'affirme que cette circonstance soit le résultat d'un vice de conformation. Cet arrêt est très important à retenir, car il fixe nettement les principes :

« Attendu, qu'en employant le mot viable, notre législation nouvelle n'en a pas déterminé l'acception, qn'il faut donc l'entendre dans le sens que lui avaient donné les lois et la jurisprudence anciennes ; que dans l'ancien droit un enfant était viable lorsqu'il était né vivant, à terme, bien conformé et avec tous les organes nécessaires à la vie ; qu'en fait, il est certain que l'enfant de la veuve M... est né à terme, que sa conformation ne s'écartait pas des règles de la nature, qu'il a vécu puisqu'il n'est décédé environ que deux heures après sa naissance ; que, par conséquent, il devrait être légalement réputé viable ; — Attendu qu'on ne peut tirer aucune induction contraire de sa mort prématurée et de son état apoplectique apparent, soit parce que la durée plus ou moins longue de la vie d'un enfant n'est pas une des conditions exigées pour qu'il soit déclaré viable, soit parce qu'il n'a pas été prouvé que cet état apoplectique apparent fut le résultat d'un vice de conformation ou d'une lésion essentielle, et antérieure à la naissance, de quelques organes essentiels à la vie et qui ait nécessairement causé la mort ; qu'on n'a pas fait l'autopsie de l'enfant ; que c'était à ceux qui soutenaient qu'il n'était pas né viable à en rapporter la preuve positive ; qu'elle ne pouvait pas s'établir par des raisonnements fondés sur des probabilités ou des conjectures ; que la Justice ne les trouve pas dans les rapports contradictoires qui ont été mis sous ses yeux et que, dans le doute, les tribunaux devraient se décider en faveur de la vie. (Cour de Bordeaux, 8 février 1830.)

La détermination de la viabilité biologique est certainement un problème des plus délicats à résoudre ; nous le verrons plus encore lorsque nous en étudierons les conditions spéciales ; aussi, devant l'incertitude et le vague de la jurisprudence en pareille matière, comprend-on la tentative de Chaussier, médecin en chef de la Maternité de Paris, qui, en 1826, avait présenté au Garde des Sceaux un mémoire, dans lequel il proposait d'introduire, dans la législation, les articles suivants :

ARTICLE PREMIER. — Est réputé non viable l'enfant qui naît avant les trois derniers mois de la grossesse et qui meurt aussitôt ou peu d'heures après sa naissance.

ART. 2. — Est également réputé non viable l'enfant qui, parvenu au terme de la grossesse, naît anencéphale, c'est-à-dire avec privation totale ou partielle du cerveau ou du crâne, quand même il serait constaté qu'il a crié, et celui qui a quelqu'autre vice de conformation, tel qu'il ne puisse conserver la vie, en exécuter les fonctions.

ART. 3. — Est également réputé non viable tout enfant qui, attaqué d'une maladie dans le sein de sa mère, meurt, dans les vingt-quatre heures qui suivent sa naissance, quelle qu'en soit la cause.

ART. 4. — Est aussi réputé non viable l'enfant qui, par la longueur ou la nature de son accouchement, éprouve dans la circulation une gêne telle qu'il naisse mourant et attaqué d'un épanchement de sang dans le cerveau, ou d'un véritable état d'apoplexie, ainsi que de paralysie dans tous les membres, que les secours de l'art ne peuvent rétablir et qui meurt quelques heures après sa naissance.

ART. 5. — Est reconnu et déclaré viable, apte à jouir des privilèges de la société, l'enfant dont la tête est bien conformée, qui, au plus tôt trente-six heures après sa naissance, est présenté vivant et vigoureux à l'officier d'état civil, qui l'inscrit aussitôt sur ses registres avec les prénoms qu'on lui donne et les qualités des personnes qui le lui présentent[1].

Ce fut avec infiniment de raison que le gourvernement n'accepta pas cette tentative de jurisprudence médicale, car nombreuses seraient les objections que l'on pourrait adresser à ces différentes propositions. Les conditions de la viabilité biologique sont trop discutables, dans leur variabilité, pour qu'il lui soit possible de les enserrer

1. Chaussier, *Mémoire médico-légal sur la viabilité de l'enfant naissant*. Paris, 1826. Cité in Julien Laferrière. *La viabilité en médecine légale*. Thèse de Lyon, 1891.

dans quelques articles de code. La tentative de Chaussier est intéressante cependant et mérite d'être retenue, car elle indique les plus importantes des considérations qui, en pareille occurrence, doivent attirer l'attention.

La question de la viabilité se présente en matière civile elle ne se pose pas en matière criminelle ; la loi, en punissant les attentats contre la vie de l'enfant, son abandon, son recel, sa substitution n'a pas un seul instant fait de différence entre l'enfant viable et celui qui ne possède pas cette qualité. Et elle a eu raison, car le criminel n'a attenté à cette vie que parce qu'il la savait ou la croyait assurée ; s'il avait pu se douter qu'elle était plus que précaire, sans doute il n'eût pas accompli son acte. Peut-être, dans certains cas spéciaux, le magistrat et le jury peuvent-ils trouver, dans le fait de non-viabilité, une circonstance atténuant la portée de l'attentat qu'ils ont à juger ; la loi ne leur demande pas compte des mobiles qui les ont déterminés. Aussi est-il fâcheux que, trop souvent l'instruction pose au médecin expert la question de viabilité ; on pourrait voir, dans cette circonstance, comme une tendance à quelque fausse interprétation. Certes, nous avons bien des fois cherché à montrer que, au point de vue de la vraie justice, les actes les plus criminels peuvent ne pas être absolument imputables à la responsabilité de leur auteur, en matière d'infanticide spécialement[1], mais il nous semble erroné de concéder pareille valeur à la qualité biologique de la victime. Il en serait alors comme si l'on jugeait le meurtre d'un impotent moins grave que celui d'un homme bien valide ; la perte sociale est moins grande dans ce dernier cas, c'est possible, mais le coupable de l'acte n'en est que plus criminel.

Et maintenant, le moment semble venu de nous poser

---

1. Voy. G. Morache, *Grossesse et Accouchement, loc. cit.*, p. 203 et suiv.

la question suivante : Quelles sont les dispositions propres
à l'enfant qui peuvent déterminer la non-viabilité? *Défaut
de développement*. Pour que la vie biologique puisse s'établir et continuer, il faut évidemment, que les différents
organes aient atteint un degré de perfectionnement tel
qu'ils soient aptes à remplir leur rôle ; il faut, en prenant
une locution de la mécanique industrielle, que la machine
tourne, que les pièces soient bien établies, que le mon-
tage en soit précis.

En fixant à six mois de vie intra-utérine la limite, pour
le nouveau-né, de possibilité de vie définitive, le législateur
de 1803 avait cru rester dans les limites tellement extrêmes
que, en fait, elles ne pouvaient être atteintes ; s'inspirant
des doctrines et des observations hippocratiques, comme
l'avait fait avant lui la législation romaine, il avait eu,
pour son époque, grandement raison. De tous temps, on
avait constaté que l'enfant au-dessous de sept mois peut
naître vivant, faire des mouvements, respirer, mais que,
au bout de quelques heures, au plus quelques jours, peu à
peu on le voit se refroidir et succomber ; du reste il ne
s'alimente pas et ne fait aucun mouvement de succion, à
peine peut-il déglutir et le lait, qu'on tente de faire pénétrer dans son estomac, y tombe comme une masse. Plus
tard à la nécropsie, on le retrouve n'ayant, en aucune
façon, subi de travail digestif.

Mais l'adoption des couveuses, en permettant de placer
l'enfant dans un milieu à température constamment maintenue au degré physiologique, et cela dans une atmosphère
renouvelée, a puissamment modifié cet état de choses.
Puis est venu s'y joindre le procédé d'alimentation artificielle par le gavage buccal avec sonde. Ces procédés
introduits dans la pratique par Tarnier en 1885[1], ont pu,

1. Tarnier, *La couveuse et le gavage buccal avec sonde. Abaissement de la viabilité.* Communication à l'Académie de Médecine,
21 juillet 1885. Et Tarnier et Budin, *Traité d'accouchements*, 1888,
t. I, p. 395.

dans le détail être quelque peu perfectionnés depuis, mais dès l'abord, ils ont donné les plus remarquables résultats. On les trouve indiqués dans un travail de M. Berthod[1] et reproduits dans le tableau suivant emprunté à la thèse précitée de M. Julien Laferrière[2].

Avant la couveuse et après l'adoption de cet appareil, on sauvait peu d'enfants nés avant terme :

	Nés à 6 mois	6 mois 1/2	7 mois	7 mois 1/2	8 mois
Avant la couveuse.	0 %	21,5 %	39 %	54 %	78 %
Après la couveuse.	30 %	53 %	60,7 %	78 %	85,9 %

Il n'est pas chimérique d'espérer que la survie des enfants, nés à sept mois de vie intra-utérine, ira encore en augmentant, qu'on pourra, par conséquent, faire descendre la limite de la viabilité, dite légale, peut-être même au-dessous du minimum de six mois. Il serait imprudent d'assigner un terme au progrès qu'accomplira, peut-être un jour, la périculture, nouvelle application des données de la biologie.

Tant que la vie existe, nous l'avons dit plus haut (voy. p. 82), la question de viabilité ne peut utilement se poser, elle est de droit présumée, car nul expert, fût-il entre tous qualifié, n'oserait affirmer que cet enfant, encore vivant, est fatalement condamné à ne pas survivre.

Les documents que fournissent l'autopsie portent d'abord sur les éléments qui peuvent déterminer l'âge, et en premier lieu la taille et le poids, ainsi que ceux qui ont été signalés page 67 comme caractérisant la maturité, leur absence est un élément d'appréciation. Dans le cas particulier de recherche de la viabilité, il y a lieu surtout

---

1. Berthod, *La couveuse et le gavage à la Maternité de Paris*, Thèse de Paris, 1885.

2. Julien Laferrière, *loc. cit.*, p. 39.

d'apprécier les caractères des sixième et septième mois, à partir desquels elle n'est plus contestée.

A six mois, la taille est de 28 à 30 centimètres en moyenne, le diamètre bi-pariétal de 6 centimètres, le poids du fœtus de 600 à 700 grammes.

A sept mois, la taille est de 34 à 35 centimètres en moyenne, le diamètre bi-pariétal de 7 centimètres, le poids du fœtus de $1^{kg},300$ à $1^{kg},500$.

La séparation des paupières est, d'ordinaire, un indice de la viabilité, mais il est bon de rechercher si cette séparation n'a pas été obtenue artificiellement.

Au-dessous d'un poids de 30 grammes, les poumons ne sont pas assez développés pour que la respiration puisse s'effectuer suffisamment. Cependant Tourdes cite le cas d'un nouveau-né, ayant respiré un certain temps avec des poumons ne pesant que 25 grammes [1].

Les appareils de la digestion doivent pouvoir transformer le lait qui fera la nourriture de l'enfant ; on juge de leur degré de développement à l'apparition des bosselures du côlon, puis à celles des valvules du duodénum, à la présence du méconium dans l'iléon, à la coloration rouge du foie, qui est aussi plus éloigné de l'ombilic.

L'imperforation du rectum et celle du méat urinaire étaient regardées comme causes de non-viabilité, puisque, si elles persistent, que les déchets de la digestion et l'urine ne trouvent pas issue à l'extérieur, l'enfant est certainement exposé à succomber, mais il est si facile de remédier chirurgicalement à cette disposition anatomique, que véritablement il est difficile de la regarder comme déterminant l'inaptitude à la vie ; on ne peut faire dépendre celle-ci du défaut d'attention de la personne qui assiste la parturiente.

Le système nerveux commande à toutes les fonctions ;

---

1. G. Tourdes et E. Metzquer, *Traité de Médecine légale théorique et pratique*. Paris, 1896, p. 327.

il doit évidemment être, lui aussi, assez développé pour accomplir son rôle, au moins sommairement et en se bornant aux fonctions purement végétatives. On apprécie superficiellement son degré de développement, en constatant que le cerveau et la moelle sont relativement fermes et non mous, diffluents, qu'il existe à la surface du premier des bosselures, des circonvolutions, ou du moins des indications de celles-ci. L'anencéphalie sera envisagée en parlant, un peu plus loin des monstruosités mais l'hydrocéphalie, l'encéphalocèle, le spina bifida, regardés comme non compatibles avec la viabilité, ont quelque peu perdu de cette valeur négative, d'autant que la chirurgie moderne commence à envisager, pour ces difformités, une intervention chirurgicale, rendant possible sinon une vie absolument normale, cependant la vie et par conséquent la viabilité.

L'enfant, en venant au monde, peut apporter de sa vie intra-utérine telle disposition pathologique qui le condamne à une mort fatale, si même elle n'a arrêté cette même vie dans ses premières manifestations. De toutes les causes morbides préexistant à la naissance, la syphilis reste la plus grave et peut-être la plus fréquente. Si elle n'a pas empoisonné l'organisme du fœtus, et déterminé sa mort et son issue prématurée, sous forme d'avortement, elle le laisse naître, mais syphilisé, avec des éruptions caractéristiques à la surface de la peau, avec des tares anatomiques, comme la sclérose pulmonaire qui, portant sur la totalité ou sur une partie du territoire pulmonaire, met un obstacle absolu à l'hématose et, par suite, à la continuation de la vie. L'appréciation ne saurait être trop réservée en cette matière d'atélectasie plus ou moins prononcée, plus ou moins spécifique. Il ne faudrait pas augurer trop favorablement, au point de vue du diagnostic, du fait de la non-syphilis apparente chez la mère. Sans doute, une syphilitique a les plus grandes chances, sinon la certitude, de transmettre l'infection spécifique à l'enfant qu'elle a conçu, mais il n'est pas moins commun de voir, dans le cas du père syphilitique, la mère rester indemne, donner naissance à un produit porteur des accidents les plus manifestes, tant à son tégument externe que dans ses viscères et infecter sa mère au passage, pendant l'accouchement.

La tuberculose, qui, en tant de points, confine à la syphilis, peut-elle, comme celle-ci se transmettre du géniteur au produit ? La question est controversée ; il existe parfois chez le fœtus des lésions pulmonaires ou autres, qui peuvent en imposer, des congestions, des pneumonies, des endocardites, des altérations des reins ou des enveloppes du cœur que l'on pourrait rattacher à l'infection tuberculeuse, mais les recherches micro-biologiques sont loin d'offrir la démonstration du fait. Souvent, on les peut expliquer par une autre infection maternelle, les fièvres éruptives, la fièvre typhoïde, d'autres intoxications septiques. En tout état de cause, si quelque organe important, indispensable à la vie, n'est pas dans l'impossibilité matérielle de fonctionner, encore ne faut-il pas se hâter de conclure que la mort du produit est fatale et qu'elle résultera manifestement de l'état pathologique dont il est porteur.

On a pu invoquer la question de viabilité de l'enfant dans le cas d'opération césarienne, se demander, par exemple si, en cas d'intervention chirurgicale on pouvait espérer avoir un enfant viable. Dans un précédent ouvrage nous avons abordé la question de l'intervention en cas de dystocie grave [1]. Nous n'avons pas à y revenir ici ; la vie de la mère est le seul facteur à faire entrer en discussion, ou du moins à mettre en toute première ligne de compte. Quand à la possibilité de survie de l'enfant, fut-ce au point de vue du baptême, nous estimons que, en pra-

---

1. G. Morache, *Grossesse et Accouchement*. Paris, F. Alcan, édit. 1903, p. 246.

tique, elle est relativement secondaire ; fort heureusement
la chirurgie moderne, avec la sécurité si grande qu'elle
assure, vient heureusement rendre ces discussions presque stériles, du moins beaucoup moins opportunes que
jadis. L'opération terminée, si le fœtus est vivant, la question de viabilité peut évidemment se poser; dans le cas
où la mort survient au bout de peu de temps, elle ne
présente pas de difficultés inhérentes au fait même de
l'opération ; celle-ci peut être assimilée à telle autre
intervention obstétricale, version, application de forceps
ou autre.

Les monstres et les monstruosités. — A la question de
la viabilité se rattache quelque peu la question des
monstres et de la monstruosité, si l'on veut bien envisager, sous cette appellation générale, les malformations
qui peuvent se rencontrer chez les individualités animales
et, en particulier dans la famille humaine.

A toutes les époques, les malformations et spécialement celles qui entraînent une apparence extérieure
absolument bizarre, ont eu le privilège de frapper les ima-
ginations et de soulever les explications les plus extraor-
dinaires.

D'abord, on a regardé les monstres comme des êtres
d'origine céleste, spécialement dans l'Inde ancienne et en
Égypte ; on les entourait de respect et, s'ils venaient à
mourir, on les plaçait dans des sépultures sacrées. Mais
bientôt les hommes y virent un effet du courroux du ciel,
un témoignage de mécontentement spécial des divinités,
un présage de grandes calamités ; on sacrifiait au plus tôt
ces êtres maudits. Dans plusieurs civilisations primitives,
cette croyance avait vraisemblablement été inculquée
aux masses, afin de les décider plus facilement à se débarrasser de ces êtres bizarres, irréguliers à tous égards,
dont la vie n'aurait pu être utile à la communauté. Le
sacrifice des faibles, des malingres, des mal conformés, a

existé, à toutes les époques, dans un but d'utilitarisme
social. Les lois de la république lacédémonienne, que certains amoureux du classique admirent peut-être encore,
prescrivaient, on le sait, d'apporter tout nouveau-né à
l'examen des principaux de la cité ; ils décidaient s'il y
avait lieu de l'admettre dans la famille. En cas contraire,
on jetait l'être trop chétif dans un gouffre, voisin du mont
Taygète. C'était peut-être une mesure commandée par la
nécessité, chez ce peuple peu nombreux réduit à vivre
péniblement sur un territoire étroit et stérile ; la question
humanitaire n'était pas comprise comme de nos jours et,
dans cette loi cruelle, nous voyons une preuve de l'adaptation fatale des mœurs, puis des lois qui les codifient,
aux conditions biologiques dans lesquelles évolue le
groupe humain [1].

Au moyen âge, la croyance aux maléfices du démon était
générale ; partout on voyait des preuves manifestes de sa
puissance maudite ; la naissance de produits bizarres et
monstrueux ne pouvait ressortir que de son fait, et d'ac-
couplements criminels. Tantôt ils provenaient de rapports
entre des hommes ou des femmes avec des démons, suc-
cubes ou incubes, et c'était en sabbat, le plus souvent que
ces horribles amours s'étaient produites ; alors pour ven-
ger le ciel offensé, on se hâtait de brûler la femme ainsi,
bien entendu, que le monstre auquel elle avait donné le
jour ; malheureusement le démon succube était plus difficile à saisir. D'autrefois, si le monstre paraissait vaguement avoir un extérieur rappelant en quelque point une
figure bestiale, on affirmait que la femme avait eu des
rapports avec l'animal dont le produit rappelait l'aspect.
Pour la moralité publique, on brûlait judiciairement l'un
et l'autre. Il en était de même si quelque femelle mettait
bas un jeune rappelant de loin une figure humaine ; on
n'hésitait pas à sacrifier le produit et sa mère, mais l'offi-

1. G. Morache, *Le Mariage, loc. cit.*, p. 27.

cialité était bien peu récompensée de son zèle pieux, s'il
ne se trouvait pas, dans la contrée, quelque vague sorcier,
mal vu de la population, auquel c'était alors tôt fait de
démontrer que c'était lui qui avait dû engrosser l'animal,
incontestablement possédé de quelque démon succube.

La croyance à la possibilité de rapports féconds entre
hommes ou femmes et animaux, ou bien entre animaux
les plus éloignés l'un de l'autre, reste encore au fond des
croyances populaires de bien des populations.

De nos jours, on est plus pratique, oserions-nous dire
moins cruel, on ne brûle plus les monstres, on les montre
à la foire pour de l'argent.

Il serait très intéressant de suivre, siècle par siècle, les
évolutions de la crédulité populaire, en matière de naissances monstrueuses spécialement, crédulité dans laquelle
sont tombés des naturalistes et des savants qui, par
ailleurs, ont apporté leur contingent à l'avancement des
connaissances humaines. A en croire Pline l'Ancien,
(an 23 avant Jésus-Christ), une femme aurait successivement mis au monde un éléphant, un serpent, un chat et
un chien ; ce fait, reproduit dans les récits et dans les
publications anatomiques, est devenu presque classique.
Il en est de même du cas d'une autre femme, habitant
Sagonte ; pendant le siège de cette ville par Annibal
(an 219 avant Jésus-Christ), elle accoucha d'un enfant tellement développé que, effrayé du bruit de la bataille, il
s'empressa de se mettre en sécurité en rentrant dans le
ventre de sa mère. Il est vrai que Pline, s'il affirme le fait,
n'assure pas l'avoir constaté, car il se passait deux siècles
avant sa naissance. A une époque beaucoup plus voisine,
le Père de la chirurgie française, dans son Traité des
monstres n'hésite pas à rapporter la naissance de ceux-
ci à l'ire de Dieu, ainsi qu'à l'influence des comètes
passant à l'horizon pendant la période de la conception[1].

1. A. Paré, *Des monstres et des prodiges*, édit. Malgaigne, Paris, 1840.

D'autres ont attribué ce fâcheux événement à la fécondation accomplie sous la constellation des *Gémeaux*. Longtemps on a cru que le fait d'avoir des rapports avec une
femme, pendant sa période menstruelle, l'exposait à
mettre au monde des enfants difformes ou monstrueux,
ainsi qu'en témoigne ce quatrain bien ancien :

> Femmes qui désirez de la progéniture
> Durant le cours des mois respectez la nature.
> Le fils de Jupiter, Vulcain, ainsi conçu
> Vint au monde impotent, cul-de-jatte et bossu [1].

Nous ignorons absolument sur quel fait précis on se
base pour admettre que Junon était en état cataménial,
au moment où elle eut avec Jupiter les rapports d'où
provint le futur époux de Vénus, mais nous trouvons, dans
cette fable, une leçon de propreté et d'hygiène que certainement on a voulu vulgariser par elle. Les anciennes
règles canoniques de l'Irlande n'en agissaient pas autrement, lorsquelles annonçaient, par voie religieuse, que
les rapports sexuels, accomplis le dimanche ou les jours
de fête, aboutissaient à la naissance de monstres et de
lépreux. Toujours l'Église a regardé les rapports, même
entre époux, comme une fornication, en soi fâcheuse, et
quelque peu répréhensible. Sans doute elle ne peut absolument les interdire, et les tolère, mais elle se réserve de
les réglementer, au besoin de les suspendre [2].

La simulation s'est, à toutes les époques, largement
donné cours en matière de naissances singulières et monstrueuses ; toute la série des femmes qui ont mis au monde
des animaux divers, leur énumération serait trop longue,
n'en ont pas agi autrement. Même de nos jours, et dans

---

1. Cité in Witkowski, *Histoire des accouchements chez tous les
peuples*, p. 335.

2. Voy. G. Morache, *Le Mariage*, F. Alcan, édit. Paris, 1902, p. 33
et suiv.

des centres de haute civilisation, pour peu qu'un enfant
vienne au monde avec quelque malformation portant sur
le squelette de la face, compliquée d'une exagération du
système pileux ou d'un nœvus couvrant une partie du
visage, on se hâte d'annoncer à grand fracas qu'il est né
en telle rue un enfant avec une tête de cochon ou avec une
tête de loup; de proche en proche la légende s'étend et
devient fait absolument certain.

Sans tomber dans ces excès, les législateurs les plus
qualifiés ont discuté si les monstres devaient être regardés
comme appartenant à la famille humaine, capables de
recevoir par voie de donation ou de testament, ayant
droit à la personnalité civile. On a même soutenu que, sur
un monstre, il ne pouvait être commis d'homicide; de là
à conseiller de s'en défaire il n'y a qu'un pas. Chose
singulière, de fort honnêtes gens ne sont pas encore loin
de ces idées, et sont convaincus que les médecins ont ce
devoir, non écrit peut-être, mais de convention tacite;
n'ont-ils pas, du reste, celui de faire étouffer les enragés
entre deux matelas et, d'une façon générale, l'obligation
pieuse de faciliter une mort tranquille à ceux qu'ils consi-
dèrent comme devant fatalement succomber à leur maladie
incurable. Heureusement, de ceux-là, il en est parfois qui
guérissent.

L'histoire de la tératologie humaine a, bien des fois,
été traitée et la classification des monstres essayée, en
particulier par Isidore Geoffroy Saint-Hilaire[1]. Mais, il faut
bien le reconnaître : quelle que soit la science d'observation fournie, cette étude et ces classifications restent
toujours un peu confuses et imprécises. Il ne pouvait en
être autrement, car le fait même de la formation irrégulière de l'embryon, qui aboutit à la monstruosité, est, en
soi, une anomalie, un cas particulier; elle ne se prête pas

1. Isidore Geoffroy Saint-Hilaire, *Traité des anomalies de l'organisme. Question de la viabilité des êtres anormaux*, t. III, p. 378.
Paris, 1839.

à rentrer dans un cadre méthodique et régulier, comme le devrait être toute classification.

Et ici, nous pourrions aussi nous poser la question de la cause de ces malformations que l'on retrouve à tous les degrés de l'échelle des êtres organisés, qu'ils soient dénommés végétaux ou animaux. On trouve, du reste, des anomalies de cristallisation dans le règne dit minéral ; ce sont aussi de véritables monstruosités.

Dans l'état actuel de l'embryologie, il paraît probable que ces anomalies se rapportent à des modifications, par excès ou défaut, de la nutrition, portant sur certaines parties de l'organisme fœtal, modifications dont la cause première ne peut être toujours définie. Elle peut provenir d'un obstacle matériel, permanent ou temporaire, un traumatisme par exemple, et vraisemblablement aussi de certaines intoxications, comme la syphilis. Dans quelles limites une influence psychique peut-elle avoir le même résultat ? il serait bien difficile d'avoir, à ce point de vue, une opinion bien ferme. Il y a quelques années encore, on traitait de légende la croyance populaire, basée cependant sur une observation archi-séculaire, de l'effet des impressions violentes ressenties par la mère en état de parturition. Comme toutes ces croyances, elle doit posséder quelque fonds de vérité, mal interprétée peut-être, mais réelle dans le fond. Aujourd'hui, et de plus en plus, on accepte le rôle considérable que les faits psychiques, les influences morales, comme l'on dit encore, peuvent déterminer dans des territoires biologiques, en apparence très séparés. Les recherches de Pavlow démontrent, pour les phénomènes de digestion, l'importance de la mentalité de l'animal mis en expérience. Charcot lui-même a dû, avec sa grande et scrupuleuse probité scientifique, reconnaître la réalité de certaines guérisons traitées de miraculeuses, de cicatrisations ultra-rapides, jusque-là qualifiées d'impostures.

Il est hors de conteste que, sous une puissante impression psychique, et sur un organisme spécialement disposé, préparé pour ainsi dire, il peut se produire, dans l'intimité des tissus, quelque phénomène encore inconnu dans son essence, une suractivité du processus nutritif, aboutissant à la réparation, à la cicatrisation, Charcot n'a pas hésité à admettre le *faith-healing*, la guérison par la foi ; c'est un honneur pour lui que d'avoir ouvert la science à cette doctrine, nouvelle en apparence, au fond vieille comme le monde et utilisée par bien des écoles religieuses et bien des philosophies dites positivistes.

Il semblerait donc téméraire de nier, de parti-pris, l'influence de fortes impressions psychiques, chez une femme enceinte, sur la nutrition du produit qui est en voie de développement dans son organisme. Rien, dans cette doctrine ne se trouve, à l'heure actuelle, inexplicable, sans que cependant le comment des choses en soit plus connu. N'en est-il pas de même de tous les problèmes que le philosophe scientifique se pose chaque jour ? Plus il avance, au contraire, plus grandit pour lui le domaine de l'inconnu et plus sa mystérieuse immensité lui apparaît insondable.

Nous admettrons donc les modifications de circulation et de nutrition comme origine des monstruosités, en réservant entièrement la cause première de ces déviations. D'autres fois, il est évident que deux ovules fécondés se sont soudés à un moment de leur développement, en constituant alors un monstre dit composite, par opposition à ceux dits *unitaires*, dans lesquels un seul œuf a été modifié. A quel moment se fait cette fusion, cette soudure entre deux germes, il est impossible de le dire encore ; elle peut du reste être limitée à une partie seulement de l'individu en un point du thorax, comme dans le cas des deux jeunes filles hindoues, Radica et Doodica, qui ont été, avec succès opératoire, séparées l'une de l'autre en 1902 par la section de la bande fibro-cutanée qui les réunissait. Telles furent aussi les deux américaines Millie-Christine, qui parcoururent l'Europe et furent étudiées par Tardieu et Broca en 1874, et antérieurement les frères siamois Cheng et Heng, nés en 1811 et morts en 1874 ; ils épousèrent deux sœurs et en eurent 22 enfants bien constitués, sans avoir jamais consenti à subir l'opération libératrice qu'on leur proposait.

La description de ces individualités monstrueuses a été donnée dans de nombreuses publications scientifiques, il est inutile de la reproduire, ainsi que celle d'autres phénomènes tératologiques analogues. L'union est constituée simplement par un pont fibreux comme pour les frères siamois et les deux petites opérées hindoues, ou bien il existe une portion commune du squelette de la colonne vertébrale, ainsi que chez Millie-Christine, avec indépendance relative du bassin, entraînant une fusion plus ou moins complète d'une partie des territoires nerveux et fonctionnels.

En réalité, ces monstres doubles constituent bien deux individualités distinctes, mais qui, cependant, par la fusion d'une partie de la circulation, ont une vie commune dans la normalité ainsi que dans l'état pathologique.

Le mélange des deux germes peut n'aboutir qu'à la réunion d'une partie seulement de deux organismes, les membres inférieurs par exemple, ou au contraire celle de la partie supérieure du tronc. Ils sont dits alors monstres parasitaires. L'invagination peut être plus complète encore, le second individu se développant, en tout ou en partie, dans le corps même du premier.

La viabilité et la caractérisation civile de ces monstres peut donner lieu à quelques difficultés d'appréciation. Sont-ils deux, ne sont-ils qu'un ? Lacassagne propose, à cet égard, une modification des articles 56 et 57 du Code civil, en vertu de laquelle tout monstre à une seule tête, qu'il ait ou non deux corps, serait inscrit comme un seul individu, tandis que tout monstre double à deux têtes, qu'il ait ou non deux corps, serait considéré comme deux [1].

On s'est humoristiquement posé le problème de savoir comment pourrait être tranchée la question, au cas où l'un de ces monstres doubles, femme surtout, demanderait à contracter mariage : le cas est possible. En admettant même que le consentement fût donné par les deux personnalités, il ne pourrait être passé outre, le cas serait celui de bigamie. Dans le cas où le consentement ne serait donné que par l'une des deux individualités, comment concilier les devoirs physiques du mariage avec l'obligation d'y assister pour la non mariée, d'y participer même... Inutile d'insister, le cas paraît socialement insoluble par une union légale...

Caractérisation sexuelle du nouveau-né. — L'article 56 du Code civil prescrit aux personnes tenues à faire la déclaration de naissance de l'enfant nouveau-né, d'indiquer également le sexe de cet enfant (voy. p. 19). Mais la vérification de cette assertion est confiée à l'officier d'état civil qui reçoit la déclaration, en fait à l'employé de la mairie qui le représente ; l'on comprend sans peine combien les erreurs sont faciles, par inattention ou autrement de la part de ce fonctionnaire subalterne, de la part aussi des personnes qui font la déclaration, ou même des parents. Même en supposant que l'enfant soit normalement conformé, il est parfois possible de se tromper ; combien plus alors si, pour une raison ou pour une autre, quelqu'un a intérêt à tromper. Dans les grandes villes, où la déclaration de naissance est précédée de la visite du médecin de l'état civil, les chances d'erreur sont beaucoup moindres. car de lui, au moins, on doit attendre une vérification compétente, si toutefois il ne s'en rapporte pas à la déclaration des parents. Or, c'est malheureusement une ten-

---

1. A. Lacassagne, *Les actes de l'état civil, étude médico-légale de la naissance, du mariage et de la mort.* Lyon, A. Storck, édit., 1887, p. 106.

dance assez commune, chez les fonctionnaires-médecins, que de ne pas exercer leur devoir jusqu'au bout ; il semble presque que l'on fait injure aux gens en insistant sur une question que l'on prend, un peu, à la légère. Ou bien on est très pressé, quelque circonstance vient s'interposer au moment opportun. Bref des erreurs se produisent, et personnellement nous le pouvons affirmer, pour en avoir rencontré des exemples. Que dire alors des déclarations faites dans les communes rurales, où la vérification des naissances, comme celle des décès, est le plus souvent illusoire.

La preuve que des erreurs peuvent exister dans l'attribution sexuelle des personnes est faite par le nombre des jugements en rectification d'état civil, qui sont rendus chaque année ; nombre de personnes de sexe douteux, conservent toute leur vie une situation imprécise, et cela, souvent, au grand inconvénient de la morale publique. Les médecins de l'armée, qui, dans le cours de leur carrière, ont assisté, au titre d'experts, de nombreux conseils de revision, surtout dans les grands centres et à Paris, savent combien de fois il leur est arrivé d'avoir à constater que le jeune homme porté sur les listes cantonnales de recrutement, est en réalité femme. Il convient de dire que cette enquête et cette vérification sont toujours conduites avec une absolue discrétion.

On ne peut nier les erreurs commises par négligence, ou autres fautes survenues dans la confection matérielle des actes de naissance, comme celui d'un enfant porté comme garçon sur l'un des registres et comme fille dans l'autre. Dans un cas particulier, personnellement connu de nous, le registre portant la mention exacte fut détruit dans l'incendie du Palais de Justice de Paris en 1871, pendant la Commune. A la mairie de l'arrondissement, le registre portant l'erreur était seul conservé. Le fait ne fut connu que lorsque, devenu homme et fonctionnaire d'un grand service, il vint à être décoré ; on s'adressa à la mairie, pour demander un acte de naissance, réclamé par la Grande Chancellerie. Précédemment, ce distingué fonctionnaire avait toujours retiré du tribunal de première instance, à Paris, les actes de naissance qui sont demandés à toutes les étapes de la carrière, ainsi que pour le mariage. L'intéressé était déjà père de famille ; il eut tous les ennuis possibles pour faire admettre qu'il était bien la même personne à laquelle correspondait son acte d'état civil et qu'il appartenait réellement au sexe masculin ; sans quoi il en aurait été réduit à ne plus être que la mère de ses enfants, ce qui plaçait sa femme dans la position la plus irrégulière. La rectification devant le tribunal civil demanda beaucoup de temps, de démarches et d'ennuis ; encore le tout fut-il abrégé, en raison de sa situation publique et de sa notoriété.

En dehors des erreurs, commises par négligences, au besoin par mauvaise foi, d'autres peuvent provenir de la difficulté réelle qui existe à définir la véritable sexualité de l'enfant, surtout au moment de la naissance.

Nous touchons à la question de l'hermaphrodisme, dont il peut être intéressant de rappeler les principales conditions, sans avoir la prétention d'en faire une étude quelque peu approfondie.

L'hermaphrodisme, c'est-à-dire la réunion des deux sexes sur le même individu, mais réunion absolue, chacune des deux sexualités pouvant fonctionner indépendamment, existe dans un assez grand nombre de familles dites animales ou dites végétales. Il n'a pas été, jusqu'à présent du moins, scientifiquement constaté chez l'homme non plus que chez les mammifères. On rencontre bien des individualités qui ont pu avoir des rapports, ressemblants aux rapports normaux, avec d'autres sujets des deux sexes, soit à la même période de leur existence, soit à une période différente ; on n'en a pas constaté qui aient pu à la fois féconder et être fécondés, à plus forte raison s'autoféconder. Ce serait là le véritable hermaphrodisme, répondant à l'étymologie.

Formé des deux mots Ἑρμῆς et Ἀφροδίτη, ce terme rappelle la légende de la nymphe Salmacis, fille de Mercure et de Vénus, successivement homme puis femme, et qui fut l'objet d'une enquête des dieux à l'effet d'établir sous quelle forme elle avait trouvé le plus de satisfaction. Il est à remarquer que la légende de l'hermaphrodisme se retrouve à l'origine de presque toutes les théogonies primitives, en particulier dans celles de l'Asie.

Dans l'antiquité, les enfants qui naissaient avec des attributs sexuels douteux et incertains, étaient regardés comme des prodiges ou comme des monstres, et, suivant les temps et les milieux, adorés ou sacrifiés.

D'après le droit romain, ces pseudo-hermaphrodites recevaient la qualification sexuelle dont les organes paraissaient prédominants, telle est la théorie du code byzantin, reproduit par le jurisconsulte Ulpien dans le Digeste aux chapitres : *De statu hominum, De testibus* et *De liberis*. Les juristes du moyen âge suivirent absolument ces principes, mais il était rigoureusement interdit, sous les pénalités les plus graves, y compris la mort, de jamais se prévaloir d'une sexualité autre que celle qui avait été assignée, une fois pour toutes. Certains médecins et des juristes, en particulier Bauhain et Zacchias, discutent si ces individus sont, en réalité, êtres humains ou monstres. Cette dernière qualification leur étant attribuée, ils ne peuvent ni se marier ni entrer dans les ordres, ni déposer comme témoins, ni transmettre, ni hériter, ils *ne sont pas*. Au contraire, s'ils sont hommes ou femmes, ils bénéficient de leur attribution sexuelle, à la condition de n'en jamais changer.

Sans vouloir, en aucune façon, aborder l'étude anatomique des causes et des résultats qui peuvent faire varier la caractéristique sexuelle, rappelons seulement et pour mémoire, que le fœtus humain traverse une période de neutralité apparente ; la caractérisation sexuelle apparaît ensuite d'un processus nutritif qui aboutit à un cloisonnement médian plus ou moins complet. D'autre part, on peut accepter la division des organes génitaux en profonds, moyens et externes, chacun de ces groupes étant indépendant au point de vue circulatoire, pouvant alors se développer indépendamment des autres. Schématiquement on pourrait les représenter ainsi qu'il suit.

Schéma des organes génitaux.

	HOMME	FEMME
Organes profonds nourris par l'artère ovarique ou spermatique, provenant directement de l'aorte	Testicule.	Ovaire.
Organes moyens nourris par la branche interne de l'artère hypogastrique	{ Vésicules séminales.	{ Trombe. Utérus. Vagin supérieur.
Organes externes nourris par la branche externe de l'artère hypogastrique	{ Pénis. Scrotum.	Vagin inférieur. Vulve. Clitoris.

Les organes urinaires, accolés aux organes génitaux, sont similaires dans les deux sexes ; leur dissemblance apparente tient à une simple adaptation de voisinage avec les organes sexuels.

Il en résulte que l'on peut accepter une formule, plus schématique encore, de la caractéristique sexuelle, en désignant les organes profonds, moyens et externes par les lettres P, M, E, pour la droite et P', M', E', pour la gauche, avec un exposant m, a ou f, suivant qu'ils sont masculins ou féminins. La formule de la normalité sera :

Homme.		Femme.	
P^m	P'^m	P^f	P'^f
M^m	M'^m	M^f	M'^f
E^m	E'^m	E^f	E'^f

L'anormalité commencera si les exposants varient chez le même individu ; en pratique, cette variation n'a lieu que sur un même groupe, organes profonds, moyens ou externes, en raison de leur communauté de nutrition.

Les cas les plus fréquents de l'hermaphrodisme apparent sont les suivants :

Hermaphrodisme dit masculin.		Hermaphrodisme dit féminin.		Hermaphrodisme dit alternant.	
P^m	P'^m	P^f	P'^f	P^m	P'^f
M^m	M'^m	M^f	M'^f	M^m	M'^f
E^f	E'^f	E^m	E'^m	E^m	E'^f

De ces trois types, les deux premiers sont les seuls que l'on rencontre dans la pratique : hermaphrodisme dit masculin ; un individu, paraissant femme à certains détails extérieurs, mais homme en réalité, ou inversement dans le cas d'hermaphrodisme dit féminin. La caractéristique de la sexualité est absolument déterminée par celle des organes profonds, testicule ou ovaire.

Les hermaphrodites masculins sont des hypospades, chez lesquels existe également une cryptorchidie plus ou moins complète. Chez eux, les replis scrotaux, dépourvus de testicule, rappellent les grandes lèvres, les côtés non soudés du canal sont les petites lèvres, la verge imperforée semble un clitoris volumineux ; elle est, du reste, souvent atrophiée. Si, à l'époque de l'adolescence, ces individus, crus jeunes filles, ont subi des tentatives de pénétration, peu à peu le périné s'est déprimé entre les deux poches scrotales, une sorte de vagin rudimentaire a été, pour ainsi dire, creusé par le refoulement. Lorsque la cryptorchidie est absolue, les testicules ont pu se développer, et sous l'influence des excitations sensorielles, parfois de contacts matériels, des érections surviennent avec éjaculation plus ou moins complète. Ce sont ces hermaphrodites qui, pseudo-femme, ont des sentiments d'attraction pour les hommes, ce sont les femmes à barbe des foires, à la voix de rogomme, ce sont ceux qui, parfois, se sont engagés dans les armées et s'y sont distingués par leur énergie. Le plus souvent, comme enfants, ils ont été et se sont considérés femmes, ils en ont pris les manières, la démarche et l'habitus extérieur.

Si les testicules, au moment de la puberté s'engagent dans l'anneau, de violentes douleurs éclatent, on les prend pour celles de la menstruation retardée. Un jour, enfin, la migration testiculaire est complète et les testicules descendent dans les grandes lèvres, en fait replis scrotaux. A ce moment la nature de la sexualité devient absolument patente.

Tel fut le cas de la fameuse Alexina, dont Tardieu nous a laissé l'intéressante étude, ainsi que l'autobiographie. Élevée dans un couvent de jeunes filles, plus tard admise comme maîtresse dans un pensionnat, elle éprouva toutes les incertitudes de sa sexualité douteuse, jusqu'à ce qu'enfin la migration testiculaire permît au tribunal de la Rochelle de lui modifier son état civil. Entre temps, elle avait inspiré des passions comme femme. D'autre part, elle avait été l'amant éperdu d'amour de l'une de ses jeunes élèves, qui peut-être ne comprit pas ou comprit trop tard à qui elle avait donné son cœur, puis sa personne. Alexina, battue entre ses deux sexualités, eut toujours une existence des plus malheureuses, devint morbidement hypocondriaque et finit par le suicide [1].

Dans le second type de l'hermaphrodisme, le type dit féminin, on se trouve en présence d'individus chez lesquels existe parfois une imperforation du vagin, tout au moins un retrécissement excessif, coïncidant avec un développement exagéré du clitoris. C'est à propos de ces êtres hybrides que le poète latin à pu dire :

Mentitur que virum prodigiosa Venus.

---

1. A. Tardieu, *Question médicale de l'Identité, dans ses rapports avec les vices de conformation des organes sexuels*, 2ᵉ édit., Paris, 1874.

Parfois l'utérus n'existe pas ou ne s'est pas développé ; cependant les ovaires peuvent l'être et, alors, au moment de la puberté, on voit apparaître un écoulement sanguin par la vessie, s'il existe une communication ovaro ou utéro-vésicale ; le sang peut également gagner l'intestin inférieur et l'on croit à des hémorroïdes.

Si la congestion ovarienne ne trouve pas issue à l'extérieur, des troubles généraux ne tardent pas à éclater, compromettant la santé et peut-être la vie. Puis cependant, peu à peu, l'accoutumance s'établit et les organes profonds finissent par s'atrophier. Les malheureuses atteintes de ces anomalies ne sont pas des asexuées, mais le résultat est à peu près le même que si elles l'étaient véritablement.

Le développement de la psychicité, chez les sujets porteurs des anomalies de développement dont nous n'avons pu que, rapidement, esquisser le tableau serait certainement des plus intéressant à suivre. Pendant la période de l'enfance, alors que la sexualité compte à peine, ils sont élevés avec le groupe auquel ils semblent appartenir, pour lequel leur état civil les désigne naturellement. Cependant, bien que suivant l'éducation et les jeux, adoptant les idées de leurs camarades, et suggestionnés d'une façon permanente par le milieu, on peut, en cherchant bien, déjà retrouver, chez eux, des caractéristiques de leur véritable déterminisme sexuel.

Nous avons passé plusieurs années de notre jeunesse de collège auprès d'un excellent camarade, à l'intelligence des plus primesautière, externe comme nous et moyennement travailleur, occupant un excellent rang dans les classes, bien qu'il n'eût jamais l'air de s'appliquer. Un jour, sa famille l'enleva précipitamment, et pendant quelques semaines on dit que, pour des raisons de santé, il avait été placé à la campagne. Plusieurs années après, dans le monde, nous pûmes le retrouver sous le nom de Mlle de X... Très certainement, en analysant rétrospectivement toutes les phases de la vie scolaire de notre camarade de quatrième, ses tendances affectives, souvent mêlées d'une pointe de moquerie, son mode de travail, ses jeux où l'adresse l'emportait toujours sur la force, on pouvait déjà démêler une nature bien féminine. Malgré certaines dispositions anatomiques qui avaient entraîné une erreur d'état civil, la féminité était bien complète, car notre ancien camarade, celui qui nous assistait dans la confection des thèmes et des versions grecques, où il excellait, devint une très jolie femme et une charmante mère de famille, dévouée à ses enfants, mais aimant à nous rappeler, avec quelques pointes de spirituelle ironie, le temps où, sur les bancs universitaires, nous partagions innocemment et nos aspirations d'enfant et nos devoirs d'écolier.

Lorsque la caractéristique sexuelle s'affirme, soit par la migration testiculaire, soit par l'entrée en scène de la fonction ovarique, les idées du pseudo-hybride se modifient ; il comprend qu'il n'est pas comme les autres, il lui manque quelque chose, il n'est pas à sa place. Parfois aussi, quand aucune affirmation physiologique ne se produit d'une façon nette, rien ne se modifie dans la psychicité, l'indécision persiste ; la vie morale n'évolue plus alors que dans le sens où la pousse le milieu dans lequel le hasard l'a fait ranger à sa naissance[1].

C'est, le plus souvent, à l'occasion de projets de mariage que les difficultés d'un état civil irrégulier se manifestent, ou bien à l'occasion du service militaire. Evidemment, il devient nécessaire de prendre une situation régulière dans l'organisme social. Lacassagne propose d'introduire, dans la rédaction de l'article 57 du Code civil, une modification en vertu de laquelle, en cas de doute sur la sexualité de l'enfant nouveau-né, il pourrait être sursis sur cette

---

1. Sur le mariage des mal conformés génitaux, voir G. Morache, *Le Mariage, loc. cit.*, p. 96.

détermination. Entre l'âge de quatorze et celui de vingt ans, le sujet serait soumis, sur sa demande, et en vertu d'une décision du tribunal de première instance, à un examen médical qui statuerait définitivement sur son sexe et le fera inscrire comme homme, femme ou *neutre*. Aussi longtemps que l'arrêt définitif du tribunal n'aurait pas été rendu, il serait inscrit sur le registre des naissances avec la mention *S. D.* sexe douteux[1]. Nous ne saurions regarder la proposition du distingué professeur de Lyon comme acceptable, non plus que la création d'un troisième sexe comme heureuse. Tout d'abord ce terme est attribué dans le langage presque scientifique aux aberrés passionnels, aux individus atteints de la maladie de l'irrégularité psychique, actuellement désignée *homosexualité*, ce qui n'est pas le cas des malheureux atteints de malformations génitales. En outre, il ne paraît pas exister de véritables hermaphrodites, dans la famille humaine du moins; les admettre dans la loi civile serait à la fois une erreur biologique autant qu'une mesure éminemment fâcheuse à tous égards.

1. Lacassagne, *loc. cit.*, p. 91.

CHAPITRE IV

La Filiation. — Naissance n'est pas création. — L'unité nouvelle se rattache au passé. — Filiation et atavisme. — Filiation légitime. — Filiation naturelle.

Filiation des enfants légitimes. — L'enfant a, en principe, pour père, le mari. — Le désaveu possible dans certaines conditions. — La cohabitation, son importance capitale. — Elle suppose les rapports physiques. — Les impossibilités de cohabitation. — L'absence. — L'impuissance accidentelle. — L'impuissance naturelle ne peut être admise comme base du désaveu. — Le cas de la femme adultère se partageant entre le mari et l'amant. — Le mari reste fatalement le responsable. — La dissimulation de la grossesse ou de la naissance. — Le cas de dissolution du mariage. — La femme divorcée et enceinte. — Importance de la date de la conception.

La Filiation des enfants naturels. — La loi canonique interdit la « fornication » entre personnes non mariées. — Comme conséquence, l'enfant naturel ne doit pas exister. — Les dispositions modernes. — Opinion du Premier Consul sur les bâtards. — La valeur intellectuelle et la valeur physique des enfants naturels. — Au premier point de vue, ils sont, au moins, les égaux des enfants légitimes. — Les enfants de l'amour. — Documentation fournie par l'observation et la statistique.

La Recherche de la paternité. — Les principes anciens de notre législation. — Le *Creditur virgini dicenti.* — La charge de la paternité imposée avec rigueur, même au risque de se tromper, pour en décharger les paroisses. — L'exception *plurium.* — Arrêt de 1661 attribuant une même paternité à un groupe de pères possibles.

La Révolution. — Loi du 12 brumaire an II. — Peu à peu les juristes font revenir à l'interprétation byzantine. Annulent l'action des écoles philosophiques qui avaient inspiré les premiers législateurs de la Révolution. — Le Code civil de 1803 interdit la recherche. — Article 340. — La jurisprudence moderne esquisse un retour aux idées de justice. — La séduction est en elle-même un dommage fait à la jeune fille. — *A fortiori*, s'il y a grossesse. — Les législations étrangères. — Pays de libre recherche. — Le Code civil allemand. — Les Codes Autrichien, Suisse. Anglo-Saxon. — Pays de prohibition.

La reconnaissance des enfants naturels. L'industrie à la reconnaissance. — L'adoption. — La tutelle officieuse.

Projets récents de lois abrogeant l'article 340. — Nécessité urgente de discuter ces questions à nouveau.

L'homme naît, mais sa naissance n'est pas une création ; rien en lui n'est nouveau, les éléments qui constituent son être existaient déjà dans la nature ; leur réunion, leur groupement sont un phénomène temporaire qui a eu son commencement : la conception, qui aura sa fin ; la mortification partielle des tissus se poursuit d'une façon permanente, puis, un jour, survient la désagrégation définitive et relativement simultanée de tous les éléments visibles ; c'est la mort de l'individualité biologique.

Cette unité qui apparaît, un matin, dans le milieu social, se rattache au passé ; elle ne s'est constituée que par le concours de deux unités préexistantes qui ont fourni, dans leur conjonction, les premiers éléments de l'être nouveau ; par un merveilleux consensus, elles lui ont imprimé leur indélébile cachet. Toute son existence physique et morale, pour se servir des termes consacrés, sera dirigée par l'hérédité, fatale ou féconde suivant le cas ; y participeront non seulement cet être nouveau mais encore ses descendants, les générations futures auxquelles il apportera son concours, en tant que géniteur ; l'individu actuel est le chaînon qui unit le passé à l'avenir et fait ainsi, de l'ensemble des êtres, une suite ininterrompue, dont les commencements, comme la fin, nous sont également inconnus.

Dans notre organisation sociale, on donne le nom de *filiation* au lien qui unit l'enfant à ses parents directs, comme on désigne sous le nom d'*atavisme* les relations de parenté, de filiation qui rattachent l'individu aux générations plus éloignées.

La filiation se nomme paternité ou maternité suivant qu'on l'envisage dans la personne du père, ou dans celle de la mère.

Dans les milieux socialement organisés comme le nôtre, absolument basés sur le mariage, c'est-à-dire sur l'union légalement proclamée entre tel homme et telle femme, on distingue deux formes de filiation : la filiation *légitime* et la filiation *naturelle;* la première est applicable aux enfants nés de père et mère unis par le mariage; la filiation est naturelle dans le cas de ce que l'on nomme l'union libre, que du reste celle-ci soit limitée comme durée, depuis la simple conjonction fortuite, jusqu'à celle qui peut subsister toute une existence.

Il existe enfin une autre forme de filiation créée par une fiction légale : l'adoption qui assimile, à peu de chose près, l'adopté à l'enfant légitime, biologiquement issu de l'adoptant. Cette forme de filiation est dite filiation adoptive.

On donne le titre d'enfants. légitimes à ceux qui sont issus de parents unis par le mariage, d'enfants naturels aux produits des unions libres, d'adultérins, aux enfants issus de personnes mariées légitimement à d'autres individualités sociales que les géniteurs de la naissance, d'enfants incestueux, à ceux qui proviennent de personnalités reliées entre elles par des liens de parenté telle que le mariage leur est interdit, sauf dispenses dans quelques cas. Mais ici on doit distinguer, suivant que l'on se place au point de vue du droit civil ou bien à celui du droit canonique, infiniment plus rigoureux que le premier, comme restrictions au mariage entre parents[1].

Nous croyons devoir rappeler ici l'état de la législation française relativement à la filiation, et cela en raison de

---

1. Voy. G. Morache, *Le Mariage*, p. 60.

l'importance capitale de ces faits, pour la constitution de la famille et celle de la société.

Code civil. TITRE VII. CH. I. — *De la filiation des enfants légitimes ou nés dans le mariage.*

ARTICLE 312. — L'enfant conçu pendant le mariage a pour père le mari. Néanmoins celui-ci pourra désavouer l'enfant s'il prouve que, pendant le temps qui a couru depuis le trois centième jusqu'au cent quatre-vingtième jour avant la naissance de cet enfant, il était, soit pour cause d'éloignement, soit par l'effet de quelque accident, dans l'impossibilité physique de cohabiter avec sa femme.

ART. 313. — Le mari ne pourra, en alléguant son impuissance naturelle, désavouer l'enfant ; il ne pourra le désavouer, même pour cause d'adultère, à moins que la naissance ne lui ait été cachée, auquel cas il sera admis à proposer tous les faits propres à justifier qu'il n'en est pas le père. En cas de jugement ou même de demande soit de divorce, soit de séparation de corps, le mari peut désavouer l'enfant né trois cents jours après la décision qui a autorisé la femme à avoir un domicile séparé et moins de cent quatre-vingts jours depuis le rejet définitif de la demande, ou depuis la réconciliation. L'action en désaveu n'est pas admise s'il y a eu réunion de fait entre les époux. (*Le dernier paragraphe a été introduit par les lois du* 6 *décembre* 1850 *et* 18 *avril* 1886.) L'action en désaveu n'est pas admise s'il y a eu réunion de fait entre les époux.

ART. 314. — L'enfant né avant le cent quatre-vingtième jour du mariage ne pourra être désavoué par le mari dans les cas suivants : 1° s'il a eu connaissance de la grossesse avant le mariage ; 2° s'il a assisté à l'acte de naissance et si cet acte est signé de lui, ou contient la déclaration qu'il ne sait pas signer ; si cet enfant n'est pas déclaré viable.

ART. 315. — La légitimité de l'enfant né trois cents jours après la dissolution du mariage pourra être contestée.

ART. 316. — Dans les divers cas où le mari est autorisé à réclamer, il devra le faire dans le mois, s'il se trouve sur les lieux de la naissance de l'enfant. Dans les deux mois après son retour si, à la même époque, il était absent. Dans les deux mois après la découverte de la fraude, si on lui avait caché la naissance de l'enfant.

Art. 317. — Si le mari est mort avant d'avoir fait sa réclamation, mais étant encore dans le délai utile pour la faire, les héritiers auront deux mois pour contester la légitimité de l'enfant, à compter de l'époque où cet enfant serait mis en possession des biens du mari ou de l'époque où les héritiers seraient troublés, par l'enfant, en cette possession.

Art. 318. — Tout acte extra-judiciaire, contenant le désaveu de la part du mari ou de ses héritiers, sera comme non avenu, s'il n'est suivi, dans le délai d'un mois, d'une action en justice dirigée contre un tuteur *ad hoc*, donné à l'enfant et en présence de sa mère.

Chap. II. — *Des preuves de la filiation des enfants légitimes.*

Art. 319. — La filiation des enfants légitimes se prouve par les actes de naissance inscrits sur le registre de l'état civil.

Art. 320. — A défaut de ce titre, la possession constante de l'état d'enfant légitime suffit.

Art. 321. — La possession d'état s'établit par une réunion suffisante de faits qui indique le rapport de filiation et de parenté entre un individu et la famille à laquelle il prétend appartenir. Les principaux de ces faits sont que l'individu a toujours porté le nom du père auquel il prétend appartenir. Que le père l'a traité comme son enfant et a pourvu, en cette qualité à son éducation, à son entretien et à son établissement. Qu'il a été reconnu constamment pour tel dans la société. Qu'il a été reconnu pour tel dans la famille.

Art. 322. — Nul ne peut réclamer un état contraire à celui que lui donne son titre de naissance et la possession conforme à ce titre. Et, réciproquement nul ne peut contester l'état de celui qui a une possession conforme à son titre de naissance.

Art. 323. — A défaut de titre ou de possession constante, ou si l'enfant a été inscrit sous de faux noms, soit comme né de père et mère inconnus, la preuve de filiation peut se faire par témoins. Néanmoins, cette preuve ne peut être admise que lorsqu'il y a un commencement de preuves par écrit, ou lorsque les présomptions ou indices, résultant de faits dès lors constants sont assez graves pour déterminer l'admission.

Art. 324. — Le commencement de preuve par écrit résulte des titres de famille, des registres et papiers domestiques du père ou de la mère, des actes publics ou même privés émanés d'une personne engagée dans la contestation ou qui y aurait intérêt, si elle était vivante.

Art. 325. — La preuve contraire pourra se faire par tous les moyens propres à établir que le réclamant n'est pas l'enfant de la mère qu'il prétend avoir ou même, la maternité prouvée, qu'il n'est pas l'enfant du mari de la mère.

Art. 326. — Les tribunaux civils seront seuls compétents pour statuer sur les réclamations d'état.

Art. 327. — L'action criminelle contre un délit de suppression d'état ne pourra commencer qu'après le jugement définitif sur la question d'état.

Art. 328. — L'action en réclamation d'état est imprescriptible à l'égard de l'enfant.

Art. 329. — L'action ne peut être intentée par les héritiers de l'enfant, qui n'a pas réclamé, qu'autant qu'il est décédé mineur ou dans les cinq années après sa majorité.

Art. 330. — Les héritiers peuvent suivre cette action lorsqu'elle a été commencée par l'enfant, à moins qu'il ne s'en fût désisté formellement, ou qu'il n'eût laissé passer trois années sans poursuite, à compter du dernier acte de la procédure.

(*Les chapitres I et II du Titre VII ont été promulgués le* 12 *germinal an XI*, 2 *avril* 1803.)

Ces articles empruntent plusieurs de leurs principes fondamentaux aux sciences biologiques; il importe de les commenter quelque peu. Etant donné que, en imitation des législations anciennes et en particulier des principes du droit romain, l'institution du mariage est reconnue base même de l'organisation de la famille et par extension de la société, il devenait logique, indispensable même, de lui accorder de considérables privilèges, aussi sont seuls regardés comme légitimes, supérieurs à tous autres, les enfants nés des rapports entre époux, rapports que suppose exister l'énoncé même du mariage. L'ancien axiome juridique : *Pater is est quem nuptiæ demonstrant* a persisté, dans notre jurisprudence, sous les termes de l'article 312 du Code civil : *L'enfant conçu pendant le mariage a pour père le mari.*

La loi donne à la femme mariée une grande preuve de confiance, il la suppose, en principe, toujours fidèle à son époux. A quel moment du mariage que se produise la naissance, et même après la mort de l'époux, l'enfant est fatalement et *a priori* le fils du mari ; mais il faut bien remarquer que la loi précise nettement, elle ne dit pas l'enfant *né* pendant le mariage, mais l'enfant *conçu*. D'autre part, elle a envisagé la durée probable de la grossesse chez la femme, et elle a admis que, à moins de cent quatre-vingts ou à plus de trois cents jours de durée, la naissance d'un enfant, suffisamment développé pour continuer la vie, pour être légalement viable, n'est pas admissible. Nous nous sommes suffisamment expliqués à ce point de vue (voy. p. 81) pour qu'il soit superflu d'y revenir encore [1].

La gestation la plus courte pouvant être de cent quatre-vingts jours, l'enfant qui naît moins de cent quatre-vingts jours, comptés à partir de celui du mariage, peut ne pas être enfant du mari. Mais encore faut-il que le mari introduise une action en désaveu, s'il ne se trouve pas du reste dans les conditions prévues par l'article 314, s'il a eu connaissance de la grossesse avant le mariage, car alors, s'il a passé outre, on doit admettre qu'il est l'auteur de la grossesse, ou bien que, par un généreux pardon, il s'est décidé à tout effacer [2]. S'il a participé, par sa présence, à la déclaration de naissance, *a fortiori* s'il a, comme père légal, signé l'acte d'état civil, il serait ensuite mal venu de venir contester le fait. Si enfin l'enfant ne naît pas viable, il est nul au point de vue du droit, il est assimilé au mort-né, et, par une fiction toute de convention, n'a jamais existé. Cette manière de voir est peut-être sévère, mais le législateur en a agi ainsi pour éviter un scandale inutile. Il resterait évidemment au mari la ressource d'in-

1. Voy. également G. Morache, *Grossesse et Accouchement*, p. 151.
2. Voy. G. Morache, *Le Mariage*, p. 192.

troduire une instance en divorce, en considérant cette naissance intempestive comme une injure grave.

D'une façon générale, la loi, en son article 312, admet cependant que la femme a pu faillir; le mari peut désavouer l'enfant qu'elle met au monde, s'il peut prouver que pendant cet espace de cent vingt et un jours qui constituent la période de la conception dite légale, cent vingt et un et non cent vingt, parce que la conception a été possible le trois centième jour avant la naissance, le cent quatre-vingtième et tous les jours intermédiaires, à moins qu'il ne fût, « soit pour cause d'éloignement, soit par l'effet de quelque accident, dans l'impossibilité physique de cohabiter avec sa femme[1] ».

Le fait de la cohabitation, de l'habitation commune, est regardé, par le législateur, comme corrélatif de rapports physiques entre les époux; il était impossible, dans un texte de loi, de pénétrer plus avant dans l'intimité de la vie conjugale et de rechercher la preuve même des relations génitales. Ce terme de *habitation* a été déjà employé dans le Code civil, au chapitre qui traite des droits et devoirs des époux; l'article 214 précise : *la femme est obligée d'habiter avec le mari;* la loi n'en dit pas davantage, mais la législation s'est prononcée lorsqu'elle a établi que : le refus persistant de toutes relations conjugales, regardées comme conséquence de l'habitat commun, constitue le fait d'injure grave de l'un des époux envers son conjoint. La loi canonique est plus précise et plus sévère encore : le *debitum conjugale* est une obligation dont rien ne peut dispenser, sauf les cas où il est suspendu temporairement par ces mêmes règles religieuses. Il en a été ainsi dans toutes les législations antérieures à la nôtre et, en particulier, dans les lois sémitiques et dans celles de l'Islam[2].

1. G. Baudry-Lacantinerie, *Précis de droit civil.*, 8e édit., Paris, 1902, p. 413.

2. G. Morache, *Le Mariage, loc. cit.*, p. 38 et 166.

La loi admet l'absence comme une des raisons entraînant l'impossibilité de cohabiter, mais il est nécessaire que cette absence, cet éloignement soit tel que la distance qui sépare les époux ne puisse être et, de fait, n'ait été franchie, question d'appréciation, soumise au tribunal par conséquent. Il paraît admis, dans la jurisprudence, que l'incarcération simultanée des deux époux, sans qu'il y ait pu y avoir rencontre, doit être regardée comme un fait assimilable à l'absence (Cour de Lyon, 5 juin 1891) ; mais nous ne pensons pas qu'il en puisse être ainsi si l'un des deux époux, seul, était incarcéré et si son conjoint a été admis à lui faire des visites ; il peut être supposable, et des faits l'ont prouvé, que ces visites parfois donnent lieu à des effusions, dont il serait difficile de préciser la nature ainsi que la limite.

Il en serait de même dans le cas où l'un des époux se trouverait en traitement dans un asile d'aliénés, car l'on sait cliniquement quelle est souvent, chez ces malades, l'impétuosité des sollicitations génésiques.

La loi admet comme motif de désaveu l'*accident*, dont la résultante serait l'impossibilité physique de tout rapport conjugal ; elle dit cohabitation, mais on comprend ce qu'elle sous-entend par ce terme. Les juristes ne sont pas tous du même avis sur l'interprétation de cette clause ; pour les uns, il convient de s'en tenir au terme strict, en n'admettant, comme motif valable, que les cas où une circonstance, inopinée autant que soudaine, une blessure, une opération portant sur le territoire génital, place le patient dans des conditions telles que les rapports sont absolument impossibles. Pour eux, à l'encontre de l'opinion de quelques autres, l'accident ne saurait être caractérisé par une maladie plus ou moins longue, plaçant celui ou celle qui en est atteint dans des conditions à peu près évidentes d'impossibilité d'accomplir ou de se prêter à l'acte initial de la fécondation. Nous adoptons entièrement cette dernière interprétation, car nombreux sont les cas où l'on s'exposerait à être démenti par les faits, chez les tuberculeux en particulier. Nous pensons que chaque cas particulier doit être tranché, comme espèce, par le tribunal, qui devra s'entourer des garanties fournies par une très étroite expertise médicale. Les médecins, commis pour étudier la situation, ne sauraient apporter trop de prudence et de réserve, dans leur examen, car dans ces circonstances les erreurs sont faciles à commettre. Nous nous souvenons du cas d'un brillant officier, grièvement blessé, en 1871, condamné à l'immobilité absolue dans le décubitus dorsal, et qui, plusieurs fois par semaine, recevait certaines visites aussi amoureuses que complètes dans leurs manifestations.

Les deux cas d'impossibilité de cohabitation, éloignement et maladie, peuvent se combiner et se compléter mutuellement; ainsi en serait-il d'un mari, absent deux mois, mais qui rentrerait au domicile de sa femme, atteint d'une maladie durant encore plus de deux mois, pendant lesquels toutes relations conjugales seraient impossibles, et scientifiquement reconnues telles.

De la rédaction même de l'article 312, il semble résulter que, du moment où le mari fait la preuve de l'impossibilité dans laquelle il se trouvait de cohabiter, et ce dans les limites des trois cents à cent quatre-vingts jours, le désaveu est de droit, il doit être accordé; le tribunal n'intervient que pour affirmer les conditions de date de naissance, par rapport à celles du mariage, et pour trancher la question d'impossibilité de relations. De nombreux arrêts de Cours en ont jugé ainsi, il paraît inutile de les citer textuellement. Mais il demeure absolument entendu que le mari, seul, a le droit de désavouer; s'il garde le silence, l'enfant entre par le fait en possession de son état de filiation légitime.

L'article 313 établit que le mari ne peut baser une action en désaveu sur son impuissance naturelle. Que doit-on entendre par *naturelle* : c'est, évidemment, celle qui

résulte d'une circonstance ancienne, passée à l'état définitif, faisant partie, pour ainsi dire, de la constitution
même du sujet, existant déjà, comme disposition anatomique, au moment de la naissance, tout au moins de la
puberté. Un individu, atteint d'une tare pareille, devait
connaître sa situation alors qu'il s'est marié; il a, par le
fait, trompé sa femme lorsqu'il l'a épousée; l'opinion
publique dira qu'il a presque couru au-devant de l'événement qui lui arrive, et, à moins de circonstances bien particulières, ne saurait se targuer de la circonstance pour
vouloir rejeter l'enfant que sa femme a conçu. D'un autre
côté, le législateur a pu penser que la preuve de l'impuissance est souvent fort difficile à faire, qu'elle peut soulever des débats dits scandaleux. De ceux-là, il en est trop
souvent devant la justice, en matière de procès en divorce
notamment. Néanmoins, il semble que le législateur de
1803 a peut-être été bien sévère; il pourrait se trouver
des cas où tel individu serait naturellement impuissant et
cependant aurait été de bonne foi, en se mariant. Il a
commis une injure grave envers la femme qu'il a épousée,
c'est certain; elle a qualité pour demander l'annulation
d'une pareille union, et la jurisprudence moderne ne la
lui refusera pas[1], tout au moins dissoudra-t-elle le mariage
vicié dans son essence; on comprendrait qu'elle accordât
à la femme une réparation pécuniaire, la seule possible
en cette circonstance, mais de là à couvrir une faute et à
imposer une paternité de rencontre, fut-ce à un indigne,
et il peut ne pas l'être, il y a bien loin. La maladie, l'im-
potence, de quelque nature qu'elle puisse être, n'est pas
fatalement une tare morale, presqu'un crime, si du reste
la bonne foi ne fait aucun doute. Toute la question est là.

Certains juristes auraient admis que l'adultère de
l'épouse pût autoriser son mari à désavouer l'enfant,
conçu pendant la période de temps où elle s'est donnée à

____

1. G. Morache, *Le Mariage*, p. 96.

un autre que lui. Les faits, autant que la science biologique, sont d'accord pour faire repousser une telle
mesure. Il est notoire, et combien de fois en a-t-on pu avoir
la preuve dans la vie courante, que, bien souvent, la
femme, pour éloigner les soupçons de son mari, redouble
avec lui de prévenances et d'apparente tendresse. Rares
sont les femmes oublieuses de leur foi, qui, par affection
pour l'amant, par dignité, par un concours de sentiments
nobles en soi, se refusent au partage. Ce sont là situations
souvent étudiées dans le roman et au théâtre moderne.
Pour mériter la sympathie, elles n'en sont pas moins une
bien rare exception ; il faudrait n'avoir pas vécu pour en
douter un seul instant. Donc la femme, qui trompe son
mari, peut cependant devenir enceinte de son fait, quelque
puissent être les arguments de passion qu'on ferait valoir
pour soutenir le contraire. La fécondation est généralement indépendante des sens, ainsi que de la volonté.

Dans l'incertitude du responsable de la paternité, le
mari et l'amant, parfois les amants, le législateur a cru
bien faire en attribuant cette dernière à l'époux ; en droit
c'est évidemment très pratique, mais au fond, fort peu
moral. Voilà un honnête homme qui a confiance en celle
qu'il a épousée, il a rempli tous ses devoirs envers elle,
il l'a peut-être élevée à une situation matérielle et sociale,
qu'elle n'aurait pu rêver. Pour l'en remercier, elle va se
jeter dans les bras d'un autre, le plus souvent un indigne,
car prendre la femme d'autrui est toujours une action
malhonnête, assimilable à un larcin, même lorsque n'existent pas les circonstances aggravantes de mensonges, de
tromperies et d'escroquerie morale. La femme consent,
c'est vrai, mais quel est le responsable ? La femme qui
cède est infiniment moins coupable que celui qui a tout
mis en œuvre pour l'amener à défaillance. En tout cas,
presque toujours l'amant est-il, à bien des points de vue,
inférieur au mari, les femmes elles-mêmes en convien-
nent généralement !

Cependant la femme, s'abaissant au-dessous de la courtisane, se fait plus attrayante et plus aimable, le mari continue à lui témoigner son affection, il la croit sienne. Elle devient enceinte, du fait de l'amant ou de celui du mari, qui le saura jamais ; elle introduit dans la famille le produit de ses amours irrégulières ; elle vole pour lui l'affection de l'époux ; elle vole ses autres enfants, en associant l'étranger au milieu familial et un jour à leur héritage. Et tout est bien ainsi, la loi couvre et protège le coupable, elle semble favoriser l'adultère. Pouvait-il en être autrement, dira-t-on? c'est possible.

Bien plus encore ; plaçons-nous dans le cas de la femme qui, se donnant à l'amant, rompt sous un prétexte plus au moins plausible, toutes relations physiques avec le mari.

L'époux inquiet, surveille, finit par savoir la vérité mais, entre temps, son épouse est devenue mère, elle accouche. L'enfant a droit à sa filiation, et ce père légal, qui cependant possède la conviction absolue de n'être pour rien dans cette naissance d'enfant, qui, au besoin, a introduit une poursuite pour adultère, et, corrélativement une instance en divorce, n'a pas la faculté de désavouer l'enfant de l'amant de sa femme ! d'une part, la conception se rapporte à une époque où la femme résidait de droit dans le domicile conjugal et, lui-même, d'autre part, n'était ni en situation d'absence, ni en état formel et accidentel d'invalidité !

On pourrait supposer que, dans certains cas spéciaux même des cas douteux, la paternité fût déclarée indécise, l'enfant étant regardé comme né de père inconnu ; il sera peut-être lésé, lui qui est innocent, mais les enfants légitimes, nés auparavant, ne le sont-ils donc pas et plus encore ?

En toutes ces matières, il semble y avoir des situations à étudier de nouveau, des réformes à introduire ; elles seront l'œuvre des générations de l'avenir, qui les envisageront à un point de vue plus large, plus épris de la vérité biologique, et plus éloigné de cet étroit doctrinalisme byzantin que, depuis des siècles, nous subissons aveuglément[1].

La loi, en son article 313, admet que, en cas d'adultère, le fait de cacher la naissance d'un enfant au mari est une présomption suffisante que cet enfant n'est pas né de ses œuvres, pour l'autoriser à faire la preuve de cette non-paternité. On a dit que la femme dressait ainsi un acte d'accusation contre elle-même, que si elle avait pu penser que son mari fût le père, si même elle conservait quelque espoir de le lui persuader un jour, elle n'agirait pas ainsi. C'est possible, mais que de cas particuliers encore ! La loi dit expressément la *naissance*, et non la *grossesse ;* or les deux faits ne sont pas simultanés ; on peut avoir caché la grossesse et ne pas cacher la naissance, l'inverse est plus difficilement admissible. Beaucoup de juristes admettent que, en pareille matière, tout est de droit étroit ; telle est l'opinion de Baudry-Lacantinerie. Peut-être, dit-il, la Cour de Paris se serait-elle guidée trop exclusivement sur le sentiment, lorsqu'elle a jugé le désaveu admissible dans un cas où la femme, après avoir caché la grossesse pendant sept mois, l'avait un jour avouée par bravade, dans une discussion. La Cour de cassation en a cependant jugé de la sorte et, notamment, en ses arrêts du 25 juin 1892 et du 18 décembre 1894. Biologiquement, il est prudent de se méfier des déclarations de femmes agissant sous l'empire de la colère ou d'autres phénomènes passionnels ; les troubles fonctionnels de la grossesse et de l'accouchement sont dus à des auto-intoxications qui, en ces périodes, menacent la femme et atténuent singulièrement la responsabilité de ses paroles ainsi que de ses actes.

Le fait du recel de l'accouchement et corrélativement, de la naissance clandestine est absolument laissé au tri-

1. Voy. G. Morache, *Le Mariage*, p. 153 et suiv.

bunal. A lui, de décider de l'espèce. Une circonstance capitale, en pareil cas, serait l'inscription de l'enfant sous de faux noms ou avec l'indication de père et mère inconnus.

En cas de dissolution du mariage, deux cas se peuvent présenter ; il y a divorce, et le mari est vivant. La règle des trois cent quatre-vingts jours s'applique, en vertu de l'article 313, au cas dans lequel la femme est autorisée à avoir un domicile séparé ; elle admet fictivement que, même se trouvant en état d'instance et jusqu'à la veille du jour où la femme possède le droit de quitter le toit conjugal, l'eût-elle déjà abandonné, cependant encore des rapports conjugaux ont pu exister entre les époux. C'est sans doute excessif mais possible ; en cas de la femme défenderesse on peut, théoriquement, admettre que l'époux ait cédé aux tentations intéressées dont il a été l'objet ; par analogie, si c'est celui qui est défendeur, il a pu, fût-ce avec brutalité, accomplir sur sa femme un acte de possession, duquel il croyait obtenir la renonciation à l'instance. Il en est de même dans le cas de réconciliation plus ou moins factice ; aussi au paragraphe suivant, la loi parle-t-elle seulement de *réunion*, sans en spécifier les conséquences. Nous connaissons plusieurs cas où la femme a été ainsi victime d'un véritable viol, moins matériel peut-être que moral sous les influences combinées de l'isolement, d'un reste d'affection, d'accoutumance des sens plus ou moins excités et de cet abandon d'elles-mêmes, auquel les meilleures sont parfois exposées.

Le divorce a été déclaré, il est devenu définitif, la femme est enceinte, elle accouche. Le mari pourra contester la légitimité de l'enfant qui viendrait à naître plus de trois cents jours après que le mariage a été dissous, ce qui ne correspond pas au temps précis auquel le jugement, prononçant la rupture du mariage, a été rendu, mais bien à celui où ledit jugement a été transcrit sur les registres de l'état civil du lieu où le mariage a été célébré (*C. civ.*, *Art.* 251)

or cette transcription peut n'être faite que deux mois
après que le jugement est devenu définitif, c'est-à-dire
lorsque les délais d'appel sont expirés ; ces délais sont de
deux mois (*Code Pr. civ. Art.* 433). Si la femme a été autorisée à avoir un domicile séparé, les trois cents jours comp-
tent à partir de la date de ce jugement. L'ancien mari doit
faire sa réclamation dans l'espace de un mois au maximum après la naissance de l'enfant (*C. civ., Art.* 316), s'il se
trouve sur les lieux, de deux mois après son retour s'il
était absent ou de deux mois encore, après la découverte
de la fraude, si on lui avait caché la naissance. Ces
délais, accordés pour introduire l'action en désaveu, s'ap-
pliquent également au cas où la naissance a eu lieu dans
les cas spécifiés en l'article 312 ou dans celui de l'article 314
(*C. civ.. Art.* 316).

La dissolution du mariage a eu lieu par suite du décès
du mari, dans ce cas la faculté de poursuivre une action
en désaveu est acquise aux héritiers du défunt, mais sous
la condition que le délai de deux mois qui était laissés à
ce principal intéressé ne soit pas expiré. Ces héritiers ont
alors un délai de deux mois, à partir de l'époque où l'enfant a été mis en possession des biens du mari de sa mère,
ou de l'époque où ces dits héritiers seraient troublés par
l'enfant en cette possession (*C. civ.. Art.* 318).

Les articles 319 à 330, formant le chapitre ɪɪ du Titre VII
du Code civil, ont le plus grand intérêt juridique et, par
conséquent, social, mais les questions biologiques qui
peuvent être invoquées à propos de leur application appartiennent essentiellement à l'étude de la grossesse et à celle
de l'accouchement ; nous les avons traitées dans un précédent ouvrage auquel nous prenons la liberté de renvoyer
le lecteur, dans le double but de ne pas nous répéter et
de ne pas charger plus qu'il ne convient le présent ouvrage [1].

1. G. Morache, *Grossesse et Accouchement, loc. cit.*, p. 176 et suiv.

La filiation des enfants naturels. — Nous avons défini enfants *naturels* ceux qui résultent de l'union de deux personnes non liées par le mariage, qu'elles soient, l'une ou l'autre, ou toutes les deux unies à d'autres individualités. La loi veut bien admettre leur existence, mais en les plaçant sur un rang très inférieur à celui des enfants légitimes. L'opinion d'un trop grand nombre de personnes est plus sévère encore ; pour ces dernières, les *bâtards* constituent une catégorie spéciale, marquée d'un cachet d'infamie. Le préjugé tend quelque peu à diminuer, mais on le retrouve encore tout entier dans certains milieux, théoriquement les plus élevés, où il est demeuré vivant comme une manifestation des principes canoniques. Les lois religieuses regardent comme fornication, c'est-à-dire faute des plus graves au point de vue religieux, toute relation entre personnes non unies par le mariage. Or, sans vouloir entamer ici une discussion théologique, il semble que les Pères et les organisateurs de l'Église ont poussé à l'excès la portée première de ce principe du décalogue « Tu ne commettras pas d'adultère » ! Considérer comme criminel l'usage normal et consenti d'une fonction biologique est peut-être excessif. Un pas de plus et on en arriverait à faire de la castration une vertu ! Quelques-uns l'ont franchi [1].

A une époque, où cependant les idées religieuses n'avaient pas la dominante, le premier consul, lors de la discussion du Code civil, devant le Conseil d'État du 26 brumaire an X, répondait à Cambacérès ces paroles, dans lesquelles on retrouve comme un écho du droit byzantin : « La société n'a pas d'intérêt à ce que les bâtards soient reconnus. »

Avant de considérer si pareille opinion doit encore être conservée, disons d'abord quel est, au commencement du XX⁰ siècle, l'état de notre législation sur ce point :

---

1. Voy. G. Morache, *Le Mariage*, p. 247 et suiv.

Code civil. TITRE VII. CHAP. III. — *Des enfants naturels.*

ART. 331. — Les enfants nés hors mariage, autres que ceux nés d'un commerce incestueux ou adultérin, pourront être légitimés par le mariage subséquent de leurs père et mère, lorsque ceux-ci les auront légalement reconnus avant leur mariage ou qu'ils les reconnaîtront dans l'acte même de la célébration. Il sera fait mention de la légitimation en marge de l'acte de naissance de l'enfant légitimé.

ART. 332. — La légitimation peut avoir lieu, même en faveur des enfants décédés qui ont laissé des descendants et, dans ce cas, elle profite à ces descendants.

ART. 333. — Les enfants légitimés par le mariage subséquent auront les mêmes droits que s'ils étaient nés de ce mariage.

ART. 334. — La reconnaissance d'un enfant naturel sera faite par un acte authentique lorsqu'elle ne l'aura pas été dans son acte de naissance.

ART. 335. — Cette reconnaissance ne pourra avoir lieu au profit des enfants nés d'un commerce incestueux ou adultérin.

ART. 336. — La reconnaissance du père, sans l'indication ou l'aveu de la mère, n'a d'effet qu'à l'égard du père.

ART. 337. — La reconnaissance faite, pendant le mariage, par l'un des époux, au profit d'un enfant naturel qu'il aurait eu, avant son mariage, d'un autre que de son époux, ne pourra nuire ni à celui-ci, ni aux enfants nés de ce mariage. Néanmoins elle produira son effet après la dissolution de ce mariage, s'il n'en reste pas d'enfants.

ART. 338. — L'enfant naturel reconnu ne pourra réclamer les droits d'enfant légitime. Les droits des enfants naturels seront réglés au titre des successions.

ART. 339. — Toute reconnaissance de la part du père ou de la mère, de même que toute réclamation de la part de l'enfant pourra être contestée par tous ceux qui y auront intérêt.

ART. 340. — La recherche de la paternité est interdite. Dans le cas d'enlèvement, lorsque l'époque de cet enlèvement se rapportera à celle de la conception, le ravisseur pourra, sur la demande des parties intéressées, être déclaré père de l'enfant.

ART. 341. — La recherche de la maternité est admise. L'enfant qui réclamera sa mère, sera tenu de prouver qu'il est identiquement le même que l'enfant dont elle est accouchée. Il ne sera reçu à faire cette preuve par témoins que lorsqu'il aura déjà un commencement de preuve par écrit.

ART. 342. — Un enfant ne sera jamais admis à la recherche, soit de la paternité soit de la maternité, dans le cas où, suivant l'article 335, la reconnaissance est interdite.

Tout d'abord, il convient de remarquer que, malgré la tare que l'opinion publique confère aux bâtards, elle s'inclinait autrefois lorsqu'il s'agissait de certaines personnalités appartenant à haute lignée, en particulier les enfants issus des amours irrégulières de rois ou de princes. Et du reste, il n'est besoin que de rappeler le grand rôle historique des Vendôme, des Dunois, du bâtard de Savoie, du connétable de Bourbon, de Maurice de Saxe, de don Juan d'Autriche et de tant d'autres bâtards, qui jusqu'à notre époque contemporaine, fils de princes ou fils illégitimes de personnalités des plus modestes, ont rendu à la société les plus brillants services, dans le domaine des sciences, des arts, de la littérature, dans toutes les manifestations élevées de l'esprit humain [1].

La situation faite, dans nos mœurs, aux enfants naturels, s'expliquerait si l'on pouvait relever chez eux un ensemble de tares morales, s'ils constituaient, pour la société, comme une phalange du mal, ennemie née de l'ordre établi et la menaçant d'une façon perpétuelle. Encore dans cette hypothèse, y aurait-il une suprême injustice à faire peser sur cette catégorie d'individualités le résultat de conditions qu'elles n'ont pas créées et dont elles sont les premières victimes.

La valeur sociale des individus varie avec plusieurs facteurs ; quelques-uns peuvent être appréciés. On ne saurait même discuter l'opinion, qui peut-être a cours dans certains milieux, que le fait seul d'avoir été conçu

---

1. Voy. Paul Lagrange et Jacques de Nouvion, *L'enfant dit naturel. Essai psycho-physiologique.* Ainsi que l'enquête : *Entre enfants légitimes et dits naturels.* In Revue du 1er juillet 1902, t. XLII, p. 1 et 18.

en dehors du mariage est, en lui-même, comme punition
de la faute, cause d'infériorité intellectuelle ou morale.
Alors que devrait-on attendre des enfants nés dans le
mariage, mais ensuite de relations adultérines ? La vin-
dicte céleste s'appesantirait-elle plus cruellement encore
sur ceux-ci ? et les enfants conçus antérieurement au
mariage de leurs parents, mais légitimés par le mariage
de ces derniers ? Or le nombre en est grand, surtout dans
les populations rurales de certaines régions.

Tout au contraire, disent plusieurs, l'enfant naturel devrait
apporter, en naissant, des dispositions intellectuelles et
matérielles supérieures à celles de l'enfant légitime. Ces
derniers proviennent trop souvent d'unions consenties pour
des motifs d'intérêts, issus de parents d'âge parfois très
différents, que n'attire pas l'un vers l'autre l'amour vrai
et sain, certainement facteur non négligeable pour la
qualité de la descendance. L'enfant naturel, au contraire,
résulte plus souvent de la conjonction de personnalités
jeunes, en pleine activité physiologique, que rapproche
l'attraction naturelle de la jeunesse et de la beauté.

Ces allégations renferment une part de vérité. De tous
temps l'opinion populaire a reconnu que les *enfants de
l'amour* sont supérieurs, au point de vue plastique, à
leurs analogues, les légitimes. Beauté et intellectualité sont
loin d'être synonymes, heureusement pour beaucoup
d'individus, mais enfin elles ne s'excluent pas.

Une enquête, poursuivie dans le milieu très spécial des
enfants assistés du département de la Seine, au nombre
de 50 000, et dans lesquels les enfants naturels entrent
pour les 4/5, soit 40 000 environ, a prouvé que la moralité moyenne y était excellente, que le nombre des indisci-
plinés demeurait infime. Les enfants dits *moralement
abandonnés*, délaissés par leurs familles, passés par le
vagabondage et la délinquance, si la délinquance vraie
pouvait moralement exister dans l'enfance chez ces malheureux, livrés inertes aux pires sollicitations de leur

milieu d'origine, sont mélangés aux enfants assistés. On aurait pu craindre que leur influence ne fût fatale ; au contraire, on constate que les premiers se transforment peu à peu, se moralisent au contact des enfants élevés moralement. Les uns et les autres, placés avec intelligence dans des familles honnêtes, deviennent comme membres de ces familles et se régénèrent, s'ils en avaient besoin. Arrivés à l'âge adulte, ils continuent, pour la plupart, à se bien conduire, sont de bons soldats pendant leur service militaire et de bons citoyens pour le reste de leur existence.

Or, rappelons-le, les enfants naturels sont, parmi eux, dans la proportion de 4 sur 5.

Au point de vue de la criminalité, les anciens enfants naturels ne semblent pas donner, non plus, de plus mauvais résultats que les autres. M. Albanel, juge d'instruction près le tribunal de la Seine, dans une enquête sur 600 enfants, amenés à son cabinet en fin d'instruction, a trouvé que la proportion des enfants légitimes formait plus des 5/6 du nombre total des délinquants ; or, à Paris, les naissances naturelles sont environ du tiers des naissances totales. L'avantage de moralité semblerait alors pencher en faveur des enfants non légitimes [1].

Il ne faudrait cependant pas tirer une conclusion trop hâtive de ces résultats ; tout d'abord, l'on sait que, pour qu'une statistique ait quelque valeur philosophique, il est indispensable qu'elle porte sur un très grand nombre de cas particuliers ; en l'espèce, pour la proportionnalité des enfants légitimes et des enfants naturels, il faut tenir compte d'une circonstance qui leur est éminemment défavorable ; celle de la mortalité infantile. Pendant la période 1861-1865, sur 100 naissances, les décès dans la première année s'élevaient à 16,8 p. 100 chez les enfants légitimes, à 32,2 pour les enfants naturels ; dans la période 1891-

1. J. Albanel, *Revue, loc. cit.*, p. 19.

1900 la même mortalité tombait à 15,5 et 26,3. La mortalité des enfants naturels, rien que pour cette première année de la vie, est à peu près du double de celle des légitimes ; la mortalité va, plus tard, en diminuant, surtout chez les enfants naturels [1].

Les statistiques officielles ne fournissent malheureusement pas la provenance, légitime on naturelle, des décès au-dessus d'un an ; il est permis de croire que, pendant plusieurs années, elle est supérieure chez les naturels, et cela en raison des conditions de milieu, trop souvent de misère, dans lesquels évolue leur malheureuse existence.

Il devient donc impossible, lorsqu'on parle d'enfance, dite délinquante, de faire une proportion exacte entre les individus nés hors mariage et les autres, puisque l'on ne peut dire exactement combien, des uns et des autres, arrivent à dix ans, à quinze et au delà ; on ne peut les suivre dans la vie si dure, si cruelle pour les déshérités de la naissance.

Lorsque l'on réfléchit, sans parti pris, à la situation sociale des enfants naturels, on ne tarde pas à comprendre que la réforme qu'il est juste et humain de poursuivre, a moins trait à la condition légale qui leur est dévolue, aux différences qui leur sont imposées pour l'héritage de leurs parents, alors même qu'ils sont reconnus par eux, qu'au préjugé qui les poursuit. Celui-là, ce n'est pas une modification des lois qui le peut amender, mais une transformation radicale dans les préjugés, les mœurs, les habitudes. Celles-ci changées, les lois les suivront, car, ainsi que bien souvent nous le faisons ressortir, celles-là seules sont lois durables qui codifient les usages, lesquels sont eux-mêmes imposés par les milieux dans lesquels évoluent les sociétés.

C'est donc à nous-mêmes, individus, qu'il convient de

---

1. *Statistique annuelle et mouvement de la population.* Imprimerie nationale, t. XXIX et XXX, 1901, p. CXXXVII.

travailler à la réalisation d'un progrès que commande le
véritable esprit de justice et de solidarité sociale ; seul, cet
esprit doit, en toutes choses, animer les hommes du
xxᵉ siècle afin d'en arriver à gagner, pendant son cours,
quelques étapes dans la route si longue qui nous sépare
de l'idéal.

Parmi les nombreuses modifications que réclament, et
d'une façon particulièrement urgente, nos vieilles lois
civiles, si rigoureuses et si sévères pour les faibles, il en
est une absolument à l'ordre du jour, et comme une
enseigne pour quelques écoles sociales :

La recherche de la paternité.

Avant d'apprécier quelle est la portée et quels sont les
résultats des principes admis par notre code civil moderne,
en son article 340, « la recherche de la paternité est
interdite », il peut être bon d'envisager ce que les législations antérieures qui se sont succédé, dans nos milieux,
décidaient à cet égard[1].

On regarde quelquefois l'édit de Henri II, de février 1556,
comme le plus ancien document traitant de la question,
mais, ainsi que nous avons cherché à le faire ressortir
ailleurs[2], cet édit avait un but essentiellement religieux,
celui de prévenir les naissances clandestines, d'assurer
aux enfants naturels le baptême et l'inhumation en terre
sainte. Accessoirement, les attentats contre la vie étaient
bien visés, mais, au début, le principal objectif poursuivi
fut bien celui que nous venons d'indiquer.

La femme, en faisant sa déclaration de grossesse, devait
nommer le père de l'enfant, mais cette disposition ne fut
introduite que postérieurement, elle n'est pas même
mentionnée dans l'édit de 1556. D'autre part, les commen-

1. Voy. Louis Rivière, *De la recherche de la paternité naturelle.*
Thèse pour le doctorat en droit. Bordeaux, 1901.

2. G. Morache, *Grossesse et Accouchement, loc. cit.*, p. 17.

tateurs de cet édit et de son subséquent, celui de Louis XIV
en 1670, religieux comme Dinouart[1], ou juristes, comme de
Ferrière[2], font remarquer que rien n'autorise la justice
à poursuivre la femme, qui a déclaré sa grossesse, lorsqu'elle n'en a pas fait connaître l'auteur. Le but des édits
est atteint, le baptême est assuré.

Mais la jurisprudence modifia peu à peu cet état de
choses, elle est caractérisée par une formule restée dans
les aphorismes judiciaires. Le président Faber[3] l'exprime
en disant : « *Creditur virgini dicenti* se, ab aliquo,
« cognitam et ex eo pregnantem esse. Meretrici non item :
« Quanquam si constet habitasse mereticem cum eo, a
« quo se dicit cognitam, locus esse potest condemnationi
« fiduciariæ, et, ut aiunt, provisionali, pendente lite. »

Peu à peu, la jurisprudence courante admit que lorsqu'une femme ou une jeune fille venait déclarer telle personne père de l'enfant qu'elle portait, si, du reste, il existait une présomption plausible de l'exactitude du fait,
l'auteur présumé de la grossesse devait être condamné
provisoirement à payer une provision à la mère, à titre de
frais de gésine et d'aliments. On faisait cependant une
exception de faveur pour la servante et pour la concubine ;
le seul fait de l'habitat commun, suivi de la déclaration de
grossesse, suffisaient pour qu'il y eût présomption suffisante de la responsabilité du maître ; sans autre démonstration, on attribuait la provision alimentaire.

Une telle rigueur peut paraître excessive ; on l'explique
en partie, en remarquant que l'entretien des enfants
naturels ressortissait aux paröisses, que par suite les
magistratures locales avaient une forte propension à s'en
décharger sur une personnalité quelconque, responsable
du dommage ; on se contentait d'une apparence de raisons,

1. Abbé Dinouart, *Traité d'embryologie sacrée.* Paris, 1715.
2. Claude-Joseph de Ferrière, *Dictionnaire de Droit et de Pratique,*
1749.
3. Faber, *Codex fabianus*, 1765.

et l'on en arriva ainsi à condamner, même des ecclésiastiques, à payer des provisions de gésine. Ce fait est très significatif, pour se passer sous l'ancien régime.

C'était bien une provision, car si, dans une nouvelle action de fond, la preuve de la paternité ne ressortait pas claire et évidente, la femme *pouvait* être astreinte à la restitution des sommes primitivement allouées.

En instance de fond ; la preuve de la paternité ne se pouvait déduire que de circonstances plus graves ; au xviie siècle, on revenait même peu à peu de la facilité première. Fournel, qui écrivait à la fin du xviiie, déclare que, depuis longtemps déjà, la simple désignation de paternité faite par la servante ou par la concubine n'est pas suffisante pour établir la présomption. Elle ne saurait avoir de valeur que s'il est prouvé que nul autre homme que le maître n'entre jamais dans la maison[1].

On admettait, comme preuve de la paternité, les preuves par correspondances, les déclarations écrites, ou autres documents, les témoignages démontrant entre les intéressés une intimité habituelle et prolongée. Les preuves dites naturelles : une ressemblance frappante et surtout la présence, chez l'enfant, de certaines dispositions anatomiques, existant également chez le père présumé, avaient toujours grande importance. L'hérédité biologique entrait ici en jeu ; il est certain que, s'ajoutant au fait de la cohabitation, elle pouvait avoir sa valeur.

La femme enceinte peut introduire l'instance, en son nom personnel et en celui de son enfant ; les autorités paroissiales, qui demeurent chargées des enfants sans paternité, le peuvent aussi ; pour les deux, il paraissait juste et logique de prouver que nul autre homme que l'incriminé n'avait *pu* avoir de relations avec la femme : c'est ce que l'on nommait l'exception *plurium*, il importait

----

1. Fournel, *Traité de la séduction considérée dans l'ordre judiciaire*, Paris, 1781.

de prouver que, dans le cas particulier, elle n'existait
pas.

Des divergences appréciables ont régné sur ce point ;
l'on se trouve en présence d'arrêts contradictoires rendus
par les cours et les parlements, mais la tendance générale
paraît avoir été très favorable à la femme. Elle se résume
dans cette opinion formulée par le juriste Poulain-Duparc :
il faudra, pour déclarer un homme père d'un enfant, des
preuves beaucoup plus fortes s'il s'établit que la femme a
eu des relations avec d'autres que lui, que s'il n'apporte
aucune preuve [1].

Le principe étant poussé à l'extrême, on arrive au
célèbre arrêt de 1661, par lequel plusieurs hommes furent
solidairement condamnés à payer les frais de gésine et à
pourvoir aux aliments d'un enfant, avec la mère duquel
tous ils avaient eu des relations simultanées. C'est presque
pousser la justice jusqu'à l'injuste et commettre, au point
de vue biologique, une erreur capitale, car plusieurs ne
semblent pas pouvoir être l'auteur d'une conception
unique ; s'il s'agissait d'une grossesse gémellaire, encore
la circonstance serait-elle vraisemblable. On comprend
mieux ces jugements, qui nous paraissent bizarres, si l'on
considère quel était leur but réel : « Puisqu'il faut, pour
l'intérêt public et celui de l'enfant, assigner un père à
celui-ci, qui prenne soin de son éducation, on ne peut le
prendre que parmi ceux qui ont fréquenté la mère. L'objet
des magistrats n'est pas de rencontrer nécessairement
l'auteur de la paternité naturelle, il suffit qu'il y ait, dans
les présomptions, de quoi asseoir une paternité vraisemblable. Celui sur qui elle tombe ne doit imputer qu'à sa
propre imprudence et à son inconduite de s'être exposé à
ce soupçon... il peut arriver qu'entre deux individus pré-
venus de paternité, les magistrats choisissent l'un, exclu-

1. Poullain-Duparc, *Principes du droit français suivant les maximes
de Bretagne*, Rennes, 1767-1771.

sivement à l'autre, soit à raison des preuves plus fortes de cohabitation, soit à raison de ses facultés [1]. »

Voilà des principes qui ne seraient probablement pas acceptés à l'heure présente ; ils ont vécu, cependant, dans notre passé juridique ; il est bon de le rappeler, ne fût-ce que pour établir, une fois de plus, que, dans ce passé, si décrié parfois, l'intérêt social et celui du faible étaient cependant protégés, que tout n'y était pas injustice et brutalité. De fait, dans le grand mouvement philosophique qui se manifesta au xviiie siècle et qui aboutit à la Révolution, si dans les cahiers, soumis aux États généraux du 5 mai 1789, bien des abus furent signalés, nulle part il ne fut question de ceux qu'aurait pu entraîner la recherche de la paternité. La grande masse des citoyens en avait compris la portée sociale et, avec des formes sans doute modifiables, la grande humanité.

La Révolution était triomphante ; la Convention nationale rendit le 4 juin 1793 un décret en vertu duquel la question de paternité était incidemment posée ; « les enfants nés hors mariage succéderont à leurs père et mère dans la forme qui sera déterminée. » Une loi du 12 brumaire an II, fut, à cet effet, rendue un an après, plaçait les enfants naturels sur le même pied que les enfants légitimes ; de grandes difficultés d'application intervinrent lorsqu'il s'agit de régler la question de la recherche, l'action en preuve de filiation.

Peu à peu, les principes mêmes de la loi de brumaire furent méconnus ; de transitions en transitions, de votes du corps législatif en interprétations et en arrêts de la Cour de cassation, on revint sur les principes libéraux, établis par les esprits philosophiques qui peuplaient l'Assemblée nationale ; des jurisconsultes éminents, mais enlisés dans les idées du droit byzantin, si profondément imprégné de droit canonique, transformèrent si bien la

---

1. Fournel, *loc. cit.*, p. 121 et 89.

jurisprudence que l'on en arriva tout naturellement à l'article 340 du Code civil : « la recherche de la paternité est interdite. »

Ce n'est pas que, dans l'assemblée du Conseil d'État chargé d'élaborer le projet du Code civil, et surtout au Tribunat qui avait qualité pour la voter, des voix ne s'élevèrent, en faveur des femmes et des enfants, victimes certaines de la rigueur du code proposé ; le tribun Duchesne se demande si elle ne conduira jamais la mère au désespoir, à l'abandon des enfants, si elle menacera pas leur vie, avant même qu'elle ne soit éclose. « On peut admettre, dit-il, que, sans rétablir le principe du *Creditur virgini dicenti*, inventé par des hommes justes, en faveur de l'innocence séduite, on pourrait admettre que l'auteur présumé de la naissance fût chargé de subvenir aux besoins de l'enfant. »

La crainte du scandale, résultant de la recherche en paternité, l'emporta, d'autres considérations non avouées peut-être aussi ; la loi nouvelle, sous forme d'articles du Code, trancha définitivement, en apparence, une question très délicate, il est vrai, mais que nous voyons aujourd'hui renaître avec une intensité qui commande l'attention et sollicite à de nouvelles études.

Quant aux enfants adultérins ou incestueux, « leur reconnaissance, dit le rapporteur, ne pourrait avoir lieu que par l'aveu d'un crime, elle ne doit pouvoir s'exercer qu'au profit d'enfants nés d'un commerce libre [1] ».

Nous ne saurions, dans un ouvrage de la nature de celui-ci, entrer dans les considérations juridiques que soulève l'application de l'article 340, interdisant absolument la recherche de la paternité naturelle, ou du moins ne l'autorisant que dans un seul cas : celui d'enlèvement, encore si l'époque de la conception, chez la jeune femme,

---

1. Bigot-Préameneu, rapporteur, *cité in* Locré, *La législation civile de la France*, Paris, 1827-1829.

correspond à celle de l'enlèvement, si, en fait, elle paraît bien être devenue enceinte des actes du ravisseur. La loi ne peut forcer au mariage : *mariage c'est consentement*, dit le Code, en son article 146, mais elle peut contraindre telle personne que ce soit, à prendre la charge sociale de l'enfant, venu au monde par son fait. La jurisprudence a, depuis longtemps, reconnu que, dans certains cas, la grossesse constitue, par le seul fait de son existence, un dommage matériel, donnant lieu à l'application des articles 1382 et 1383 du Code civil. La Cour de cassation, dans un arrêt motivé, en date du 26 juillet 1864, a statué affirmativement sur le principe suivant : « Un individu « peut être condamné, sans que le principe qui interdit « la recherche de la paternité soit blessé, à payer, comme « il s'y était engagé, des dommages et intérêts à une jeune « fille qu'il aurait séduite, pour que celle-ci puisse pour- « voir à la subsistance des enfants dont elle accouche. »

En l'espèce, il s'agissait d'un homme marié qui s'était engagé à pourvoir aux besoins matériels occasionnés par la nécessité d'entretenir son enfant, à une jeune fille qu'il avait séduite et rendue mère. Le défendeur avait promis, puis il était revenu sur sa promesse, alléguant que cette prétention serait un moyen de revenir sur la question de la paternité, en l'espèce adultérine. La Cour de cassation déclarait dans son arrêt :

Attendu que l'arrêt attaqué, loin d'autoriser la recherche de la paternité adultérine, a déclaré formellement, au contraire, que cette recherche serait positivement prohibée par la loi, qu'il n'a fondé la condamnation prononcée que sur le préjudice causé à la fille G... par le fait de L..., et sur l'engagement pris par lui de le réparer ; que, considérant cette cause comme fondée sur l'article 1382 du Code civil, il a déclaré qu'on ne devait pas la rechercher dans des suppositions qui la rendraient nulle, comme contraire aux lois et aux bonnes mœurs ; d'où il suit que le dit arrêt n'a violé ni les articles 334, 335, ni 340 du Code civil, rejette (26 juillet 1864).

Peu à peu, la jurisprudence, soutenue et poussée par l'opinion, détruit pièce à pièce la citadelle élevée par les législateurs du commencement du XIXe siècle. Jurisconsultes, sociologues, littérateurs se coalisent pour faire le procès de l'article 340; l'avenir semble favorable à l'admission de la recherche de la paternité, dans certaines conditions qu'il sera peut-être difficile, mais possible cependant, de préciser.

Nous ne saurions passer ici sous silence une série d'arguments que, moins qu'à quiconque, il ne nous est pas permis d'ommettre.

On a soutenu que l'interdiction de la recherche de la paternité rendrait les femmes plus « prudentes », partant plus « sages », et ce sont des juristes éminents qui, jadis au Conseil d'État, ont pu soutenir de pareilles utopies !

A les entendre, on se demande si, à leur époque, les rôles étaient renversés, si, à la fin du XVIIe siècle, c'étaient les jeunes filles qui faisaient à l'homme une chasse intéressée, qui cherchaient à le séduire, et à devenir enceintes, pour se créer des rentes peut-être ! Évidemment non ; dans toute la nature, et quel que soit le groupe animal, partout on trouve la même règle biologique, c'est le mâle qui recherche, c'est la femelle qui se refuse d'abord, pour augmenter le désir, puis qui cède. Et, si l'on veut bien y réfléchir, on arrive à constater que les choses sont bien ainsi, que si autres elles eussent été, la continuité des espèces en eût été singulièrement compromise.

D'un autre côté, dans nos milieux modernes, tout semble concourir pour favoriser l'homme dans sa poursuite de la femme ; celle-ci et les enfants qu'elle met au monde sont les seules victimes des passions masculines, si même, comme il arrive trop souvent, ces enfants on les a laissé naître, ou vivre lorsqu'ils sont nés.

Nous avons ailleurs retracé, d'une façon sommaire peut-être, quelles sont, d'ordinaire, les conditions qui accompagnent la chute de la jeune fille, de l'ouvrière des villes surtout ; comment, sollicitée par les mille et un facteurs qui l'enlacent dans un filet aux mailles de plus en plus étroites, celles de la misère matérielle et morale surtout, elle en arrive à céder ; comment, prise un jour des douleurs de la parturition, elle est forcée d'accoucher clandestinement ; comment enfin, dans ces conditions, la mort de l'enfant peut venir sans qu'elle en soit directement l'auteur et surtout la responsable[1].

Le véritable responsable, c'est le séducteur que la loi protège et presque encourage ; aussi les esprits les plus éminents regardent-ils l'interdiction de la recherche de la paternité comme l'une des causes les plus actives de la séduction, des avortements, des grossesses socialement irrégulières, des infanticides et de tous les attentats contre l'enfant, soit avant, soit après sa naissance. Pour ne citer qu'au hasard de la plume et parmi les décédés : Demolombe, Laurent, Valette, A. Dumas fils, Jules Simon, etc.[2].

L'article 340 est toujours debout dans son intransigeance, mais, de toutes parts, on commence à trouver que, vraiment, il y a, dans cet ordre d'idées, quelque chose à changer. Déjà, il y a quarante ans, nous le disions plus haut, promettre à une fille de l'épouser pour la faire succomber, puis, elle enceinte, l'assurer qu'on ne l'abandonnera pas ni elle ni l'enfant qui va naître, était tenu pour un engagement que la loi peut obliger à remplir. Un pas de plus a été fait : s'il y a eu manœuvres dolosives, intimidation, menaces, faute en un mot de la part du séducteur ; celui-ci, même sans que la grossesse survienne, a causé un dommage qu'il peut être tenu de réparer. Les relations existantes ont pu être connues, de ce fait la femme avoir compromis ou même perdu la situation qui la fait vivre, elle est en butte au mépris des « honnêtes

1. G. Morache, *Grossesse et Accouchement, loc. cit.*, p. 195 et suiv.
2. J. Benzacar, professeur à la Faculté de droit de Bordeaux. *La dépopulation de la France et la recherche de la paternité in Revue philomatique*, de Bordeaux, 1er juin 1900.

gens », comme dit M. Joseph Prudhomme ; le séducteur doit, en vraie justice, être contraint de lui venir en aide, *a fortiori* à son enfant s'il en est un. La loi punit celui qui dérobe un objet matériel ; elle ne doit plus innocenter celui qui fait bien pire encore, qui vole l'honneur d'une fille, jusque-là pure, et qui aurait dû pouvoir compter sur sa vertu pour ne pas devenir une victime sociale. A. Dumas fils, avec une apparente trivialité, appelle la virginité « le capital » d'une jeune fille. Ce terme ne doit plus rester dans le seul domaine du roman ou du théâtre, il doit entrer dans la réalité.

Pour fixer le débat, il peut être bon d'envisager ce que, en pareilles matières, disent les législations des peuples civilisés. On les peut, à ce point de vue, diviser en pays de libre recherche, et pays de prohibition. Entre les premiers il n'est que juste de signaler l'Angleterre qui, jusqu'en 1835 tenait, et de beaucoup, la tête. Il suffisait qu'une femme déclarât, sous la foi du serment, qu'un tel homme était l'auteur de la grossesse qu'elle évolue ou de l'enfant qu'elle a mis au monde, pour que ledit personnage fût déclaré père de l'enfant ; actuellement, le simple serment de l'intéressée ne suffit plus, il faut qu'elle le soutienne d'un commencement de preuves par écrit. Il est vrai que le juge ne condamne le plus souvent ledit séducteur qu'à une indemnité, assez peu élevée, la plupart du temps une pension annuelle de 13 livres (325 francs) jusqu'à seize ans, pour l'enfant. A ce prix, le plus souvent, on préfère transiger pour s'épargner le scandale d'un procès. Mais il faut bien remarquer que ce taux de 13 livres, le juge ne l'emploie d'habitude que pour les professionnelles du chantage à la séduction ; le nombre en est considérable dans les pays anglo-saxons. Si, par contre, il estime que le dommage est réel, qu'il a devant son tribunal une vraie jeune fille, abusée par un homme peu scrupuleux, il n'est limité en rien et peut le condamner à des dommages-intérêts considérables. Il est de ce fait plusieurs exemples récents.

En matière d'amendes et de dommages-intérêts, la juridiction britannique a pour principe de frapper très lour-
dement les grosses fortunes et les hautes situations sociales,
alors surtout qu'il s'agit de moralité extérieure.

Il est à remarquer que si la loi anglaise admet très facilement l'attribution de paternité au point de vue de l'assistance matérielle à la mère et à l'enfant, elle n'admet
aucun lien de filiation entre le père et l'enfant naturel ;
celui-ci reste le *filius nullius ;* il en est de même à l'égard
de la mère, l'enfant n'entre pas dans sa parenté.

Dans l'empire allemand, on le sait, un nouveau Code
civil a été substitué aux Codes spéciaux, sous lesquels
vivaient les différents états ; l'un deux, en particulier, le
Code civil rhénan, était, en fait, le Code Napoléon mais non
modifié, comme en France, par les lois de la Restauration.
Le Code d'Empire est en vigueur depuis le 1ᵉʳ janvier 1900.
Il s'exprime, ainsi qu'il suit, relativement à la recherche
de la paternité :

Code civil allemand. — ARTICLE 1717. — On doit considérer
comme père d'un enfant naturel, dans le sens des articles 1708
et 1716, celui qui a cohabité avec la mère, pendant la période
de conception, à moins qu'un autre homme n'ait pendant la
même periode, aussi cohabité avec elle. On ne doit pas prendre
cette cohabitation en considération si, d'après les circonstances,
il est impossible manifestement que la mère ait conçu l'enfant
par suite de cette cohabitation.

Il faut considérer, comme période légale de la conception, le
temps qui s'est écoulé du cent quatre-vingtième jour au trois
cent deuxieme avant la naissance de l'enfant, en y comprenant
ces deux jours.

La loi allemande suppose que le fait de la cohabitation est
suffisant pour établir la présomption de paternité, mais elle
admet aussi l'exception *plurium* dans le cas où un autre
que le père présumé aurait cohabité avec la mére. Elle fixe
également la durée de la grossesse légale, avec deux jour-
nées de plus, quant au maximum admis par la loi française.

Les obligations d'une paternité naturelle sont précisées par la loi. Le père déclaré doit à l'enfant, jusqu'à sa seizième année, un entretien conforme à la position de la mère. Cet entretien comprend « toutes les nécessités de la vie, ainsi que les frais d'éducation et d'instruction professionnelle » (*Art.* 1708). Lorsque l'enfant, en raison d'une infirmité corporelle ou mentale, est hors d'état de pourvoir à sa subsistance, l'obligation alimentaire peut se continuer au delà de la seizième année (*Art.* 1708, *alinéa II*). Le père doit à l'enfant naturel les aliments, avant la mère et les parents maternels ; sa mort n'éteint pas la créance, elle passe à sa succession, laquelle peut désintéresser l'enfant, tout d'un coup, en lui abandonnant une somme égale à la réserve d'un enfant légitime (*Art.* 1712).

En Autriche, les principes admis pour l'attribution de la paternité sont, à peu de choses près, les mêmes qu'en Allemagne. La cohabitation entre une femme et un homme pendant la période de la conception, laquelle s'étend du 210e au 300e jour avant la naissance, suffit pour « pouvoir » faire attribuer à ce dernier la situation de père de l'enfant de ladite femme ; il est bon de remarquer que cette attribution n'est pas de droit, le juge en décide suivant le cas spécial :

Code civil autrichien. — ARTICLE 163. — S'il est prouvé ou si quelqu'un a avoué, même en dehors de la justice, qu'il a cohabité avec la mère d'un enfant, dans un temps depuis lequel il ne s'est pas écoulé moins de sept mois, ni plus de dix mois avant l'accouchement, celui-là peut être déclaré père de l'enfant.

Le Code autrichien fixe l'estimation de la créance alimentaire non pas, comme le Code allemand, d'après la situation sociale de la mère, mais d'après celle du père. Un enfant naturel, dit l'article 166 du Code, a le droit d'exiger de ses parents un entretien, une éducation et un établissement conformes à leur fortune.

La plupart des états anglo-saxons d'Amérique admettent la recherche de la paternité, mais avec quelques variations, suivant leur législation particulière.

Il en est à peu près de même dans les différents cantons de la Suisse. Dans le canton de Zurich, l'enfant naturel est mis à la charge de la mère jusqu'à l'âge de douze ans ; pendant ce temps l'attribution de paternité peut être poursuivie, mais la loi subordonne son acceptation à plusieurs conditions ; elle n'est pas admise si le père réclamé a moins de seize ans, s'il est marié et que la femme avec laquelle il a eu des relations connaissait le fait, si la mère avait une inconduite notoire, qu'elle eut déjà donné le jour à d'autres enfants naturels, si elle paraît en un mot indigne de recourir à la justice. A partir de douze ans, l'enfant naturel tombe absolument à la charge du père, mais sans avoir droit à sa succession.

Dans les cantons du Valais et de Vaud, l'attribution de paternité est admise, mais subordonnée à la preuve de la cohabitation entre la mère de l'enfant et le père réclamé, et ce du 300ᶜ au 180ᵉ jour avant la naissance ; à plus forte raison s'il y a eu enlèvement ou viol, si l'homme a lui-même fait l'aveu, même extra-judiciaire, de sa cohabitation.

L'exception plurium peut être admise, alors qu'elle est démontrée par les faits. La paternité une fois déclarée par les tribunaux, l'enfant naturel est à la charge du père à partir de l'âge de deux ans ; celui-ci est tenu de lui assurer un entretien et un établissement conformes à ses facultés. Sa part héréditaire est au minimum du tiers de celle qu'il aurait eue s'il avait été enfant légitime, elle peut, dans certains cas, atteindre la totalité de la fortune paternelle.

Le seul canton de Neufchâtel prohibe absolument la recherche de la paternité ; comme en France, celle-ci ne peut être établie, à la naissance, que par la reconnaissance du père ou postérieurement par acte authentique.

Les pays dans lesquels la recherche de la paternité est prohibée ont suivi, souvent d'une façon absolue, les prin-

cipes du Code français parfois avec quelques restrictions ;
dans le Code néerlandais, par exemple, lorsque la cohabitation a été imposée par une personne ayant autorité
sur la jeune fille, un maître sur sa servante, un fonctionnaire sur son administrée, etc. La paternité peut être
attribuée, de droit, à son auteur vraisemblable.

Nous ne pouvons entrer plus loin dans ces considérations sociologiques, et devons renvoyer aux auteurs qui
se sont, plus spécialement, occupés de législation comparée.

Il est intéressant de remarquer que les lois nouvelles de
l'Empire allemand sont celles qui semblent le plus, mettre
en harmonie les principes de justice avec les exigences
pratiques de la vie sociale moderne. Il n'est rien de sur-
prenant en cela, les nouveaux Codes sont le résumé de
bien des législations antérieures, étudiées par d'éminents
juristes, des sociologues scientifiques et des philosophes
de sens essentiellement pratique. Ces Codes, étant les
derniers venus, ne pouvaient que résumer l'expérience
des générations anciennes, en l'adaptant aux tendances
d'une race dont la population grandit numériquement
chaque jour ; elle possède, de plus, une grande vertu
sociale qui devient une force : la foi la plus profonde en
son avenir et en celui des peuples germaniques.

Nous aussi, Gallo-Romains, nous pouvons en faire de
même si, une bonne fois, nous voulions rester toujours
fidèles aux principes qui ont fait notre grandeur ; ceux de
liberté vraie et de progrès social. Parfois, nous semblons
les oublier un peu.

Les articles 331 à 339 du Code civil déterminent les conditions dans lesquelles, en France, les enfants naturels
peuvent être reconnus ; à l'encontre de ce que nous avons
signalé dans plusieurs législations étrangères, en aucun
cas, sauf celui du rapt de la mère, ils ne sont admis, ni
eux ni leurs ayants droit, à rechercher leur filiation paternelle. Seule, la filiation maternelle peut être poursuivie ;

ce n'est pas ici le lieu de soulever les questions biologiques qu'entraîne cette recherche, en particulier la preuve qu'une grossesse a eu lieu, chez telle personne, à telle époque, qu'elle a donné naissance à un enfant et que le demandeur est bien cet enfant; que des preuves par écrit existent, attestant le fait, et que, par conséquent, en vertu des principes édictés par l'article 341 du Code civil, la preuve testimoniale peut être autorisée, à la condition qu'elle n'établirait pas l'origine incestueuse ou adultérine de la naissance.

Au point de vue des droits successionnels, que peut avoir l'enfant naturel reconnu, la loi du 25 mars 1896 a heureusement modifié, d'une façon sensible, l'état de choses primitivement fixé par les articles 756 à 766 du Code civil. Nous ne pouvons, ici, pratiquement étudier ces questions, intéressantes sans doute, mais un peu en dehors du cadre que nous nous sommes tracé.

La possibilité de reconnaître des enfants naturels n'est pas limitée, même par l'invraisemblance. Il est résulté de ce fait la création d'une industrie bien moderne, celle des reconnaissances d'enfants irréguliers par telle personne que ce soit, qui peut, successivement, en reconnaître un assez grand nombre, en leur conférant ses noms et autres privilèges. D'autre part, comme les enfants reconnus doivent, par assimilation aux légitimes, des aliments à leurs parents, on arrive à tout combiner de manière à se créer, d'abord, une honnête aisance en se faisant largement payer la reconnaissance ; on se ménage en outre, pour la vieillesse, une sécurité que certains ne dédaignent pas. Cette industrie est fort prospère ; chaque jour, dans les annonces des feuilles publiques, on peut voir offrir, un titre et un nom plus ou moins bien sonnant ; on épouse au besoin.

La position d'un enfant, né hors mariage, peut donc, d'après notre législation, se modifier : 1° par la légitimation, en suite du mariage de ses père et mère ; 2° par la reconnaissance, à la condition qu'il ne soit ni adultérin ni incestueux. Ces derniers ont cependant droit à des aliments (*Art.* 762), ce qui, dans le fond, est une reconnaissance atténuée.

Enfin ces enfants, comme tous autres, peuvent bénéficier de l'adoption, qui fait virtuellement entrer l'adopté dans la famille de l'adoptant, tout en lui conservant ses droits dans la famille naturelle. L'adoption et ses effets sont réglés par les articles 343 et suivants du Code civil.

Code civil. TITRE VIII. CHAP. Iᵉʳ. — *De l'adoption.*

ART. 343. — L'adoption n'est permise qu'aux personnes de l'un ou de l'autre sexe, âgés de plus de cinquante ans, qui n'auront, à l'époque de l'adoption, ni enfants ni descendants légitimes et qui auront au moins quinze ans de plus que les individus qu'elles se proposent d'adopter.

ART. 345. — La faculté d'adopter ne pourra être exercée qu'envers l'individu à qui l'on aura, dans sa minorité et pendant six ans au moins, fourni des secours et donné des soins non interrompus, ou envers celui qui aurait sauvé la vie à l'adoptant soit dans un combat, soit en le retirant des flammes ou des flots. Il suffira dans ce deuxième cas, que l'adoptant soit majeur, plus âgé que l'adopté, sans enfant ni descendant légitime, et, s'il est marié, que son conjoint consente à l'adoption.

ART. 346. — L'adoption ne pourra, en aucun cas, avoir lieu avant la majorité de l'adopté. Si l'adopté, ayant encore ses père et mère, ou l'un des deux, n'a point accompli sa vingt-cinquième année, il sera tenu de rapporter le consentement donné à l'adoption par ses père et mère ou par le survivant et, s'il est majeur de vingt-cinq ans, de réclamer leur conseil.

ART. 347. — L'adoption conférera le nom de l'adoptant à l'adopté, en l'ajoutant au nom propre de ce dernier.

ART. 348. — L'adopté restera dans sa famille naturelle, et y conservera tous ses droits ; néanmoins le mariage est prohibé entre l'adoptant, l'adopté et ses descendants, entre les enfants adoptifs d'un même individu, entre l'adopté et les enfants qui pourraient survenir à l'adoptant. Entre l'adopté et le conjoint de l'adoptant et, réciproquement, entre l'adoptant et le conjoint de l'adopté.

On sait enfin que la loi civile autorise, dans des conditions fixées par les articles 361 et suivants, toute personne, âgée de plus de cinquante ans, sans enfants ni descendant légitime, à s'attacher par un titre légal, celui de *tuteur officieux*, un mineur quelconque, si les parents ou le seul parent de ce dernier y consentent. C'est, en somme, une adoption réservée et qui peut très facilement devenir définitive.

Les critiques justifiées contre l'absolutisme de l'article 340 n'ont pas manqué d'amener des tentatives contre son maintien, des propositions pour sa modification. Dès 1878, une proposition de loi fut présentée au Sénat par MM. Bérenger, de Belcastel, Foucher de Careil et Schelcher, maintenant l'interdiction de la recherche, sauf en cas de viol, d'enlèvement, de séduction, de possession d'état ; elle élargissait les exceptions portées au second alinéa de l'article 340. La caractéristique de la séduction et les questions relatives à la possession d'état donnèrent lieu à des discussions, en suite desquelles M. le sénateur Bérenger retira sa proposition. Elle fut reprise par M. de Gavardie, avec quelques amendements destinés à atténuer, dans la mesure du possible, le scandale résultant des débats en recherche de paternité. Le Sénat repoussa le projet.

Le 10 mai 1883, M. Rivet déposa à la Chambre des députés un projet d'abrogation de l'article 340 ; il ne fut pas discuté. M. Rivet renouvela son effort le 28 juillet 1895, et M. Odillon-Barrot fut nommé rapporteur ; celui-ci déposa son rapport le 28 novembre 1895, mais le projet n'a pas encore été discuté. La proposition de M. Rivet admet le principe de la recherche, mais elle établit que, pour prouver la paternité, il faudra des faits constants et des témoignages probants. Elle subordonne le droit à des dommages-intérêts en faveur de la mère au cas où le séducteur refuserait de l'épouser ; c'est là une idée nouvelle et intéressante ; le mariage n'est-il pas, en effet, la meilleure des réparations, tant pour la mère que pour l'enfant ? Le projet établit encore que les revendications de paternité, reconnues calomnieuses, seront punies comme diffamation ; de plus une femme âgée de plus de vingt-cinq ans ne pourrait poursuivre un mineur de dix-huit ans. Ce sont les précautions judicieuses contre le chantage et contre la captation de mineurs.

M. Groussier, d'autre part, a déposé à la Chambre un projet qui se sépare nettement des précédents, en attribuant aux enfants incestueux ou adultérins, les mêmes droits qu'aux enfants naturels; aux uns et aux autres il confère l'assimilation aux enfants légitimes dès qu'ils ont établi leur filiation paternelle, que, par conséquent, ils sont autorisés à rechercher. Les deux propositions de MM. Groussier et Rivet ont été renvoyées à une commission, qui, ne voulant les accepter intégralement, chargea le rapporteur, M. Goujon, de formuler, en son nom, un nouveau projet de loi, qui a été déposé le 17 juin 1897. Les principes sur lesquels il est fondé se rapprochent beaucoup de ceux déjà formulés dans la proposition de M. le sénateur Bérenger au Sénat, en 1878 ; il maintient le principe de l'interdiction de la recherche, mais en admettant des exceptions : dans les cas de rapt, d'enlèvement et de viol, dans le cas de séduction avec manœuvres dolosives, abus d'autorité, promesse de mariage ou fiançailles ; il l'autorise encore s'il existe un commencement de preuves par écrit, s'il résulte de lettres, ou autres écrits, dans lesquels le père recherché avoue sa paternité, s'il est démontré qu'il y a eu cohabitation à l'époque correspondant à la conception et si cedit père supposé a pourvu d'une façon régulière à l'entretien de l'enfant. La recherche est, d'autre part, interdite dans le cas de l'exception *plurium,* si le père prétendu se trouvait dans l'impossibilité physique d'avoir fécondé la mère, s'il était marié. L'action est introduite au nom de l'enfant, par la mère ou, à défaut, par un tuteur *ad hoc* nommé par le

tribunal, sur la requête du Procureur de la République.
Pour son propre compte, ladite mère ne peut que réclamer une indemnité basée sur l'article 1383 (dommage
causé à autrui). Enfin, si le procès a été intenté de mauvaise foi, le tribunal peut appliquer les pénalités prévues
par l'article 400 § 2 du *C. P.* (emprisonnement de un à
cinq ans, et amende de 50 à 3 000 francs), plus l'interdiction de séjour.

La proposition de M. Goujon n'a pas encore été discu-
tée ; cependant, elle est des plus complètes, à la fois marquée d'un caractère de haute humanité et de pratique
application. L'inertie des assemblées devant lesquelles ces
divers projets ont été présentés est comme un reflet, il
faut bien se l'avouer, de l'opinion publique moyenne,
laquelle paraît se désintéresser de la question, de la
recherche de la paternité ; seuls s'en préoccupent les
esprits ardents vers le progrès moral, sans lequel tous les
autres ne sont que chimères.

Pendant ces temps, les femmes commencent à faire
entendre leur voix, en matières qui les intéressent de si
près. A la suite des congrès dits « des œuvres et institutions féminines », tenus à Paris lors de l'Exposition de 1900,
il vient de se constituer un *Conseil national des femmes*,
destiné à établir un lien de solidarité entre les différentes
sociétés ou associations, qui étudient les intérêts moraux
et matériels des femmes, leurs devoirs, leurs droits dans
la famille et dans la société.

La première réunion de ce Conseil national a eu lieu le
18 mai 1902 ; pendant son cours, Mme d'Abbadie d'Arrast
a fait acclamer une motion, adressée à la Chambre des
députés, relativement à l'admission du principe de réparation du dommage causé à la jeune fille par le séducteur,
de sa réparation nécessaire, enfin de la recherche possible
de la paternité, dans certaines conditions, et dans le seul
intérêt de l'enfant. Ce projet reproduit, en partie, les dispositions signalées dans plusieurs des travaux parlemen-

taires que nous venons de signaler, notamment dans celui de M. Julien Goujon.

Nous sommes, nous Français, de toutes les grandes nations, qui ont le droit de compter sur l'avenir, à peu près les seuls à ne pas vouloir aborder ce problème social avec résolution; nous temporisons, nous craignons le scandale, nous ne voulons pas « porter atteinte aux lois du mariage », ni « favoriser la débauche et faciliter le chantage à la séduction ». C'est très bien, et de tels arguments auraient leur valeur si, toujours, ils étaient d'absolue bonne foi; on pourrait, quelquefois en douter. Nous gémissons officiellement sur la moindre natalité de notre population, nous en cherchons les causes un peu partout, surtout où elles ne sont véritablement pas ; pendant ce temps, nous fermons les yeux à ce qui se passe ; nous ne voulons pas constater combien on sauverait de ces vies humaines qui sont sacrifiées, à peine écloses, par suite de l'abandon des jeunes mères; la loi semble protéger le séducteur ; l'opinion publique lui est sympathique, l'admire au besoin, pour un peu l'applaudit[1].

Certes les lois qui permettraient de punir ce séducteur, de le forcer à réparer, dans la limite du possible, le dommage qu'il a causé, la recherche de la paternité naturelle, réglementée par de sages et pratiques dispositions, ne constitueraient pas un remède héroïque ayant puissance de guérir toutes les misères dont souffre, si elle n'en meurt, notre vieille société latine ; du moins, la source de bien des larmes serait-elle tarie ; des enfants naîtraient pouvant posséder un père ; peut-être un souffle de commisération et de moralité se ferait-il sentir, de par le monde; cet ensemble de manifestations de solidarité et de bonté pour les misérables, entraînerait certainement à quelques autres de ces modifications sociales qui s'imposent, si nous ne voulons périr.

1. Voy. G. Morache, *Grossesse et Accouchement*, loc. cit., p. 201.

CHAPITRE V

Les circonstances accessoires de la naissance. — *Le nom.* — Origines
très anciennes du nom. — A dû s'établir dès les premiers groupements humains. — Qualification toute personnelle. — Dérivé
du nom du père et marque de filiation. — Caractérise certaines
conditions personnelles. — Dans la civilisation romaine, le nom
de famille applicable à toute la gens. — Les noms personnels
dérivant de fonctions publiques. — Les noms germaniques latinisés. — Les noms de famille, pour la noblesse, à partir du
xi° siècle. — Les noms de baptême imposés par l'Église. — Période
révolutionnaire. — Loi du 2 germinal an XI. — Les noms de famille
dans la période moderne. — Le nom peut conférer des devoirs et
non des privilèges.

Le Baptême. — Importance de cette initiation d'après les croyances
chrétiennes. — L'obligation de baptiser l'enfant dès qu'il est né,
s'il est en danger de mort, même le fœtus, dès qu'il est animé. —
Doctrine actuelle de la Cour de Rome, dès qu'il est conçu. — La
laparotomie de la mère, pour baptiser l'enfant. — Interdiction
moderne aux ecclésiastiques d'intervenir autrement que par des
conseils. — Rôle du médecin. — Il peut être appelé à baptiser
l'enfant. — Questions morales que cet acte soulève. — La liberté
de tous doit être honorée et respectée. — Principes qui doivent
diriger la conduite du médecin.

La Circoncision. — Ancienneté de cette mutilation ethnique. —
Attribuée à Abraham, sur l'ordre de Jahvé. — Origine probablement plus ancienne. — La Circoncision pratiquée en Égypte. —
Moïse la veut imposer à son peuple. — La circoncision en Afrique,
en Amérique, en Océanie. — La circoncision acceptée par Mahomet qui l'impose aux croyants. — Les circoncis et les incirconcis.
— Pratique de la circoncision dans les milieux hébraïques modernes. — Le *mohel* et ses preuves de capacité. — Décret du
22 août 1862. — Instructions du Consistoire central israélite de
France. — La pratique de la succion interdite. — La circoncision
en Algérie française et en Tunisie. — La circoncision chez les
Musulmans modernes. — Valeur de la circoncision.

La caractéristique sociale de l'individu est essentiellement établie par la filiation ; aussi, dans le chapitre précédent, avons-nous donné une certaine extension à toutes les questions biologiques ou sociales que comporte cette recherche. Pour n'en rien laisser de côté, il peut être intéressant, maintenant, de nous arrêter quelques instants sur d'autres circonstances qui parfont la spécification de l'individu :

Le nom ou les noms, l'appellation. — Nous n'avons, en aucune façon, la prétention de traiter la question avec la documentation étendue et savante, que bien d'autres ont apportée dans leurs études ; il nous a semblé, cependant, que quelques considérations générales sur cette matière ne seraient peut-être pas déplacées ici et pourraient utilement compléter ce que nous avons envisagé jusqu'à présent.

Il est fort difficile d'établir, avec certitude, à quelle époque de l'évolution humaine les appellations nominales ont été employées ; mais il est logique de supposer qu'elles doivent remonter aux premières organisations de la famille, ou de l'union de quelques-unes d'entre elles sous forme de clan. L'homme isolé n'avait que faire d'un nom.

On admet, généralement, que le mot qui sert à exprimer la désignation individuelle *Nâman*, en sanscrit, dérive primitivement du terme zwend *gnâman*, de *gnâ*, désigner. De naman est venu le radical *nam* qui a donné en latin *nomen* et, dans les langues qui en sont filles, les expressions similaires de *nahme, name, nom*, etc. Quoi qu'il en soit, dans les débuts, le nom dut être absolument individuel, sans aucun caractère d'hérédité. Il se rapportait sans doute à quelque caractéristique de l'individu, qualité ou défaut, d'ordre physique ou moral.

Par conséquent, ce nom ne pouvait pas être transmissible ; mais, lorsque la famille fut définitivement fondée, il arriva que au nom individuel s'adjoignit, comme complément, la désignation de *fils d'un tel*. Cette appellation marque la filiation; de l'individu elle est souvent devenue collective ; les Sémites ont, les premiers, fait usage de ce procédé, et c'est ainsi que les Hébreux se sont appelés et se nomment encore les enfants d'Israël, ou de Jacob, qualification atavique et morale, autant que religieuse à la fois.

Cet usage s'est continué chez tous les peuples d'Orient, chez les Arabes notamment, où l'appellation individuelle est toujours suivie de l'indication « fils d'un tel », *ben* et au pluriel *beni* : Mohamed ben Kaddour, la tribu des Beni-Ounif pour désigner l'agglomération des descendants d'un ancêtre illustre. A la place du terme *beni*, on exprimera la même idée en employant le vocable *ouled;* les Ouled-Sidi-Cheikh sont les descendants du Seigneur le Vénéré.

Les Slaves ont adopté cette habitude ; le nom propre est suivi de celui du père avec la désinence *off* ou *eff* au masculin, *owna* ou *ewna,* au féminin. Nicolas Peteroff, Maria Alexandrewna. La même idée de filiation s'exprime en pur slave par la terminaison *ich*, Michel Georgewitch, par *sky* en polonais, *fy* en hongrois. Cette méthode de désignation par indication de la filiation, venue de l'Asie, a traversé les âges et se retrouve chez les Grecs modernes dans les noms terminés en *poulo :* Nicopoulo, le fils de Nicolas; elle est passée jusqu'en Normandie et de là en Angleterre, ou nombreux sont les noms propres terminés par la désinence *son*, en Allemagne avec le *sohn ;* elle est restée dans la Normandie française avec les anciens noms de cette province ; on y trouve des noms francisés comme Ouilliamson, primitivement fils de Guillaume. Mais dans le *son* anglo-normand, dans le *sohn* germanique, la désinence, primitivement caractéristique de l'individu et de sa filiation, est devenue héréditaire ; le nom est définitif.

L'attribution primitive de tel ou tel nom à une personnalité déterminée a procédé de bien des motifs, d'une circonstance matérielle ou morale. Chez les Sémites, elle peut être recherchée dans une idée religieuse ; telle personne de haute vertu ou en possession supposée d'une puissance surhumaine, pouvait recevoir le nom d'Elie, l'une des appellations de la divinité, celle de David, seigneur.

A la même époque, et encore de la nôtre, les noms de femme rappelaient, avec un véritable sentiment poétique, les qualités extérieures ou le caractère de la personne et ces appellations se sont conservées dans les langues sémitiques et dans leurs dérivées : *Sarah*, princesse, *Zahra*, fleur, *Thamar*, palmier, *Rachel*, rubis, *Deborah*, abeille, *Saïda*, heureuse.

Dans la civilisation grecque, les noms, non héréditaires, rappelaient souvent une caractéristique du personnage : Platon, l'illustre philosophe, devait son nom à ce qu'il était large d'épaule (πλατος, large). Chez les Romains, le citoyen pouvait porter plusieurs noms, celui que son père lui désignait au moment où, le relevant du sol sur lequel on l'avait déposé (d'où l'expression *tollere fœtum*), il le présentait devant l'autel de ses ancêtres, et par une sorte de consécration au culte domestique, l'admettait dans la filiation familiale. Le nom était laissé au choix du père, mais on y adjoignait celui de la famille qui lui revenait de droit, puisqu'il était admis à en faire partie.

C'est ce qui se passe dans nos mœurs modernes, le prénom est donné par les parents et le nom de famille dérive de la filiation. Le nom devenait ainsi héréditaire, mais dans les familles patriciennes seulement et cela depuis l'an 500 environ [1].

En outre, l'individu ajoutait plus tard à son nom un sobriquet dérivant d'une qualité physique, Rufus, roux,

1. H. de Gallier. La psychologie des noms propres, in *Revue*, ancienne *Revue des Revues*, 15 septembre 1901.

des services qu'il avait rendus, Africanus, Asiaticus.

Les femmes portaient le nom de famille, en le féminisant ; toutes les dames de la famille Cornélienne se nommaient Cornélia, mais pour se distinguer les unes des autres ajoutaient au nom propre une indication numérique : prima ou prisca, secunda, tertia ; cet usage s'est conservé en Extrême-Orient où les appellations numériques caractérisent souvent le nom porté par plusieurs frères ou sœurs : A-ssan, A-sse, A-pa, servira à distinguer le troisième, le quatrième et le huitième fils portant tous le nom de A.

Les Gaulois et les Francs ne sentirent pas les avantages des noms patronymiques, qu'avait adoptés l'aristocratie romaine ; à l'imitation des peuples plus anciens, dont ils provenaient, ils donnaient au guerrier une appellation rappelant ses hauts faits, ses titres de commandement ; c'est ainsi que le nom de *Brenn*, chef militaire et politique fut pris par les Romains pour un nom propre, désignant celui qui leur causait tant de soucis ; ils l'appelèrent du nom latinisé de Brennus, comme *Herr-man* (l'homme de tête, le chef par excellence) fût nommé Arminius.

L'usage de la désignation, par les qualités personnelles, prévalut dans la civilisation gallo-romaine et plus tard encore ; il semble que l'hérédité du nom de famille ne fut adoptée que vers le xie siècle et pour les familles nobles. Entre temps, l'Église avait introduit l'habitude du nom de baptême, conféré à l'enfant au moment de cet acte d'initiation solennelle dans le milieu chrétien ; il était indépendant des autres noms donnés à l'enfant par ses parents. Dans le midi de la France, souvent on ne désigne pas l'enfant sous son nom de baptême, ou sous celui qui lui a été donné à l'état civil, et les confusions peuvent ainsi se produire. On les évite plus ou moins en prenant dans les actes civils, comme adjoint au prénom, celui dont il est fait usage et en le faisant précéder de la désignation « en famille ». On dira par exemple Mademoiselle X... Henriette, en famille Fanny.

La confusion ancienne n'est pas absolument disparue, et cependant un édit de Henri II, dit édit d'Amboise, du 26 mars 1555, impose l'obligation, mais aux seules familles de noblesse, de ne changer ni de nom ni d'armes sous peine de 1000 livres d'amende, au besoin de dégradation nobiliaire. Des gens de petite condition, il n'est pas fait mention.

Les noms de famille devinrent donc plus ou moins héréditaires, mais quelles altérations n'ont-ils pas subies, depuis le xvie siècle, jusqu'au moment de la remise à la magistrature laïque du service de l'état civil en 1792 (p. 17). Il serait plus que téméraire de croire que ces noms n'ont pas été parfois modifiés depuis, par suite d'erreurs ou de fraudes plus ou moins volontaires.

Pendant la période révolutionnaire, tout était à l'imitation quelque peu ridicule de la civilisation romaine ; les plus ardents prirent des appellations « civiques » : les Scœvola et les Marius devinrent le nom de héros volontaires de cette période troublée ; ces noms latins persistent encore en Provence.

La loi du 2 germinal an XI a prescrit aux fonctionnaires de l'état civil de n'inscrire que des noms employés dans les différents calendriers ou dans l'histoire ancienne, et vraiment il reste ainsi de la marge pour le choix de la désignation à laquelle les parents doivent s'arrêter. Du reste, on admet de nombreuses exceptions au principe, alors que le nom présenté n'offre rien de trop bizarre ou de ridicule. Nous avons dit (p. 18) la mesure prise le 20 juillet 1808, relativement aux familles israélites, relativement aux noms patronymiques et aux petits noms conférés à leurs enfants.

L'étymologie des noms de famille actuellement existant en France, serait des plus difficiles à établir complètement, car elle dérive de sources bien diverses ; elle emprunte les radicaux des noms propres au latin, au rec, aux idiomes germaniques, scandinaves, celtes et se rattache par ses origines aux langues bien plus anciennes le sanscrit et le zwend, dont nos langues modernes dérivent par transformation [1].

Les noms modernes sont empruntés à diverses caractéristiques offertes par le premier auquel ce nom fut appliqué. Ils rappellent une qualité ou une infirmité physique. Les Legros, Legras, Legrand, Leroux, Lelong, Leblond peuvent être facilement fixés sur telle qualité de leur ancêtre, de même que les Renard, Poulet, Rossignol peuvent supposer que quelqu'un de leurs ataves possédait soit les qualités morales du renard ou du volatile, à moins que ce ne fussent celles plus artistiques du charmeur nocturne de nos bois.

Les familles Boucher, Boulanger, Serrurier, Schneider se souviendront qu'un des leurs remplit honorablement une profession utile à ses concitoyens; les Dumont, Duval, Dupré, Dupuy, Dumoulin empruntent leur nom patronymique à la résidence de leur aïeul dans telle localité champêtre, à moins que la désignation soit plus agraire encore et que l'individu porte le nom d'un arbre dont il aurait la caractéristique, Durosier, Duchesne, Dufresne.

Infinies sont, on le voit, les origines des noms propres et encore sont-elles parfois difficiles à déterminer, alors qu'elles proviennent de langues étrangères, lesquelles ont subi encore les transformations orthographiques les plus variées.

Il serait intéressant, à coup sûr, de continuer plus longtemps l'étude de cette psychologie des noms propres, mais ce serait peut-être s'éloigner un peu trop du terrain sociologique sur lequel nous voulons demeurer. Disons seulement et pour terminer que si, à notre époque, on peut se souvenir avec satisfaction des vertus d'un ancêtre et des services qu'il a rendus à l'humanité, ce serait erreur que de s'en ennorgueillir; plus le nom de l'ancêtre est illustre,

1, Voy. H. de Gallier, *loc. cit.*, p. 606.

plus il nous impose de devoirs à le conserver honorable
toujours, glorieux si possible. Le nom confère ainsi des
devoirs et non des privilèges.

Le nom patronymique ou de famille constitue une véritable propriété, qui s'acquiert par filiation ou par adoption
(p. 112); il peut être défendu contre toute usurpation.
Celui qui réclame la propriété d'un nom doit établir son
droit par des actes authentiques, des actes d'état civil
surtout, mais ces derniers, pouvant être sujets à erreur,
la possession d'état vaut titre, à la condition d'être reconnue par un jugement du tribunal civil.

Si l'on a des motifs légitimes pour désirer changer de
nom de famille, il y a lieu d'introduire une demande près
du Garde des sceaux, en lui faisant connaître les motifs
de ce changement ; ceux-ci sont étudiés par la commission
du sceau qui soumet sa décision au Chef de l'État. L'autorisation accordée ne devient définitive qu'après un an ;
pendant ce temps, toute personne, qui se croit lésée par
ladite décision, a le droit d'introduire une requête en
révocation devant le Conseil d'État, lequel peut renvoyer
l'affaire devant les tribunaux, comme il est de toutes les
questions de propriété.

Le nom de famille est, on le voit chose sérieuse ; il fallait qu'il en fût ainsi, dès que l'on adoptait le principe
de la création d'un état civil ; il était indispensable au
bon ordre entre les citoyens et au maintien des propriétés
aux mains de leurs légitimes possesseurs.

Lorsque l'usurpation d'un nom, ou d'un titre ajouté à ce
nom, a pour but de tromper la bonne foi d'autrui, lorsqu'il
en est fait usage dans un acte officiel et dans d'autres circonstances analogues, la loi pénale permet de frapper le
délinquant de pénalités, variables suivant les cas particuliers, mais dont nous n'avons pas à nous occuper ici.

Le baptême. — C'est avec infiniment de réserve que
nous avons maintenant à aborder la question du baptême

à propos de l'étude poursuivie sur les différentes questions afférentes à la naissance. Nous le faisons, profondément respectueux d'un acte qui, dans toutes les Églises chrétiennes, et depuis vingt siècles, est regardé comme circonstance auguste, en vertu de laquelle l'enfant est admis dans ce milieu. Suivant les Églises, sa portée est diversement interprétée, mais toutes le pratiquent et, sauf quelques divergences rituelles, en somme de moins de portée qu'on ne le pourrait croire, tous ceux qui se rattachent à la chrétienté ont pour le baptême le plus grand respect.

Depuis que la doctrine chrétienne a commencé à s'immiscer dans le domaine du temporel, la question du baptême des nouveau-nés est devenue l'une de celles qui sont d'ordre à la fois théologique et médical, il n'en pouvait être autrement : l'Eglise, dans sa forme catholique, a établi que, seul, le baptême ouvre, pour l'enfant nouveau-né, la possibilité d'admission dans la vie future; comme conséquence, l'obligation de faire baptiser l'enfant est la première des préoccupations qui doivent s'imposer aux parents, à tous ceux qui ont charge des intérêts de l'enfant, par extension à tous ceux qui l'approchent de plus ou moins près.

Or de toutes ces personnes, laquelle, plus que le médecin, peut juger si le nouveau-né n'est pas en danger, s'il n'y a pas à craindre qu'une disposition native, accidentelle, fortuite, peu importe, ne le menace et ne vienne terminer sa vie extérieure, à peine ébauchée. Bien plus, étant donné que, dans la doctrine de l'Église, la vie de l'enfant commence au moment précis où le principe immatériel, l'âme, s'unit au principe matériel, le corps, le baptême doit être conféré dès le moment où l'individualité nouvelle se trouve constituée. Le médecin devait avoir qualité pour conférer lui-même ou faire conférer le baptême au nouveau-né ou au fœtus animé, pour peu que sa vie parût menacée. De là, grand nombre de questions subsidiaires viennent à se poser. La première de toutes est évidemment de se demander à quel moment de la vie intra-utérine le fœtus cesse de n'être qu'une manière d'annexe de la mère, pour acquérir la situation d'invidualité animée.

Nous ne saurions discuter ni résoudre ce que des conciles, s'inspirant des opinions divergentes des Pères de l'Eglise, de nombreux théologiens, dans des travaux considérables, ne sont pas parvenus à trancher, et pour cause. Il apparaît cependant que la doctrine actuelle serait de considérer le fœtus comme individualité humaine, dès le moment de la conception. Le chanoine Moureau, doyen de la faculté de théologie de Lille et le Dr Lavrand, professeur à la faculté libre de médecine de Lille s'expriment ainsi qu'il suit :

Dès le moment de la conception, l'embryon est animé d'un principe vital qui lui est propre, et fait de lui une individualité distincte de celle de la mère, quoi qu'il soit relié directement à celle-ci par l'intermédiaire du cordon et du placenta. Il possède des tissus ; ses vaisseaux sont à lui ; il reproduit l'organisme de la mère dans toutes ses parties et peut même vivre avant que le terme de sa vie intra-utérine soit arrivé. Le Code civil est donc dans le vrai, lorsqu'il stipule, en son article 906, que, pour être capable de recevoir par donation ou testament, il suffit d'être conçu[1].

La loi ajoute à cette obligation celle de naître et de naître viable, mais il n'importe. Les très honorables auteurs que nous citons ne peuvent, c'est évident, offrir que leur opinion personnelle, mais elle a bien sa valeur ; sans doute elle ne pèse pas du même poids que celle d'un concile ou celle d'une bulle pontificale rendue *ex cathedra*, et qui deviendrait ainsi un article de foi pour le monde catholique, mais, en l'absence de celle-ci, il faut admettre l'opinion de MM. Moureau et Lavrand ; leur ouvrage a reçu le 13 juin 1901 *l'imprimatur* de l'arche-

---

1. Chanoine Moureau et Dr Lavrand, *Le Médecin chrétien*. Paris, 1902, p. 194.

vêque de Cambrai, leur supérieur canonique, nous devons tenir leur œuvre comme représentant la doctrine de la Cour de Rome au moment présent.

Il en résulte ceci que, au point de vue strictement catholique, le baptême du fœtus s'impose, à quel moment que ce soit de la vie intra-utérine, si cette vie paraît menacée ; il n'y a pas lieu d'hésiter dans le cas d'une femme venant à mourir en état de grossesse, l'opération césarienne post-mortem s'impose, pour sauver l'âme de l'enfant et, en lui ouvrant la vie éternelle, le préserver des pires destinées qui l'attendent. Peut-être même y aurait-il lieu d'appliquer le baptême intra-utérin, qui a été parfois employé jadis, peut-être même à une époque récente, nous ne voulons pas en discuter. Le sujet ressort du domaine de l'embryologie et de l'obstétrique dites sacrées ; nous n'y sommes point compétents. Rappelons seulement que l'opération césarienne post-mortem, pratiquée au point de vue biologique, pour sauver, si possible, la vie de l'enfant, comme au point de vue religieux pour lui procurer le baptême, a fait l'objet de plusieurs déclarations importantes du pouvoir séculier, notamment la fameuse Pragmatique de Palerme de 9 août 1748. La préoccupation du baptême était au fond des ordonnances des rois de France, Henri II, en 1556, Louis XIV en 1670, obligeant les femmes veuves ou non mariées à déclarer leur état de grossesse ; lorsque le dernier souverain, le 16 février 1680, interdisait à tous ceux de la R. P. R. (religion prétendue réformée), hommes ou femmes, de pratiquer des accouchements, c'était précisément parce qu'ils ne pourraient, le cas échéant, conférer le baptême ; tout au moins se montreraient-ils peu soucieux a dit le Roi, de l'urgence de cette consécration, indispensable à l'enfant catholique[1].

D'autre part, l'intervention opératoire des personnes étrangères à l'art médical, a été diversement interprétée

1. G. Morache, *Grossesse et Accouchement, loc. cit.*, p. 17 et 243.

par la juridiction laïque, alors qu'elle était imposée par les autorités ecclésiastiques. La jurisprudence actuelle, basée sur un arrêt de la Cour de cassation, du 20 juin 1899, semble admettre que, si la femme est décédée, il n'existe, dans le fait de l'opération césarienne, ni un cas d'exercice illégal de la médecine, ni un délit de violation de sépulture. Mais, si la femme est vivante, l'opération ne saurait être pratiquée par nul autre qu'un docteur en médecine, sous peine de violation de l'article 16 de la loi du 30 novembre 1892. Tout au moins, le responsable pourrait-il être poursuivi soit au titre de l'article 319 du Code pénal ou, civilement, à celui des articles 1382 et 1383 du Code civil.

La question du prêtre, intervenant pour pratiquer lui-même une laparotomie, afin de pouvoir conférer le baptême à l'enfant, au risque de tuer la femme si elle n'était pas morte, se justifiait peut-être chez des personnes poussant leurs convictions religieuses jusqu'au fanatisme ; d'éminentes autorités ecclésiastiques n'avaient-elles pas soutenu qu'entre la vie matérielle d'une femme, depuis longtemps baptisée, et celle d'un enfant non encore pourvu de ce sacrement, il ne pouvait y avoir hésitation !

Actuellement, il ne saurait y avoir place pour telles appréciations violentes et antibiologiques : la cour de Rome vient de trancher le débat ouvert depuis si longtemps.

Une décision récente de Rome, du 13 décembre 1899, a définitivement déterminé le rôle du prêtre dans ces circonstances : engager les parents à faire pratiquer l'opération et s'abstenir pour tout le reste. Si l'opération met au monde un enfant vivant mais en danger de mort imminente, on doit baptiser cet enfant quelle que soit la religion de ses parents ; hors le cas de danger immédiat, on ne doit baptiser que les enfants des parents chrétiens[1].

1. Moureau et Lavrand, *loc. cit.*, p. 221.

Ainsi se termine une difficulté qui a donné lieu à de nombreuses controverses et à quelques scandales éminemment regrettables. Il y aurait bien lieu à quelques réserves sur ce principe de conférer le baptême, en cas de mort imminente, quelles que soient les opinions religieuses des parents. Il est évident que s'ils sont présents, ils ne laisseraient pas s'accomplir une cérémonie religieuse étrangère à leur conviction.

En France on ne rencontrerait que bien exceptionnellement un enfant ne se rattachant, par ses origines, ni au culte catholique ni au dogme protestant. Reste évidemment le culte israélite ou la libre pensée. A cela on pourrait répondre que l'enfant ne pouvant, naturellement, consentir, aucun des siens, sauf la mère, incapable en l'espèce si elle est morte, ne pouvant le suppléer, le médecin, mis en cause, agit d'après sa conscience; il se met du côté des chances les plus probables, au moins numériquement.

Mais ici se présente une nouvelle difficulté; les opinions du médecin peuvent être en complètes divergences avec celles des parents, ou autres assistants; il peut hésiter et même ne pas consentir à pratiquer une consécration, pour laquelle il ne trouve pas indiqué, ou dont il n'approuve pas l'application.

De semblables scrupules sont infiniment honorables, et, moins que personne, nous revoudrions conseiller de passer outre.

A ce sujet nous rappellerons ce que nous avons dit ailleurs des devoirs moraux du médecin auprès des malades et des familles[1]. Tolérant en toutes choses, le médecin doit l'être, plus encore, vis-à-vis du malade; il doit être respectueux de ses croyances religieuses, il doit l'être aussi de son absence de croyances. Ce respect est absolu, la liberté morale n'est-elle pas la première de toutes les

---

1. G. Morache, *Profession médicale*, Paris, 1901, p. 162.

libertés? Malheureusement, c'est le propre de la nature humaine de rester intolérante et de ne vouloir que bien difficilement accepter, chez les autres, ce dont l'on ne veut pas pour soi-même. Imposer son opinion à autrui, a toujours été le propre des gens convaincus, ou croyant l'être, et proclamant bien haut le principe de Liberté. Des écoles philosophiques ont ouvertement acclamé l'idée d'imposer le progrès et la vérité, même à ceux qui ne le voient pas. Le « compelle intrare » n'appartient pas à une seule doctrine.

Au fond, en cette matière, c'est encore et toujours le profond orgueil humain qui est coupable. On demeure convaincu que ce que l'on croit personnellement est la vérité, la vérité absolue; dès lors, mû, dit-on, par un ardent amour de ses semblables, on veut les faire bénéficier de cette vérité, au besoin par la force. Aussi le médecin ne doit-il, à aucun prix, critiquer les doctrines ou l'absence de doctrines que professe le malade, chercher peut-être à ébranler sa foi, s'il en a une, ce serait peut-être le mettre en état de moindre résistance contre l'agent morbide. Ce serait aussi presqu'un abus de confiance, car le médecin possède parfois une telle prise sur le moral de son malade, que la partie n'est pas égale.

Faisant application de ces principes au cas du baptême, il semble que la conduite du médecin est des plus simples et des plus logiques, s'il se maintient dans les règles suivantes. L'enfant nouveau-né est là, il est venu spontanément ou en suite d'une opération, peu importe; mais il ne semble avoir que des chances de survie bien minimes; le médecin doit aviser sans retard les parents, à leur défaut les assistants; il doit même, s'il sait que ces parents appartiennent à un des cultes chrétiens, leur dire que, au cas où ils voudraient faire procéder au baptême, le moment est urgent. La liberté des parents et la dignité du médecin restent entières. Ce dernier a agi comme il doit faire devant un malade en danger de mort, et même avec plus d'assurance encore, car l'enfant ne peut être impressionné, comme l'est, si facilement, le malade même inconscient en apparence.

Les parents prient le médecin de procéder au baptême, beaucoup de gens croient, qu'à cet effet il possède des pouvoirs spéciaux ; or il n'en est rien ; d'après le dogme des Églises chrétiennes, et après discussions auxquelles prirent part saint Augustin et saint Jérôme, toute personne, homme ou femme, a le pouvoir de baptiser, en cas d'urgence.

Si le médecin croit devoir accéder au désir, il baptise donc. S'il ne croit pas, pour une raison quelconque, devoir le faire, il prie simplement les parents d'en charger telle autre personne qui conviendra.

La naissance a lieu en dehors de la présence des parents, mais la mère possède toute sa connaissance, il doit absolument en être fait ainsi qu'elle en exprime le désir ; c'est au médecin, lui-même, à l'interroger, à la mettre au courant, sommairement, avec grande bienveillance, mais sans ambages. Le cas est ramené à celui qui vient d'être envisagé.

La mère est en situation telle que son opinion ne saurait être obtenue, ni même sollicitée. Le médecin, en l'absence de famille, doit toujours se regarder comme le tuteur officieux de son malade ; il s'informe, auprès des assistants, si l'on connaît les opinions religieuses de la mère, ou des parents absents. S'il obtient quelques renseignements utilisables, il agit alors d'après eux. En dehors de tout ministre d'un culte, il fait procéder au baptême, ou il y procède lui-même, ainsi que sa propre conscience le lui dicte.

Ainsi aura-t-il accompli son devoir, tout son devoir, celui d'être respectueux des croyances d'autrui, celui de conserver intacte sa propre dignité. Agir suivant sa conscience ne peut jamais être blâmé par un esprit supérieur, et alors même que cet honnête homme se serait trompé sur la portée de ce qu'il a cru être le devoir, il n'en méritera pas moins l'estime de tous ; c'est bien quelque chose.

Le rituel du baptême ne doit donc pas être ignoré du médecin, peut-être quelque jour serait-il amené à l'appliquer. Ici encore, faisons-nous appel aux documents fournis par nos collègues de Lille. Dans sa forme la plus simple, le baptême chrétien se pratique en répandant un peu d'eau sur la tête de l'enfant, et en prononçant la formule suivante. « Je te baptise au nom du Père, du Fils et du Saint-Esprit[1]. »

Il est évident que si, pour des raisons quelconques, on hésite à pratiquer cette consécration, on doit s'abstenir ; l'on en demeure encore plus honorable parce que l'on a fait respecter, chez soi-même, une conviction, comme l'on respecte chez autrui une conviction opposée.

La circoncision. — Il est fort difficile et même à peu près impossible de fixer, exactement, à quelle période historique remonte la mutilation ethnique connue sous le nom de circoncision. Le premier document où il en soit fait mention est l'Ancien Testament ; on retrouve, dans la Genèse, ainsi indiquée l'origine de cette coutume, que Moïse fait remonter, comme toutes les lois qu'il donna à son peuple, à l'inspiration essentiellement et directement divine.

Dieu dit à Abraham : « Toi, tu garderas mon alliance, toi et tes descendants après toi, selon leurs générations. C'est ici mon alliance que vous garderez entre moi et vous et ta postérité après toi. Tout mâle parmi vous sera circoncis. Vous vous circoncirez, et ce sera un signe d'alliance entre moi et vous. A l'âge de huit jours, tout mâle parmi vous sera circoncis, selon vos générations, qu'il soit né dans la maison ou qu'il soit acquis à prix d'argent, de tout fils d'étranger sans appartenir à ta race. On devra circonscire celui qui est né dans ta maison et celui qui sera acquis à prix d'argent et mon alliance sera dans votre chair une alliance perpétuelle. Un mâle incirconcis qui

---

1. Moureau et Lavrand, *loc. cit.*, p. 225.

n'aura pas été circoncis dans sa chair, sera exterminé au milieu
de ton peuple : il aura violé mon alliance[1]. »

Obéissant aux ordres de Dieu, qui, comme témoignage
du pacte fait avec lui et ses descendants, venait de lui
promettre de lui donner un fils de sa femme légitime,
Sarah, alors âgée de quatre-vingt-dix ans, Abraham procéda incontinent à la circoncision de tous les siens, en
commençant par son fils Ismaël, né de sa concubine
égyptienne Agar, que Sarah, se voyant inféconde, lui avait
donnée. Ismaël avait alors treize ans ; Abraham se soumit
également à l'opération, il n'avait pas moins de quatre-
vingt-dix-neuf ans. Plus tard, Sarah, suivant la promesse
de Dieu, étant devenue enceinte, accoucha d'un fils, Isaac ;
fidèle observateur de l'ordre divin, Abraham le circoncit le
huitième jour après sa naissance.

Moïse, lorsqu'il préludait à la délivrance de ses compa-
triotes, esclaves au pays d'Egypte, avait épousé Sephorah,
fille d'un prêtre du pays de Nadian, Jethro ou Réuel, qui
la lui donna, comme récompense, pour l'avoir secourue
alors que des bergers la voulaient violenter. Cette même
Sephorah, obéissant probablement à regret aux désirs de
son époux, prit une pierre tranchante et coupa le prépuce
de son fils, elle le jeta aux pieds de Moïse, en disant : Tu
es pour moi un époux de sang[2].

Ce fait de la pierre tranchante semble établir que
l'emploi des instruments d'acier n'était pas encore vulga-
risé, en Egypte. En souvenir, la circoncision fut longtemps, et dans certains milieux est encore, pratiquée à
l'aide d'un couteau de pierre.

La légende de l'institution de la circoncision par
Abraham, n'est en somme établie que par l'écrivain de la
Genèse, Moïse ; d'aucuns se sont demandés s'il n'a pas

1. *Genèse*, chap. xvii, vers. 9 à 14.
2. *Exode*, chap. iv, vers. 26.

voulu grandir les origines d'une pratique qu'il considérait comme bonne, en faisant intervenir la haute personnalité d'Abraham, père de la nationalité Israélite, et en faisant même remonter la prescription jusqu'à Jahvé.

Hérodote, qui est venu près de neuf cents ans après Moïse, et qui, du reste, paraît en général avoir trop facilement accueilli les légendes historiques en cours, affirme que les Egyptiens connaissaient et parfois pratiquaient la circoncision; on comprendrait alors que Moïse, élevé dans les milieux scientifiques des clergés égyptiens, eut constaté les avantages de cette opération préventive et résolu de l'imposer à son peuple, comme d'autres prescriptions morales ou hygiéniques, qu'il avait mûries pendant sa préparation de l'œuvre émancipatrice.

En outre de l'opinion d'Hérodote, on peut citer celle de Strabon (50 ans A. C.), celle de Tacite (54 ans A. C.), de Celse (72 ans P. C.), de l'empereur Julien (332 ans P. C.). Voltaire enfin, qui méprisa et détesta la race Juive, s'est rangé du côté de l'origine égyptienne de la circoncision; il cite, d'après Clément d'Alexandrie (215 P. C.), ce fait que Pythagore, voyageant en Egypte, fut obligé de se prêter à l'opération, pour pouvoir être admis dans les collèges des prêtres égyptiens, et se faire initier aux mystères.

Mais les Egyptiens eux-mêmes, de qui tenaient-ils cet usage? Le plus ancien historien connu après Moïse. Sanchoniathon, Phénicien qui paraît avoir vécu deux siècles après le législateur des Hébreux, prétend que la circoncision fut introduite chez les Sémites par un ancien roi phénicien Kronos; l'existence même de ce Kronos ne paraît pas des plus authentiques; le nom qui lui est attribué veut dire *le Temps;* ce serait alors une pure allégorie par laquelle Sanchoniathon aurait voulu dire que la circoncision avait été pratiquée chez les premiers Sémites par suite d'habitudes séculaires? Ce serait à ce foyer commun que les Egyptiens seraient venus l'emprunter.

Un fait très curieux est celui de constater le même usage dans certaines tribus du sud de l'Afrique, les Bassoutos en particulier ; elle aurait lieu à dates fixes, tous les quatre ans, et servirait à constituer des cycles utilisés pour la numération des temps[1].

Les aborigènes d'Australie pratiquent une mutilation ethnique un peu variable suivant les tribus ; chez quelques-unes, elle consiste à fendre la peau de la verge et le canal urinaire, de manière à constituer un véritable hypospadias, disposition qui aurait pour effet de diminuer les chances de la fécondation. Ce serait une sorte de mesure malthusienne, justifiable dans des contrées misérables et ne pouvant nourrir beaucoup d'habitants. Elle est à rapprocher de la prétendue circoncision des jeunes filles, dans certaines populations africaines ; celle-ci n'est autre que l'excision du clitoris, pour diminuer la lubricité des femmes (?)

On a signalé la circoncision comme pratiquée en Océanie, natamment à Bornéo, aux îles Tonga, en Nouvelle-Calédonie, à Madagascar, où l'habitude était de faire avaler à la mère le prépuce excisé à son fils ; ailleurs il s'en faisait un anneau et un titre de gloire. Dans l'Amérique ancienne se retrouvait, en plusieurs tribus, l'usage de pratiquer simplement une incision sur le prépuce de l'enfant ; le sang qui découlait était reçu sur un épi de blé que les parents et les amis consommaient dans un repas solennel.

Sur bien des points du globe, on le voit, se retrouve, plus ou moins transformé, suivant les temps et les milieux, l'usage d'un sacrifice initial, portant sur un point du territoire génital, sacrifice offert à la divinité, pour l'honorer par l'hommage de ce que l'homme possède de plus précieux. Par transition, on comprend comment on a pu le regarder comme le signe extérieur d'un pacte, une alliance

---

1. Paul Lafargue, La circoncision, sa signification politique et religieuse, in *Bulletin de la Société d'Anthropologie*, t. X, fascicule III, 1887.

conclue entre l'homme et le Dieu protecteur, que l'on rabaisse ainsi, en lui prêtant les passions humaines, la colère, la jalousie, la vengeance ou par contre la prédilection, disons le mot, la partialité pour tels ou tels.

Le peuple Hébreu accepta, comme signe de la protection spéciale de Jahvé ce signe extérieur, sans comprendre que son premier législateur avait simplement voulu le préserver contre la malpropreté, facile en Orient — et ailleurs — le mettre aussi en état de plus grande résistance de ses muqueuses génitales contre les germes d'infections. C'est précisément cette constante préoccupation de lutte contre les influences morbides qui fait de Moïse l'un des plus grands génies de la science biologique. Les Juifs, ayant adopté la circoncision, la conservèrent et la pratiquent encore avec la même rigueur et la même foi ; son objectif a pu changer, elle est demeurée vivante, comme un indélébile cachet de race sacrée. La persécution dont les Juifs ont été l'objet durant tant de siècles, y est bien aussi pour quelque chose ; les Empereurs romains, plus tard les princes et les rois chrétiens l'interdirent ; c'était le meilleur moyen pour consolider ce que l'on cherchait à détruire.

Une autre forme, religieuse en apparence, sociale dans le fond, l'Islamisme, a introduit l'usage de la circoncision dans son rituel religieux et national. Mahomet voulut faire, pour les tribus de l'Arabie, ce que Moïse avait tenté pour un petit groupe de Sémites : les mener à la conquête du monde. Il sut emprunter aux grandes religions préexistantes, le Judaïsme et le Christianisme, les principales règles de sa doctrine ; mais il prêchait à des peuplades singulièrement brutales, presque sauvages, et ne pouvait heurter de front leurs habitudes ; il transigea donc sur bien des points, notamment sur l'organisation de la famille, le rôle de la femme, la polygamie et autres habitudes, qu'au fond il n'approuvait pas[1]. Sur d'autres points

1. Voy. G. Morache, *Le Mariage, loc. cit.*, p.

il fut inexorable ; ayant constaté le grand avantage que les Juifs retiraient de la pratique de la circoncision, comme prévention des maladies transmissibles par voie génitale, Mahomet l'imposa aux Mulsumans comme marque extérieure de la foi nouvelle. Il ne rencontra pas d'opposition sur ce terrain, car l'opération se faisait déjà plus ou moins, chez les Arabes. Elle s'était, chez eux, quelque peu transformée ; on ne la pratiquait que le lendemain des noces, en présence de la nouvelle épousée, ravie du courage avec lequel son nouveau maître subissait une opération plutôt pénible, flattée de l'hommage qu'il lui faisait de la partie sacrifiée de son individu[1].

A l'encontre des habitudes juives, la loi musulmane prescrivit de ne faire l'opération qu'au début de l'adolescence, vers douze ans, en fait, lorsqu'elle devient utile. La circoncision rituelle s'est maintenue, dans toute sa rigueur, chez tous les peuples et dans toutes les régions où la loi de l'Islam a été propagée et où elle se propage encore, avec une intensité toujours croissante, en Asie notamment. Les Mulsumans ont un terme de mépris pour désigner ceux qui ne professent pas leur foi : les incirconcis.

Dans les milieux israélites, l'opération de la circoncision se pratique encore suivant le même rituel, ou peu s'en faut, que celui qui a été appliqué depuis des siècles et des siècles, et notamment ainsi que l'avait vu pratiquer, au XVIᵉ siècle, le philosophe Montaigne, lors de son voyage à Rome (1577), et dont il a laissé un récit très véridique et très complet[2].

L'opération est pratiquée le huitième jour, au milieu de prières, de réjouissances ; elle constitue une fête de famille comme le baptême chez les chrétiens. Les manœuvres chirurgicales comprennent essentiellement trois temps : 1º la *chkitah* ou section du prépuce ; 2º la *priah*, ou ren-

1. J.-B. Joly, *Histoire de la Circoncision*. Thèse de Paris, 1895, p. 18.
2. S. Bernheim, *De la Circoncision*, Paris. Doin, édit., p. 7.

versement de la muqueuse ; 3° la *mezizah* ou succion.

Cette dernière opération est particulièrement dangereuse ; elle expose l'enfant à contracter les germes morbides qui peuvent exister dans la salive de l'opérateur ; inversement, un enfant porteur d'une éruption syphilitique pourrait contaminer celui qui opère. Le principal danger vient cependant de cet opérateur lui-même et nombreux sont les médecins qui se sont élevés contre cette pratique ; le professeur Fournier, notamment, a observé un très grand nombre de jeunes enfants ainsi syphilisés ou tuberculisés.

M. le Dr Joly, poursuivant une enquête très rigoureuse sur l'opération de la circoncision, s'est adressé à des rabbins de presque tous les pays et, des réponses reçues, il peut conclure que, généralement, la pratique de la succion, moyen hémostatique plus qu'infidèle, tend à disparaître de plus en plus. Pour la France, il existe un arrêté du consistoire central des Israélites, rendu à la suite des travaux d'une commission composée de personnages éminents de la communauté israélite de Paris, dont faisaient partie de très distingués médecins. Cet arrêté, daté du 5 février 1899 règle minutieusement tout ce qui a trait à la circoncision.

L'opération ne peut être, pour Paris tout au moins, pratiquée qu'en présence du médecin spécial, inspecteur de la péritomie (περι, autour et τεμνω, couper), par un fonctionnaire, revêtu d'une consécration spéciale du consistoire, le *Mohel* ou sacrificateur ; on lui donne aussi l'appellation de péritomiste.

Hors de Paris, l'inspection médicale est plus ou moins assurée. Le mohel est seul, le plus souvent, à moins que les familles ne demandent la présence de leur médecin à l'opération. Mais ce dernier ne peut y prendre part effective, car la circoncision est une cérémonie religieuse ; elle comporte des prières spéciales que le sacrificateur doit prononcer en opérant.

Le mohel, pour se présenter à l'acceptation religieuse du consistoire, doit posséder un certificat, « délivré par un docteur en médecine désigné par le préfet, et constatant que l'impétrant offre, au point de vue de la santé publique, toutes les garanties nécessaires » (Décret du 29 août 1862).

Le choix du mohel peut, à l'heure présente, être quelque peu critiqué. A Paris et dans les grands centres, les consistoires désignent souvent un docteur en médecine appartenant au culte israélite. A défaut, ils font choix de telle autre personne qui a pu réellement faire des études spéciales et apprendre, en suivant la pratique des hôpitaux d'enfants, certaines règles générales sur les opérations, l'asepsie, les pansements ; le candidat doit avoir vu pratiquer, chirurgicalement, l'ablation du prépuce dans des cas de phimosis.

Déjà, cette admission d'un assistant, autre qu'un étudiant en médecine, peut donner lieu, ainsi qu'il est arrivé, du reste, à des ennuis d'ordre administratif et même judiciaire. Mais, dans les petits consistoires, l'éducation pratique du mohel demeure plus théorique que réelle ; le certificat, qui lui est délivré, n'est un peu qu'une formalité.

On comprend difficilement comment pour arracher une dent, il faut maintenant être pourvu d'un diplôme de dentiste, acquis après de longues études, tandis qu'on autorise des personnes fort honorables, mais peut-être insuffisamment préparées, à pratiquer une opération, de petite chirurgie, c'est vrai, mais en suite de laquelle peuvent surgir de graves accidents hémorragiques ou infectieux.

Nous pensons que le décret du 29 août 1862 pourrait être revisé, en établissant que seuls les docteurs en médecine seront autorisés à pratiquer la péritomie rituelle israélite. Leur nombre est assez grand pour que l'on soit certain de voir le service toujours assuré. La loi laissera les consistoires libres de désigner, parmi les docteurs, ceux qu'ils jugeront aptes à remplir les fonctions de mohel.

L'arrêté consistorial du 5 février 1889, en son article 21, défend absolument de pratiquer la meziza (succion) et prescrit, du reste, en détails, toutes les règles de cette opération.

Chez les Israélites d'Angleterre la succion est tombée en désuétude ; elle est interdite en Allemagne, mais elle persiste encore dans certaines communautés juives de Pologne et des provinces danubiennes.

En Tunisie, où la population juive est très nombreuse, la question de la circoncision a fait l'objet de recherches intéressantes de M. le Dr Loir, directeur de l'Institut Pasteur de Tunis ; il constate à regret que la pratique de la meziza persiste encore, malgré les recommandations des médecins européens, mais on peut espérer que, peu à peu, la communauté israélite, acceptant les instructions du consistoire central de Paris, auquel la Tunisie n'est du reste pas hiérarchiquement soumise, finira par y renoncer. En Tunisie, la fête de la circoncision de l'enfant est célébrée avec une grande pompe, au milieu d'un concours de parents et d'amis ; elle est l'occasion de largesses aux pauvres et de dons aux institutions religieuses. L'opération est, suivant les prescriptions de la loi, pratiquée le huitième jour après la naissance, mais si l'enfant est débile ou malade, on attend que ses forces lui permettent de la supporter. Le mohel emploie pour l'opération un couteau spécial, consacré à cet usage et recouvert d'inscriptions hébraïques ; pour isoler le prépuce du gland, il utilise une petite plaquette d'argent en forme de lyre, coupée en deux dans les deux tiers de sa longueur[1].

Chez les Musulmans, la circoncision est pratiquée beau-

1. A. Loir, La Circoncision chez les indigènes Musulmans et Israélites tunisiens, in *Revue Tunisienne*, juillet, 1899, et broch. in-8°, Tunis, 1900.

coup plus tard que chez les Juifs, vers huit ou dix, et même douze ans. Dans les grandes familles, l'enfant reçoit un certain nombre de compagnons d'initiation, qui contractent avec lui une sorte de parenté religieuse ; s'il est prince, il les conservera près de lui et demeurera, pour eux, comme une manière de frère aîné, aussi la désignation de ces associés est-elle l'objet de grandes compétitions. Dans les classes moyennes et chez les familles de condition modeste, les choses se passent, naturellement, avec plus de simplicité, mais toujours l'initiation est-elle marquée de fêtes et de réjouissances, dans lesquelles une large part est réservée aux déshérités de la fortune. Les autorités religieuses prennent part à la cérémonie, prononcent des prières et chantent des litanies. L'opérateur, personnage relevant du clergé, porte en arabe le titre de *Tahar*, du mot *thour*, circoncision ; il pratique la section à l'aide de ciseaux, puis fait un pansement hémostatique avec des poudres styptiques et aromatiques.

Les procédés et les rites de la circoncision musulmane varient, on le comprend, avec les pays et les milieux ; il ne pouvait en être autrement.

Nous ne pouvons porter ici un jugement définitif sur la valeur hygiénique de la circoncision ; il est évident, en théorie, que, par son fait, l'épiderme du gland se durcit et devient moins susceptible, par le contact de l'air et celui des pièces de vêtement ; d'autre part, la propreté est infiniment plus assurée dans toute la région. Les circoncis sont-ils moins exposés que les incirconcis à contracter des infections syphilitiques ? Nous estimons que, sur ce sujet, l'on ne peut formuler que des impressions ; certainement, *a priori*, on ne peut que supposer l'affirmative, rien de plus. La certitude ne s'établirait qu'à la suite de statistiques, absolument impossibles à réaliser, de longtemps au moins.

L'usage de la circoncision a cependant persisté depuis des milliers d'années ; il n'a cessé d'étendre son action en dehors de toute idée religieuse ou nationale ; les chirurgiens les plus autorisés recommandent la circoncision, sinon dans tous les cas, du moins lorsque existent, chez le jeune homme, certaines dispositions anatomiques. L'avenir nous dira si cette pratique doit être encore généralisée. On peut dire, cependant, que lorsqu'elle ne paraît pas utile pour faire disparaître une disposition anatomique fâcheuse, il vaut peut-être mieux ne pas exposer l'enfant aux dangers d'une intervention opératoire qui, pour paraître innocente, n'en a pas moins eu ses victimes.

CHAPITRE VI

La définition de la mort aussi difficile que celle de la vie. — La
mort est une étape de la vie. — Parallèle entre les végétaux et
les animaux. — Pourquoi l'agrégat de matériaux immortels est-il
mortel? — La science et la foi réconciliées, dans l'avenir, de leur
apparent antagonisme.

L'Inconnu seul est cause de la terreur que la mort inspire. — Le
sentiment du devoir domine la terreur de la mort. Les primitifs
mouraient en cherchant la solitude, comme les animaux. — Le
culte des ancêtres, première religion de l'homme.

La mort au point de vue social. — Loi du 21 mars 1803. — Le Code
civil. — La déclaration de décès. — La vérification de sa réalité.
— Les médecins de l'état civil. — Les opérations pratiquées sur
le cadavre.

Le délai légal des inhumations. — Décret du 27 avril 1889. — Divers
modes de sépulture. — Les Obitoires et les chambres funéraires.
— L'inhumation, ses avantages. — Sa possibilité. — Réglementation des inhumations. — Les violations de tombes. — Les pompes
funèbres. — Loi du 15 novembre 1887 sur la liberté des funérailles. — Les cimetières. — Discussions sur la nocuité de leur
voisinage. — Sensiblement exagérée.

Les embaumements. — Procédés des anciens Égyptiens. — Procédés
modernes par injections. — Leur réglementation. — Circulaire
du 29 octobre 1846.

La crémation. — Origines. — Reprise sans succès pendant la période
de la Révolution française. — Mouvement moderne. — Réglementation de l'incinération. — La crémation est en opposition avec
les idées si profondément populaires du culte des morts. — Haute
moralité de ces sentiments. — D'autre part, difficultés pratiques
de la crémation. — Ne doit être que strictement facultative. —
Ne saurait être imposée.

La Mort ? il est bien difficile de définir ce qu'elle est, au point de vue biologique s'entend ; la mort peut-on dire : c'est la cessation de la vie, mais immédiatement on se demande alors, ce qu'est la vie, et, de toutes les définitions qui en ont été données, il n'en est pas une qui ne soit sujette à critiques. Scientifiquement, on est autorisé à soutenir, au contraire, que la mort est une manifestation, une étape de la vie elle-même. Sans la mort, point de vie possible, l'un des chaînons du grand circulus serait rompu ; les éléments, un instant accolés pour constituer une unité morphologique, s'immobilisant à titre définitif, ne pourraient être utilisés ailleurs : cette persistance se généralisant, le monde entier serait frappé de stérilité.

L'être organisé meurt partiellement tous les jours, il rend à l'activité féconde les matériaux qu'il a utilisés. Cependant, cet être conserve un certain temps sa morphologie extérieure il forme une unité, mais transitoire ; elle disparaît un jour. La feuille, qui se développe au printemps, se fane, vieillit à l'automne ; au commencement de l'hiver la nutrition, se ralentissant dans les plantes, cette feuille n'est plus utile, elle a rempli son rôle, vécu sa vie, elle meurt, tombe et va contribuer à la formation de l'humus, dans lequel d'autres végétaux trouveront ultérieurement les matériaux de leur activité.

Cet arbre, dont la feuille a fait partie, n'en continue pas moins à vivre, à constituer une unité. Après quelques années, cependant, il se nourrit moins bien, s'étiole et finit par se désagréger, partiellement d'abord ; des parasites viennent s'établir sur son écorce, ou dans ses tissus intimes ; ils vivent de lui et peu à peu l'épuisent ; les fermentations dissocient ses éléments ; enfin, après de nombreuses morts partielles, l'arbre lui-même, ne s'alimente plus, il a perdu toute force de résistance contre les facteurs de dégénérescence, il meurt, tombe et disparaît ; mais du sol jaillissent de nouvelles pousses, bientôt elles prennent l'espace qu'il occupait dans la forêt, la vie reparaît en ce point plus active ; la Mort a été vaincue.

A la place de l'arbre, envisageons une individualité supérieure, l'homme, les choses se passent pour lui d'une façon presque identique ; moins immobilisés que la plante, et pouvant poursuivre notre activité en des milieux divers, à la condition qu'ils puissent nous fournir les conditions de notre nutrition, comme le végétal, nous échangeons perpétuellement avec ce milieu les éléments nécessaires à notre activité biologique ; nous formons un agrégat, à chaque instant théâtre de naissances et de morts partielles. Un jour, comme chez l'arbre, la circulation devient moins active, les pertes ne sont pas compensées par de nouveaux apports, la sénilité commence, s'accentue ; l'agrégat, qui fut une individualité, disparaît ; elle est remplacée par d'autres ; elles ne sont pas toujours de la même espèce, de même que les plantes qui naissent du sol, que l'arbre couvrait de ses rameaux, n'appartiennent pas fatalement aux mêmes familles que lui, le grand ancêtre. Mais, tandis que l'arbre, à moins d'accident, ne disparaît le plus souvent que par vieillesse, nous, organismes perfectionnés, délicats, sommes exposés à de plus insidieuses causes de destruction. Nos tissus perçoivent mille causes occasionnelles qui viennent troubler leur fonctionnement : c'est la maladie ; ou le rendre impossible : c'est la mort de cet agrégat qui constituait une individualité humaine.

Pourquoi, la matière étant immortelle, du moins dans la conception que peuvent élaborer nos organismes transitoires, les agrégats individuels ne le sont-ils pas ? Pourquoi, puisque notre activité utilise des éléments, à chaque instant, puisés dans le grand magasin de la nature, cette activité s'use-t-elle un jour ? Pourquoi mourons-nous, enfin ? Problème insoluble aux temps présents ; la vie, ainsi immobilisée, serait-elle une dérogation à cette grande loi de la nature, en vertu de laquelle tout doit être activité continue, mouvement incessant, lent parfois mais ininterrompu ; cette vie permanente des individualités serait en réalité une mort ; la nature tend à la vie.

De grandes écoles philosophiques appellent mort la séparation entre le milieu morphologique et le principe, la puissance, qui les maintenait unis. Nous ne saurions ici discuter l'existence du principe immatériel ; il a fait, et fera encore l'objet de longues et brillantes, mais peut-être insolubles discussions. L'immense Inconnu demeure un mur élevé qui nous cache encore la vérité. De même que, dans les religions sémitiques, un voile épais dissimulait aux yeux des fidèles l'image sacrée de la déesse, emblème dont seuls les initiés, pouvaient comprendre la portée, de même l'éternelle vérité nous est encore cachée ; peut-être notre intelligence ne pourrait-elle en apprécier la majestueuse étendue.

Il n'est pas loin le jour, et déjà en blanchit l'aurore où la science et la foi, trop longtemps maintenues en apparent antagonisme, se rejoindront, enfin éclairées, dans des conceptions élargies. Déjà n'aboutissent-elles pas au même principe ? « *La mort vaincue, est une naissance à la vie nouvelle; la vie persiste par la mort !* »

A toutes les époques, et sous les formes les plus variées, l'idée d'un principe immatériel, continuant après la cessation de la vie, s'est imposée à l'homme. Celui-ci se refuse à l'inconnu, il le redoute, il en a une instinctive horreur. De là, la terreur de la mort inséparable de cette idée de l'inconnu. Ceux qui n'ont pas cette sensation, par mentalité insuffisante ou pour autre cause, n'ont pas non plus peur de la mort : ils peuvent craindre la souffrance, mais le fait de leur anéantissement les laisse à peu près indifférents. Ce que nous redoutons, ce n'est pas la mort, dit Montaigne, c'est de *mourir*. L'animal ignore la mort et ne saurait la craindre ; l'homme, demeuré à l'état primitif, celui dont la psychicité est voisine de celle de l'animal ne l'appréhende pas non plus ; il ne pense pas, il est indifférent.

Par contre, ceux qu'animent une foi religieuse profonde,

peuvent bien craindre la douleur, regretter ce qu'ils lais-
seront après eux : charmes d'une vie heureuse, affections,
amitiés, mais, certains de trouver après la tombe une éter-
nité bienheureuse, ils voient dans leur mort, l'entrée dans
la félicité suprême, elle ne saurait leur inspirer de terreur.
Pour eux, l'inconnu n'existe pas.

Ainsi en a-t-il toujours été des martyrs de leur foi ; des
femmes, des enfants marchent à la mort avec un héroïsme
qui frappe d'étonnement et d'effroi ceux-là mêmes qui les
poussent au supplice ; l'influence psychique est chez eux
si profonde, qu'ils semblent ne pas avoir sensation des tor-
tures qu'on leur fait subir. La même circonstance s'observe
chez ceux qui meurent ou croient mourir pour une foi
politique, pour une idée sociale, chez tous ceux que
domine une énergique volonté. Dans combien de conditions, et bien souvent dans notre France, n'a-t-on pu
vérifier ce fait, plaindre mais admirer aussi ceux qui
tombent ainsi, martyrs de l'idée.

Le sentiment profond du devoir aboutit aux mêmes
résultats ; marchent aussi à la mort, les uns entraînés et
joyeux, les autres plus grands encore, dans le calme de
l'héroïsme, le soldat qui combat pour sa patrie, le médecin qui brave toutes les contagions, le mécanicien qui
lance sa machine à des vitesses vertigineuses, le sauveteur
qui se précipite dans les eaux pour sauver son semblable.
Tous sont dominés par le sentiment du devoir ! Entre eux
l'on ne saurait distinguer, ce sont aussi des martyrs.

La mort comporte un si grand mystère que les légendes
et l'art poétique l'ont personnifiée, divinisée même,
embellie de toutes les fictions que peuvent inspirer les
pensées à la fois douces et tristes du penseur. Plus mystérieuse encore que la naissance, qui aboutit au fait tan-
gible de la vie, elle demeure transition avec le mystère.
Or, ainsi que nous le disions, c'est l'inconnu qui fait
vibrer, jusqu'en son essence la plus intime, notre personnalité humaine, avide de savoir.

Partout la mort commande le respect et lorsque, au passage d'un cortège funèbre, nous donnons un témoignage extérieur de sympathie, nous saluons moins la douleur d'une famille que le souvenir de celui qui s'en va vers le pays mystérieux, dont nul n'est revenu, vers lequel nous marchons d'un pas plus ou moins rapide, mais avec la certitude d'arriver, nous aussi.

Aux temps reculés de l'évolution humaine, l'homme mourait comme meurent les animaux, comme meurent les primitifs encore existants. L'âge et la décrépitude sénile, ou quelque maladie, rare sans doute à ces époques, terminaient un jour sa carrière ; le chétif n'avait pas survécu à l'enfance ; le moribond cherchait quelque endroit retiré de la forêt, quelque grotte obscure de la montagne, où il pût mourir en sécurité. La première manifestation de l'esprit social fut certainement de se débarrasser des inutiles, d'achever une existence condamnée, autant par commisération que par sentiment d'utilitarisme. Donc, on tuait les vieillards et les infirmes ainsi que le font encore les sauvages, ainsi qu'on le pratique, dit-on, parfois au fond des campagnes perdues, où vraiment l'homme ne possède pas une sentimentalité bien supérieure à celle du primitif. Quand, sous l'action lente du progrès matériel, les facilités de vie devinrent plus grandes, on laissa vivre le vieillard et le moribond. On le plaignit même, on chercha à rendre plus douces ses dernières heures ; mais combien de périodes millénaires ne fallut-il pas pour arriver à des sentiments affectifs, à l'idée de reconnaissance due aux anciens pour les soins dont ils ont entouré notre enfance ? qui pourrait soutenir que, même à nos époques, ces sentiments existent toujours et partout ?

Cependant, des rudiments d'idées spiritualistes se faisaient jour dans les cerveaux humains, perfectionnés par de meilleures conditions de milieu; l'homme eut la conception de choses que ses sens ne pouvaient percevoir, il crut à des êtres invisibles, à des existences immatérielles, et, tout naturellement, il en vint à supposer que « les esprits » des morts demeurent, vivant d'une vie supérieure, parfois autour, parfois loin de nous ; ils persistent dans leur sentimentalité première, ils nous aiment et nous protègent s'ils nous aimaient ; ils nous haïssent et cherchent à nous nuire, s'ils nous avaient pour ennemis. Telle fut l'origine du culte des ancêtres, répandu à toutes les époques et chez tous les peuples, première forme du culte rendu aux divinités et base de l'organisation familiale, avec elle, des sociétés humaines.

On peut dire que l'idée des dieux protecteurs de l'individu et de la famille persiste encore, latente, et sous des formes dérivées, dans la plupart des croyances populaires; elle en est d'autant plus tenace. Les honneurs funèbres, si variés suivant les milieux, sont une manifestation à la foi du respect involontaire que nous portons à la grande Inconnue, mais aussi de la conviction innée, irraisonnée, que ceux qui nous ont précédé vivent encore, invisibles à nos sens limités, toujours présents auprès de nous.

La somptuosité des funérailles a, de tous les temps, il est vrai, constitué une suprême manifestation d'orgueil, de vanité, inconsciemment dissimulée, sous prétexte de dernier hommage à la mémoire de celui qui s'en va.

Bien lentement, en arrivons-nous à briser la chaîne des traditions ; émancipés de leurs liens, nous croyons être, alors que nous leur sommes plus attachés que quiconque. Peut-être est-il bon qu'il en soit ainsi ; dans le laborieux travail social qu'ont fourni nos ataves, nous puisons le meilleur de nous-même; savoir distinguer ce qui mérite d'être retenu et ce que nous pouvons répudier, n'est pas à la portée de tous; craignons de faire preuve d'un bien grand orgueil en nous hâtant de nous séparer trop brutalement de mœurs, de coutumes dont toujours nous n'apprécions pas la portée ; détruire est parfois œuvre facile, reconstruire est souvent impossible.

La mort au point de vue social. — Au point de vue social, la mort est la suppression dans l'ensemble du milieu, de l'une des unités qui le constitue ; de même que la naissance (voy. p. 19), cette disparition ne pouvait passer inaperçue ; la protection sociale de la personnalité exige que l'organisme, auquel cette tutelle a été confiée, se rende compte des causes qui ont déterminé ce départ, des circonstances du fait et de l'absolue réalité de la mort.

Les articles 78 à 92 du Code civil ont réglé l'établissement des actes de décès :

Code civil. — Article 77. — Aucune inhumation ne sera faite sans une autorisation, sur papier libre et sans frais, de l'officier d'état civil, qui ne pourra le délivrer qu'après s'être transporté auprès de la personne décédée, pour s'assurer du décès et que vingt-quatre heures après le décès, hors les cas prévus par les règlements de police.

Art. 78. — L'acte de décès sera dressé par l'officier d'état civil, sur la déclaration de deux témoins. Ces témoins seront, s'il est possible, les deux plus proches parents ou voisins, ou lorsqu'une personne sera décédée hors de son domicile, la personne chez laquelle elle sera décédée et un parent ou autre.

Art. 79. — L'acte de décès contiendra les prénoms, nom, âge profession et domicile de la personne décédée ; les prénoms et nom de l'autre époux si la personne décédée était mariée ou veuve, les prénoms, nom, âge, profession et domicile des déclarants et, s'ils sont parents, le degré de parenté. Le même acte contiendra, de plus, autant qu'on pourra le savoir, les prénoms, nom, âge, profession et domicile des père et mère du décédé et le lieu de sa naissance.

Art. 80. — En cas de décès dans les hôpitaux ou les formations sanitaires, les hôpitaux maritimes, coloniaux, civils ou autres établissements publics, soit en France, soit dans les colonies ou pays de protectorat, les directeurs, administrateurs, ou maîtres de ces hôpitaux ou établissements devront en donner avis dans les vingt-quatre heures à l'officier d'état civil ou à celui qui en remplit les fonctions. Celui-ci s'y transportera pour s'assurer du décès et en dressera acte, conformément à l'article précédent sur les déclarations qui lui auront été faites et sur les renseignements qu'il aura pris. Il sera tenu dans les dits hôpitaux, formations sanitaires et établissements, un registre sur lequel seront inscrits ces déclarations et renseignements. L'officier de l'état civil qui aura dressé l'acte de décès enverra, dans le plus bref délai à l'officier de l'état civil du dernier domicile du défunt, une expédition de .cet acte, laquelle sera immédiatement transcrite sur les registres.

Art. 81. — Lorsqu'il y aura des signes ou indices de mort violente, ou d'autres circonstances qui le feront soupçonner, on ne pourra faire l'inhumation qu'après qu'un officier de police, assisté d'un docteur en médecine ou en chirurgie, aura dressé procès-verbal de l'état du cadavre et des circonstances relatives ainsi que des renseignements qu'il aura pu recueillir sur les prénoms, nom, âge et profession, lieu de naissance et domicile de la personne décédée.

Art. 82. — L'officier de police sera tenu de transmettre de suite, à l'officier de l'état civil du lieu où la personne sera décédée, les renseignements énoncés dans son procès-verbal, d'après lesquels l'acte de décès sera rédigé. L'officier d'état civil en enverra une expédition à celui du domicile de la personne décédée, s'il est connu ; cette expédition sera inscrite sur les registres.

Art. 83. — Les greffiers criminels seront tenus d'envoyer dans les vingt-quatre heures de l'exécution des jugements portant peine de mort, à l'officier de l'état civil du lieu où le condamné sera exécuté, tous les renseignements signalés en l'article 79, d'après lesquels l'acte de décès sera rédigé.

Art. 84. — En cas de décès dans les maisons de réclusion ou prisons et de détention, il en sera donné avis immédiatement par les concierges ou gardiens à l'officier de l'état civil qui s'y transportera, comme il est dit en l'article 80, et rédigera l'acte de décès.

Art. 85. — Dans tous les cas de mort violente, dans les prisons et maisons de réclusion, ou d'exécution à mort, il ne sera fait sur les registres aucune mention de ces circonstances et les actes de décès seront simplement rédigés dans la forme prescrite par l'article 79.

Les articles 86 à 92 indiquent les formalités relatives aux décès survenus sur mer et les articles 93 à 98 règlent la rédaction des actes de l'état civil des militaires et marins dans certains cas spéciaux.

(Articles compris dans la promulgation des actes de l'état civil le 30 ventôse an XI (21 mars 1803). l'article 80, par la loi du 8 juin 1893, ainsi que les articles 86 à 98.)

L'application de ces prescriptions légales appelle quelques commentaires :

Déclaration des décès. — La déclaration est nécessaire pour obtenir le permis d'inhumer, mais nul n'est tenu de la faire et aucune pénalité n'est prévue pour son omission, à l'encontre des déclarations de naissance (voy. p.); elle est faite par deux témoins, voisins ou proches parents, s'il se peut ; tandis que l'heure de la naissance est formellement indiquée comme figurant dans la rédaction de l'acte, il n'en est pas même question pour l'acte de décès. Omission évidemment, car le moment exact du décès peut avoir la plus haute importance, dans des questions de succession, par exemple ; d'habitude cependant l'heure de la mort est indiquée. L'acte de décès, en mentionnant, autant que possible, les noms des ascendants du décédé, sert utilement à déterminer la filiation.

Bien entendu, l'article 37 du Code civil spécifiant que les personnes de l'un et de l'autre sexe, majeurs, peuvent être admis à servir de témoins est ici applicable, comme dans tous les actes de l'état civil.

Dans le premier chapitre de cet ouvrage (voy. p. 35), nous avons parlé de la déclaration de naissance des mort-nés, laquelle dans le fait est également une déclaration de décès ; la question nous intéresse d'une façon toute particulière, nous médecins, puisque nous avons des obligations étroites à remplir dans les actes relatifs aux naissances. Il arrive très souvent que, pour éviter de divulguer dans le public le fait de la fausse couche, les parents de l'accouchée, ou elle-même, prient le médecin de se charger du fœtus. C'est plus une habitude professionnelle qu'un devoir véritable, en tous cas un service ; il est parfois dangereux pour le médecin de se rendre aux vœux des intéressés, car accumuler à son domicile toute une collection de fœtus peut exposer le plus honorable praticien à une terrible accusation de pratiques criminelles. Le fait s'est produit. D'autre part, n'est-il pas fâcheux pour les bienséances, de rencontrer des cadavres de fœtus sur les accumulations d'ordure des terrains vagues, dans la boîte spéciale (dite, à Paris, *poubelle* du nom du distingué magistrat qui en a prescrit l'usage, au point de vue de l'hygiène); enfin dans le contenu des voitures qui transportent hors des villes les matières des fosses d'aisance.

Une circulaire du préfet de la Seine, du 10 février 1886, avait invité les maires de Paris à faire établir dans les mairies, des boîtes où médecins et sages-femmes seraient autorisés à venir déposer les embryons ; ces petits cadavres auraient été quotidiennement enlevés par le service des pompes funèbres. Les maires ont simplement répondu par la force d'inertie ; ils n'ont pas donné suite à la demande du préfet. Hors la capitale, il n'existe pas non plus aucune organisation pour l'enlèvement des embryons trop jeunes pour donner lieu à une déclaration de naissance et par suite, à un permis d'inhumer, nécessaire pour mettre en action les pompes funèbres ; il en coûte toujours un peu cher du reste. On préfère les choses simples et ce qui aurait pu devenir un homme est jeté à la voirie ou à quelque chose de pis encore.

Si jamais l'administration municipale, tout au moins celle des grandes villes, se décidait à la création d'obitoires, les embryons y trouveraient asile, tout au moins un lieu de dépôt qui ne blesserait pas les convenances ni la moralité publique.

La vérification des décès. — Nous avons parlé page 24, de l'organisation, tout au moins dans les grandes villes, du service des médecins de l'état civil. Une circulaire du ministre de l'Intérieur, en date du 24 décembre 1866, a invité les maires à faire choix d'un médecin pour la vérification des décès déclarés à la mairie. Là où les communes ont un budget suffisant pour subvenir aux dépenses d'un service d'un médecin de l'état civil, la vérification se fait dans de bonnes conditions. Ailleurs, on peut dire qu'elle ne se fait pas, ou se fait d'une façon des plus criticables. Les médecins se sont toujours montrés peu enthousiastes de certifier la réalité des décès survenus chez leurs propres malades ; il est aisé de comprendre pourquoi, sans même remarquer que les obliger à déclarer la cause de la mort, obligation imposée au médecin vérificateur, ne fût-ce qu'à titre de simple renseignement, serait les forcer à violer le secret professionnel auquel ils sont tenus par l'article 378 du Code pénal.

Au point de vue social cependant, le service de vérification des décès présente la plus haute importance. Il constitue le plus puissant moyen de s'opposer au danger des inhumations précipitées ; il est un actif auxiliaire de la justice. Combien de crimes ne sont-ils pas connus par ce fait que le médecin refuse de donner le certificat de décès et rend compte au commissaire de police de sa détermination ; à Paris notamment il en est ainsi tous les jours. Le magistrat commence une enquête ; en attendant l'inhumation ne peut avoir lieu et on a le temps d'approfondir le cas spécial. Aussi, les médecins vérificateurs doivent-ils apporter la plus grande vigilance dans l'accomplissement de leur mission, ne pas s'en laisser imposer par les dires des familles, les solliciter cependant, s'enquérir des causes de la mort, vérifier, s'il se peut, les ordonnances du médecin traitant, en déduire la nature probable de la maladie, mais cependant ne pas ajouter à cet ensemble une foi trop exagérée. Dans un cas de notre connaissance le médecin de l'état civil, praticien des plus distingué et des plus consciencieux, fut absolument trompé par les larmes pieuses d'une famille dont le chef venait de succomber à un coup de sang ; il était recouvert jusqu'au menton d'un drap bien propre ; le médecin signa le certificat. Or il s'agissait d'un crime ; ce n'était pas à une apoplexie qu'avait succombé l'ancêtre, plus simplement on lui avait coupé la gorge. Le commissaire venait d'être mis au courant par une lettre anonyme.

Seul le médecin de l'état civil peut vérifier si certaines prescriptions légales ont été observées chez le décédé : On a trop souvent, dès qu'une personne est décédée, l'habitude de procéder à sa toilette funèbre, de l' « ensevelir » ; il est dévêtu, plus ou moins lavé, excellente mesure, en soi, lorsqu'elle n'est pas trop hâtive, de le changer de lit, tout au moins de refaire absolument celui sur lequel il repose, on le place ainsi dans des conditions de refroidissement qui lui pourraient être funestes. Un Arrêté du 21 vendémiaire an IX avait déjà interdit cette coutume ; il fut confirmé par un second du 25 janvier 1825, mais ils ne s'appliquaient qu'au département de la Seine. Une circulaire du ministre de l'Intérieur, du 25 janvier 1844, reproduit et commente les prescriptions des Arrêtés précédents et fait observer qu'on doit prendre autant de soins d'une personne récemment décédée, que s'il s'agissait d'un malade. Cependant, telle est la force de l'habitude, que l'usage de l'ensevelissement persiste avec des variantes suivant les milieux, et nul ne suppose mal faire. Dans le Midi, surtout, on croirait manquer à tous ses devoirs si l'on ne mettait pas tout en œuvre pour parer le défunt, le revêtir de ses meilleurs vêtements, le coiffer d'un chapeau puis tout fermer dans la chambre et lui enlever ainsi le bienfait de l'air pur, qui peut-être le ranimerait, s'il n'était pas mort ; on ne lui laisse respirer que la fumée de bougies et de cierges, au besoin celle de plantes aromatiques. Une autre circulaire ministérielle, du 24 décembre 1866, renouvelle la recommandation de ne faire aucun changement dans l'état du corps, avant l'arrivée du médecin vérificateur et notamment la mise en bière ; elle ne peut avoir lieu, du reste, que vingt-quatre heures après le décès.

Une ordonnance royale du 6 septembre 1839 a visé les opérations pratiquées sur le cadavre et, notamment indiqué le moulage de la face, l'embaumement, l'autopsie. Ces questions sont actuellement tranchées par le décret du 27 avril 1889 dont nous indiquons plus loin les principales dispositions.

Il est évident que ces règles, protectrices de la vie possible, ne sauraient s'appliquer à l'opération césarienne post-mortem [1].

Le délai légal. — Le délai légal de vingt-quatre heures, imposé par l'article 77 du Code civil, est la première des précautions qui s'imposent pour éviter, s'il se peut, toute inhumation prématurée. Déjà, dans l'ancienne Grèce, l'usage était de conserver le corps du décédé pendant un certain laps de temps, onze jours d'après les lois de Lycurgue, trois à sept jours, au moins, dans d'autres législations, mais toujours les lamentations duraient assez longtemps pour que les signes de la mort pussent devenir manifestes. Les Egyptiens commençaient les cérémonies funéraires le quatrième jour, et les Perses seulement lorsque l'odeur putride devenait pénible. Les mœurs romaines, voulaient que, tout au moins pour les gens de qualité, l'exposition du corps durât huit jours. On la prolongeait parfois pour rendre au décédé des hommages plus pompeux.

Les lois mosaïques et les commentaires talmudiques ne contiennent rien de très précis à l'égard du délai à apporter avant de procéder aux funérailles, mais l'habitude, chez les Juifs, de procéder à un lavage intensif du corps constitue un véritable procédé de vérification du décès, suffisant pour dispenser d'un délai prolongé.

1. Voy. G. Morache, *Grossesse et Accouchement, loc. cit.,* p. 239.

La doctrine chrétienne, en poussant, au début, jusqu'à l'exagération le principe du corps périssable, ne devant, comme telle, inspirer qu'une attention infime, amena tout naturellement à abréger les délais de l'inhumation et même à la précipiter. Ne fallait-il pas rendre à la poussière ce qui n'est que poussière? L'Église réagissait aussi contre les habitudes païennes, et l'on se hâtait de pratiquer les inhumations, on se gardait d'accepter l'usage de la crémation des corps.

Le temps a fait son œuvre, on attend un peu avant de procéder aux obsèques, mais la durée de la période qui, légalement, les précède, varie sensiblement suivant les pays. En Allemagne et en Autriche, elle est de quarante-huit heures ; en Angleterre, elle se prolonge d'ordinaire jusqu'au début des premiers symptômes de putréfaction. Aucune inhumation ne peut avoir lieu sans un certificat du registrar (voy. p. 26), constatant que la déclaration du décès a été faite et, d'autre part, cette déclaration doit l'être dans un délai de cinq jours par les parents, l'occupier ou les personnes qui ont assisté au décès. Si le cadavre a été trouvé en dehors des habitations, la déclaration est faite au coroner, qui ne délivre le permis d'inhumer qu'après enquête et information judiciaire, suivie de jugement. Le coroner adresse au registrar le résultat de cette information.

En France, le délai légal est, en exécution de l'article 77 du Code civil, de vingt-quatre heures ; ce terme est regardé comme suffisant, à la condition qu'il y ait une réelle et scientifique constatation du décès ; or cela n'est pas et ne peut exister, avec notre défaut d'organisation de la médecine publique dans les petits centres, et dans les communes rurales, nous l'avons déjà fait ressortir. De plus, en s'en tenant au texte étroit de l'article 77 du Code, il se pourrait qu'une fausse déclaration de l'heure du décès pût venir abréger le délai. Les familles mal logées, condamnées à la promiscuité pénible, inconvenante parfois, avec le corps du décédé, ont tout intérêt à hâter l'heure de son inhumation. C'était pour s'opposer à ce devancement du délai que le préfet de la Seine, Frochot, par un arrêté en date du 13 octobre 1800, avait décidé que l'inhumation ne pourrait avoir lieu que *vingt-quatre heures après la déclaration*, ce qui assure le minimum fixé par la loi. La circulaire du ministre de l'Intérieur, en date du 24 décembre 1866 a rendu cette prescription obligatoire pour toute la France.

Dans certaines circonstances, le délai peut être abrégé ; il en est ainsi dans les cas d'épidémie, de calamité publique, toutes les fois où la conservation des corps pourrait être un danger, peut-être un fâcheux spectacle pour la population.

Le *Décret du 27 avril 1889, portant règlement d'administration publique, déterminant les conditions applicables aux divers modes de sépulture* contient les dispositions suivantes :

ARTICLE PREMIER. — L'officier de l'état civil peut, s'il y a urgence, notamment en cas de décès survenu à la suite d'une maladie contagieuse ou épidémique, ou en cas de décomposition rapide, prescrire, sur l'avis du médecin commis par lui, la mise en bière immédiate après la constatation officielle du décès, sans préjudice d'ordonner la sépulture avant l'expiration du délai fixé par l'article 77 du Code civil.

ART. 2. — Si le décès paraît résulter d'une maladie suspecte, dont la protection de la santé publique exige la vérification, le préfet peut, sur l'avis conforme et motivé de deux docteurs en médecine, prescrire toutes les constatations nécessaires et même l'autopsie.

ART. 3. — Il ne peut être procédé aux opérations tendant à la conservation des cadavres, par l'embaumement ou par tout autre moyen, sans une autorisation du préfet de police dans le rayon de la préfecture de la Seine et du maire partout ailleurs. Pour obtenir cette autorisation, il y a lieu de produire : 1° une déclaration indiquant le mode et les substances que l'on se propose d'employer, ainsi que le lieu et l'heure de l'opération ;

2º un certificat du médecin traitant, affirmant que la mort est
le résultat d'une cause naturelle. La décision est prise, sur le
rapport d'un médecin assermenté commis pour vérifier le décès
et établi dans les formes prescrites par l'article 17.

C'est une importante question d'hygiène publique et de
convenance sociale que celle du maintien des corps dans
les familles pendant trente-six heures environ. Tant que
la maladie a duré, on a lutté, on a fait le mieux possible,
mais la mort est enfin venue ; avec elle, les courages sont
tombés, la prostration due à la fatigue, au chagrin, l'em-
porte et c'est alors que, dans un logis étroit, dans une
seule pièce peut-être, ou bien dans deux chambres commu-
nicantes, il faut continuer à vivre de la vie matérielle,
faire cuire les aliments, se nourrir, dormir. Pendant ce
temps, le cadavre est là, subissant les régressions chimiques de la décomposition, dégageant des gaz putrides,
foyer de propagation de germes infectieux peut-être.
Evidemment, les choses ne sont pas partout aussi lamenta-
bles, mais elles peuvent l'être encore plus, dans certains
milieux, par exemple, où la douleur se traduit par des
manifestations d'intempérance et où, sous prétexte de se
donner du cœur, on se livre aux pires excès.

Donc la question de la création d'obitoires ou lieux de
dépôt pour les corps des décédés se pose nettement, au
moins dans les grandes villes à population entassée. Plusieurs villes d'Allemagne, Francfort, Weimar, Dresde et
Munich, en particulier, nous montrent des spécimens qu'il
serait facile d'imiter. Ils concilient à la fois la décence
avec la sécurité des vivants et aussi des morts, car le
service de surveillance est parfaitement organisé. Le
décret précité du 27 avril 1889 a prévu la création, dans
nos villes de maisons de cette nature :

Décret du 27 avril 1889. — ARTICLE 5. — Il peut être établi des
chambres funéraires destinées à recevoir, avant la sépulture,
les corps dont le décès n'a pas été causé par une maladie con-

tagieuse. Ces chambres funéraires sont créées, sur la demande du conseil municipal, par arrêté du préfet, qui ne peut statuer qu'après une enquête *de commodo et incommodo* et avis du conseil d'hygiène. Si une chambre funéraire présente des inconvénients graves, le préfet peut en ordonner la suppression, le conseil municipal entendu.

ART. 6. — L'admission à la chambre funéraire ne peut avoir lieu que sur la production d'une demande écrite du chef de la famille ou de toute autre personne ayant qualité pour pourvoir aux funérailles. Cette demande énoncera : les nom, prénoms, âge, profession et domicile du décédé; 2° d'un certificat de décès, dans lequel le médecin traitant doit constater que le décès n'a pas eu lieu par maladie contagieuse. A défaut de médecin traitant, l'admission à la chambre funéraire ne pourra avoir lieu qu'en vertu d'une autorisation du maire ou du commissaire de police. Dans les cas prévus par l'article 81 du Code civil (suspicion de mort violente), cette admission doit être autorisée par le procureur de la République.

ART. 7. — Le commissaire peut requérir l'admission à la chambre funéraire des corps des personnes étrangères à la commune, qui décèdent sur la voie publique ou dans un lieu ouvert au public.

ART. 8. — Les corps sont transportés à la chambre funéraire dans des voitures spéciales ou des voitures fermées. Ils doivent avoir le visage découvert et les mains libres.

Malheureusement, la création de chambres funéraires ou d'obitoires n'est pas encore entrée dans la voie de l'application pratique. Deux établissements ont été organisés à Paris, ils sont peu fréquentés ; dans les grandes villes de province, il n'en existe pas et c'est tout au plus si, dans quelques-unes d'entre elles, on trouverait dans quelque dépendance de la chapelle du cimetière, un local, mal clos et exposé à toutes les intempéries, où l'on pourrait, le cas échéant, déposer provisoirement le corps d'une personne décédée; mais quelles démarches ne faudrait-il pas pour obtenir pareille faveur. La création des chambres mortuaires se heurtera longtemps, en France, contre le

culte que nous portons aux morts, contre les sentiments
les plus intimes et les moins réfléchis de nos populations
qui veulent, inconsciemment, mais en somme très respec-
tablement, garder leurs morts. Les meilleurs raisonnements n'y peuvent rien ; ce qui prouve, une fois de plus,
que les législations qui ne sont pas en accord avec les
mœurs ne sont pas viables ou, tout au moins, sont prématurées.

Le permis d'inhumer entraîne l'obligation d'inhumer
conformément aux règlements spéciaux de police administrative du lieu, sauf à transporter le corps dans une
autre commune ; le fait d'inhumer sans autorisation
constitue un délit prévu par l'article 358 du Code pénal
qui le frappe d'une pénalité de six jours à deux mois de
prison et d'une amende de 16 à 50 francs.

Le permis d'inhumer doit être présenté avant toute
cérémonie religieuse, de quelque culte que ce soit. (Décret
du 25 juillet 1805.)

Conservation ou destruction des cadavres. — Il est
naturel à l'homme de considérer la mort comme un repos,
un sommeil ; les uns y aspirent, d'autres le craignent,
tous le subissent. L'animal, qui, dans sa conception rudimentaire, se sent envahir par la lassitude, souvent prélude de la mort, cherche au fond des bois ou dans le
creux du rocher, le refuge où, se sentant faible, il soit à
l'abri de toute agression et puisse reposer en sécurité.

Alors que les primitifs furent parvenus à un suffisant
degré de culture, ils se sentirent pénétrés déjà du sentiment de l'infini ; en présence du corps de leur semblable,
ils songèrent à lui assurer la sécurité et le calme dans la
vie nouvelle où il entrait ; ils le transportèrent dans une
des grottes de la montagne voisine, et ce fut la première
des sépultures. Nous la retrouvons encore, garnie de tous
les objets que la piété des survivants accumulait autour
du défunt, pour assurer, embellir sa nouvelle existence.

Grâce à ces usages et à la présence de ce mobilier funéraire, nous pouvons reconstituer en partie ce que fut la vie de nos ataves à ces périodes préhistoriques. Mais partout on ne trouvait pas de grottes ; par transition on en vint alors aux cavités artificielles, aux tombeaux creusés dans les rochers ; telles furent les sépultures patriarcales et celles des Sémites ; on en construisit enfin, de toutes pièces, comme on le fait encore aujourd'hui. Mais le tombeau est toujours quelque peu demeuré l'apanage du puissant de la terre, du chef, du riche, qualités longtemps inséparables l'une de l'autre. Sous différentes formes, et dans tous les points géographiques occupés par les migrations humaines, on trouve la trace de leurs passages par leurs sépultures. Grottes creusées dans le flanc des montagnes de la Haute Egypte, pyramides de la vallée du Nil, dolmens de la Bretagne, marquant jusqu'au Maroc le passage des Germains et des Celtes, majestueuses sépultures des dynasties impériales creusées dans les Cordillères des Andes, partout on retrouve le même principe ; son application varie suivant les possibilités du milieu. Notre époque n'en a pas abandonné la tradition, bien que nos petits-neveux ne retrouveront pas, dans quelque trentaine de siècles, nos vestiges funéraires, construits plus superficiellement ; ils disposeront, d'ailleurs, de suffisantes autres sources de documentation.

Un autre principe, plus immédiatement pratique, vint s'ajouter aux précédents et présider à la destinée des corps, la nécessité de soustraire aux yeux, aussi bien qu'à la sensibilité de tous, le douloureux et répugnant spectable de la décomposition cadavérique. L'enfouissement s'imposait naturellement ; ce fut évidemment par une raison d'utilitarisme facile à comprendre, que l'habitude de l'inhumation prit naissance ; de tous les procédés, c'est certainement le plus économique. Beaucoup plus tard dans l'évolution de l'esprit humain, moins tardivement

qu'on ne le croit cependant, l'idée du circulus de la vie
commença à se faire jour. Par la simple observation des
faits, on put remarquer que l'enfouissement dans le sol
est un excellent procédé pour permettre à la matière organique de se dissocier et faire retourner ses éléments à la
forme liquide, lontemps regardée comme origine primitive et naturelle de toutes choses. L'habitude de l'inhumation dans le sol s'imposa ; elle persiste encore et se
trouve appliquée partout où l'homme a fixé sa résidence.

Des exceptions surgissent cependant : pour inhumer, il
faut un sol meuble, on ne le trouve pas partout. Certains
terrains sablonneux, riches en matériaux salins, ou en
d'autres produits, conservent les corps animaux en les
desséchant, en les momifiant. Dans ces régions, ou plutôt
dans ces zones restreintes, dont on retrouve des exemples
dans tous les pays, les cadavres humains ne peuvent être
détruits, au contraire, ils sont conservés momifiés. Un
exemple de ces propriétés conservantes de certains sols se
remarque sur une grande étendue de la côte occidentale
de l'Amérique du Sud, dans la partie du littoral qui avoi-
sine les îles Chinchas, entre le Chili et le Pérou. Jamais
ou presque jamais il ne pleut dans ces régions ; le sol,
recouvert d'une épaisse couche de guano, rejet intestinal
des oiseaux de mer si nombreux dans ces parages, est à
la fois sablonneux, chloruré et ammoniacal ; il conserve
merveilleusement les corps qu'on lui confie, aussi les
anciens habitants de ce pays, Incas et autres, avaient-ils
l'habitude d'y déposer les corps de leurs parents, renfermés dans de grandes potiches en terre cuite et de
les enfouir peu profondément. Nous avons personnellement fait, en ces points, quelques exhumations de momies
en admirable état de conservation ; les couleurs des
tatouages semblaient dater de la veille ainsi que celles des
étoffes vestimentaires. Ces momies étaient, il est vrai,
relativement récentes, car elles ne dataient que de huit
à neuf cents ans. Sans aller aux Amériques, on trouve, en

France même, quelques exemples de terrains aussi conservateurs, par leur action dessiccative.

En d'autres points géologiques, le sol ne permet pas d'inhumer les cadavres, comme par exemple dans quelques îles madréporiques de l'Océanie ; les habitants durent confier à l'air ambiant les cadavres de leurs parents ; on les suspendait au sommet des cocotiers et là, exposés aux grandes brises du Pacifique, ils se décomposaient peu à peu, sans dommage pour les vivants et en cédant à l'atmosphère les éléments de leur matière organique, qui se diffusait dans les espaces.

Dans le delta du Nil, où la fécondité du sol est due à l'inondation annuelle du fleuve et à son apport de boues fertilisantes, véritable engrais, les inhumations peuvent, si elles sont trop nombreuses, maintenir, dans le sol, des cadavres qui n'ont pas disparu au moment de la crue annuelle du fleuve. Les anciens Égyptiens, fort au courant des questions de propagation des germes morbides, pouvaient avoir des craintes pour les populations riveraines ; de là probablement l'origine, imposée par la religion, de l'embaumement des cadavres humains et même de ceux des animaux domestiques.

Règlements des inhumations. — Étant donné que la loi a prévu la question des inhumations, pour interdire qu'elles ne fussent prématurées, il est évident que des règles de police administrative doivent y présider ; sans vouloir traiter ici à fond la question très importante des cimetières, qui ressortit essentiellement à l'hygiène urbaine, nous ne pouvons absolument laisser de côté les principales dispositions, en ce qu'elles touchent également aux applications médico-légales.

Le décret du 25 prairial an XII (12 juin 1804) sur les sépultures dispose qu'aucune inhumation ne pourra être faite dans les églises, chapelles, temples ou synagogues, ni dans les enceintes des villes et bourgs. Dans le voisinage

de chacune des villes ou bourgs, il existera un cimetière
à une distance de 40 mètres au moins de leur enceinte.
De plus, le *décret du 7 mars* 1808 stipule que l'on ne
pourra élever aucune habitation, ni creuser avec un puits
à moins de 100 mètres desdits cimetières. On choisira de
préférence les terrains les plus élevés et exposés au nord.
Ces diverses dispositions sont loin, cent ans après la promulgation du décret de 1804, d'être partout appliquées ;
par le fait, la question des terrains élevés est singulièrement discutable, tandis qu'il n'existe pas, dans ces décrets,
mention ni de la nature géologique des sols ni de leur
mode d'irrigation.

Le décret du 7 mars 1808 règle le mode de disposition
des fosses ; la question est reprise par le *décret plus
récent du 27 avril* 1889, en ses articles 12 et suivants.

ARTICLE 12. — Les cercueils doivent être déposés dans les
fosses et tranchées à une profondeur de $1^m,50$ au moins.

ART. 13. — Chaque fosse particulière doit avoir, au minimum
une largeur de $0^m,80$ sur une longueur de 2 mètres. Pour l'inhumation des enfants en bas âge, les fosses peuvent être réduites
à 1 mètre superficiel. Les fosses doivent être distantes entre elles
de $0^m,30$, au moins.

ART. 14. — Les concessions, dans les cas où il n'y a pas de
caveaux de famille, ne peuvent recevoir plusieurs corps que si
cinq années au moins ne séparent chaque inhumation, ou si les
corps n'ont été placés de manière que la profondeur réglemen-
taire soit observée dans la dernière inhumation.

ART. 15. — Dans les inhumations en tranchées, les cercueils
doivent être distants les uns des autres de $0^m,20$ au minimum.

Ce dernier article permet les inhumations en fosse commune ; elles sont regrettables au double point de vue de
la décence publique et aussi à celui de l'hygiène ; la
décomposition des corps est plus lente dans un milieu
saturé de matière organique, que dans un autre moins
chargé, où les échanges chimiques peuvent s'accomplir
librement.

Le décret du 7 mars 1808 dispose, en son article 14, que toute personne pourra être enterrée sur sa propriété, pourvu que ladite propriété soit hors, et à la distance prescrite, de l'enceinte des villes et bourgs. Les lieux de sépulture sont soumis à l'autorité, la police et la surveillance des administrations municipales.

La sécurité des tombes est assurée par cette surveillance, par la piété publique et aussi par les pénalités qui punissent leur violation; l'article 360 du Code pénal frappe d'un emprisonnement de trois mois à un an, et de 16 à 200 francs d'amende « quiconque se sera rendu coupable de violation de tombeaux ou de sépultures, sans préjudice des peines contre les crimes ou les délits qui seraient joints à celui-ci ».

Les violations de tombes ne sont malheureusement pas chose rare; ils ne sont pas toujours commis dans le but de voler les bijoux, ou autres objets précieux dont l'affection des survivants orne parfois le corps de ceux qu'ils ont perdus; ils sont dus aussi à cette forme particulière de dégénérescence morbide, qui pousse les aliénés qui en sont atteints, épileptiques d'ordinaire, à se passionner pour les cadavres exhumés, à satisfaire sur eux leurs aberrations génésiques, parfois enfin à se repaître de ces chairs en pleine décomposition. Dans ces dernières années, la justice a dû s'occuper d'un certain nombre de faits de ce genre; ils émeuvent profondément l'opinion, mais appartiennent absolument au domaine des manifestations morbides, emportant avec elles l'irresponsabilité, le plus souvent absolue, de ceux qui les commettent. Nous n'avons pas à nous en occuper ici.

Le transport des cadavres et les conditions dans lesquelles il doit être exécuté sont réglés par un certain nombre de décrets et d'arrêtés ministériels. Le *décret du 25 prairial an XII* forme la base de la législation, nous en avons déjà fait mention; les *circulaires ministérielles des 26 thermidor an XII et 8 août* 1859; enfin des décisions de l'autorité administrative, représentée à Paris par le préfet de police, par les maires dans les autres communes, complètent la jurisprudence. Lorsque le corps ne quitte pas la commune, il suffit qu'il soit placé dans un cercueil suffisamment solide et garni intérieurement de sciure de bois humectée d'une solution désinfectante, sulfate de zinc ou autre (*Circulaire du 3 août 1859*). Longtemps on a utilisé l'acide phénique impur, horriblement mésodorant, ainsi que des composés de thymol; peu importe, pourvu que pendant le transport, aucune odeur suspecte ne vienne troubler les assistants.

Si le corps doit être transporté au loin, notamment en chemin de fer il doit être contenu dans un cercueil absolument étanche, métallique est le mieux, et entouré de composés désodorisants et antiseptiques. On a proposé l'emploi de cercueils en verre opaque. Cette substance est avantageuse par son absolue étanchéité, mais un choc peut facilement la briser; assez épaisse pour résister, elle est fort lourde.

Le transport du domicile à l'église et au cimetière se fait à bras, ou dans des chars, suivant les usages locaux.

La question des pompes funèbres a été réglée par les dispositions des articles 8 à 26 du décret du 23 prairial an XII, lequel dispose que les fabriques ou consistoires ont qualité pour fournir (art. 22), ou affermer le droit de fournir tout le matériel employé dans les cérémonies funèbres; lorsque ce droit ne peut être exercé par lesdites fabriques ou consistoires, la municipalité y pourvoit directement ou par voie d'affermage (art. 26). Ce dernier système est celui qui tend à l'emporter.

Des difficultés se sont élevées, il y a quelques années, à propos des obsèques dites civiles, c'est-à-dire, sans le concours de ministres d'un culte; certaines autorités ont contesté, pour les convois civils, le droit aux honneurs prescrits par les règlements spéciaux. Une *Loi du 15 novembre 1887, sur la liberté des funérailles*, a établi qu'il ne pourrait être pris aucun arrêté, aucune disposition, applicable aux funérailles, en raison de leur caractère civil ou religieux, et que les dispositions relatives aux honneurs funèbres seraient appliquées quel que fût ce caractère. Tout majeur ou mineur émancipé, a le droit de régler les conditions de ses propres funérailles, et de charger une ou plusieurs personnes de l'exécution de ces dispositions, lesquelles ont la même force qu'un testament relatif aux biens. En cas de conflit, le débat est porté devant le juge de paix, sauf appel au président du tribunal civil, lequel doit statuer dans les vingt-quatre heures. Le fait de donner aux funérailles un caractère contraire à la volonté du défunt est puni des peines prévues par les articles 199 et 200 du Code pénal (16 à 100 francs d'amende pour la première fois, emprisonnement de deux à cinq ans, en cas de récidive).

L'inhumation est le procédé le plus pratique, le moins coûteux; il est tellement conforme aux sentiments de l'immense majorité qu'il serait absolument illogique de le vouloir remplacer par un autre; nous pensons cependant qu'une entière liberté doit être laissée à cet égard, en tant qu'elle ne porte aucune atteinte à l'intérêt des collectivités, ni à celui des individus.

On a combattu l'usage des inhumations en affirmant la nocuité des cimetières. Il a été mené contre eux une campagne qui, un moment, passionna les esprits au nom du progrès scientifique. On leur reprocha de diffuser dans l'atmosphère des émanations putrides, d'être, par là, propagateurs d'éléments morbides, de contaminer de germes organiques, pathogènes au besoin, les eaux qui traversent leur sol et vont sourdre en contre-bas. Ce mouvement d'opinion accrédita, pour un certain temps, la légende des cimetières, d'autant qu'il fut mené par des hommes d'une véritable autorité[1].

1. Guérard, *Les inhumations et les exhumations sous le rapport de l'hygiène.* Thèse de concours, 1838.

A. Tardieu, *Voiries et cimetières.* Thèse de concours, 1852.

La question, reprise avec les procédés de l'enquête scientifique moderne, se présente aujourd'hui sous un aspect différent. Sans doute, lorsqu'on fait choix d'un terrain pour déposer les corps provenant d'une agglomération, il y a lieu d'en étudier l'altitude et l'orientation ; il faut choisir de préférence un sol calcaire ou ferrugineux, moyennement perméable à l'air et facilitant un écoulement régulier, mais cependant assez lent, des eaux d'infiltration. Il est bon que ces eaux n'aillent pas alimenter les puits ou autres prises d'eau placées en contre-bas, bien qu'il n'ait jamais été très démontré que cette circonstance ait produit des effets nuisibles.

Le champ de repos doit être assez étendu pour que la reprise des terrains soit aussi éloignée que possible, et non limitée aux cinq années réglementaires, ce qui est très insuffisant pour certains sols.

Quant à la nocuité du voisinage des cimetières et à la propagation par l'atmosphère des germes morbides provenant des cadavres, aucun fait n'en est venu démontrer l'exactitude, mais, bien entendu, si les cimetières sont exploités suivant les règles d'une hygiène sérieuse et véritablement scientifique. Il est nécessaire de planter, dans les nécropoles, des végétaux à croissance rapide, aux racines s'étendant au loin, à la végétation abondante en feuilles ; on constitue ainsi un véritable drainage vertical du sol, aussi bien que l'on doit assurer, par un bon dispositif des drains inférieurs, la circulation dans le soussol, ainsi que son assèchement relatif.

Mais ce sont là sujets sur lesquels nous ne pouvons ici nous étendre, ils sont un peu en dehors des limites que nous nous sommes tracés ; nous renvoyons le lecteur aux plus récents travaux sur cette importante question de voirie urbaine[1].

---

1. Voy. Ch. Le Maout, *Essai sur l'hygiène des cimetières*. Thèse de Bordeaux, 1899.

Les corps, une fois inhumés, sont placés sous la protection des municipalités qui ont la police des cimetières et qui, seules, peuvent autoriser une exhumation, dans un intérêt de famille ou de convenance sérieuse. Ces mêmes autorités ont qualité pour prescrire les exhumations collectives, nécessitées par la reprise des terrains non concédés, ou dans d'autres circonstances, telles que la désaffectation d'un cimetière.

L'autorité judiciaire a, également, le droit de prescrire une exhumation, quand elle juge une autopsie ou toute autre expertise, nécessaire à la manifestation de la vérité. En toute autre circonstance, une exhumation, non autorisée, constituerait le délit de violation de sépulture et puni comme nous l'avons indiqué page 200.

Les exhumations doivent s'accomplir avec certaines précautions indispensables, et suivant certaines règles dont l'appréciation ne saurait être formulée dans le présent ouvrage.

L'embaumement. — Nous avons dit plus haut (voy. p. 198) que, dans certaines contrées, où la nature du sol ne permettait pas l'inhumation, on avait dû, à un certain moment, dessécher les corps, même ceux des animaux domestiques, plutôt que de les enfouir dans des terrains où leur décomposition aurait pu être nuisible aux vivants. Tel fut le cas dans l'ancienne Égypte ; l'art des embaumements fut porté à un très haut degré.

Les mêmes procédés n'existaient pas, on le comprend de reste, pour les gens de condition inférieure et pour les puissants et les riches. Les cadavres des pauvres gens étaient simplement maintenus un certain temps, dans un bain de bitume minéral, s'y imprégnaient de composés pyrogénés, riches en phénols et leurs dérivés, puis on les exposait à la dessiccation. Elle marchait rapidement par le chaud soleil de l'Égypte, et le corps prenait un aspect ligneux ; il ressemblait assez aux pièces sèches de nos cabinets d'anatomie. Ainsi en agissait-on pour les animaux que l'on voulait conserver. Les cadavres, rendus aseptiques, étaient rangés dans de vastes galeries creusées dans la roche des collines, où nous les retrouvons encore par véritables gisements.

Il fallait, pour rencontrer des hauteurs aux flancs granitiques, remonter le Nil assez haut; des convois étaient, pour ce transport, organisés à certaines époques de l'année.

Pour les personnes de qualité, on procédait différemment; suivant le prix, en pouvait, cela se conçoit, avoir un embaumement plus ou moins perfectionné.

Les procédés étaient fort longs, ils duraient plus d'une année. On commençait par immerger le cadavre dans une dissolution saturée de *natron* (sesquicarbonate de soude) dont il existait de grandes quantités dans la Haute Égypte. Dans cette sorte de saumure, le corps perdait une grande partie de son eau; au sortir de ce bain prolongé, on l'exposait à l'air où sa dessiccation continuait. Entre temps, on avait enlevé les viscères abdominaux et thoraciques, ainsi que le cerveau. Les cavités étaient remplies avec une sorte de bourre provenant du cocotier, imbibée de résines et d'aromates, fortement tassée, afin de laisser au tronc à peu près ses dimensions premières. Le corps était, à plusieurs reprises, lavé avec des huiles parfumées, l'huile de cèdre en particulier, et desséché entre chaque application ; de là cette odeur infiniment douce que quatre mille ans plus tard, nous percevons encore, quand nous procédons à l'examen complet d'une momie. La dernière phase de la préparation consistait à enrouler autour du corps entier, en partant de l'extrémité des doigts, un fin bandage en plusieurs couches, et enduit de substances résineuses aromatiques. Les bandes étaient si fines qu'elles ne forment presque pas épaisseur. Enfin, avant de placer le corps dans un premier cercueil, on lui passait sur le visage des couleurs artistement disposées, pour rappeler l'aspect de la vie ; on lui ajustait parfois des yeux en émail, on le parait de riches vêtements et de bijoux, surtout si c'était une jeune dame. A ses pieds, un récipient métallique contenait les viscères ; à son côté un papyrus relatait son panégyrique. Une série de cercueils, le premier en carton-pâte, les suivants en bois plus ou moins précieux, renfermait le corps. Le tombeau le recevait, enfin, on espérait soustraire pour jamais cette dépouille à la curiosité intéressée des hommes ; elle est en effet demeurée en sécurité un certain laps de temps, puis des savants, des curieux sont venus, ils ont ouvert ces tombes, et dans la mystérieuse documentation qu'elles fournissent, ont pu retrouver en partie, l'histoire de cette civilisation merveilleuse, berceau de celles qui lui ont succédé.

Les civilisations occidentales n'ont repris la pratique des embaumements que bien des siècles après les Égyptiens ; dans un sentiment de vanité, on a voulu conserver les corps des personnes illustres, ou du moins que leur situation avait provisoirement illustrés ; on prit l'habitude d'embaumer les cadavres des princes, des seigneurs, des dignitaires de l'Église, il n'aurait pas été convenable que leur corps fût exposé à se décomposer comme celui d'un de leurs vassaux ; la longueur des cérémonies funèbres, l'exposition du cadavre, son dépôt dans une crypte d'église obligeaient aussi à quelques précautions. Le même sentiment pousse encore certaines personnes, de plus en plus rares, il est vrai, à faire embaumer les restes de leurs parents ; on ne pratique guère cette opération que dans le cas de long voyage.

Longtemps on a imité de loin les procédés égyptiens, mais en se bornant à remplacer les viscères par de l'étoupe ou du coton, imbibés de substances aromatiques ; on fit usage de la chaux plus ou moins hydratée. A défaut d'autres substances, on dut embaumer ainsi le corps de Napoléon à Sainte-Hélène ; en 1840 au moment où son cercueil dut être ouvert, lors de sa translation en France, dix-neuf ans après la mort, il fut trouvé en bon état de conservation.

Lorsque les tombes de la basilique de Saint-Denis furent ouvertes en 1793, les corps des rois et des autres personnages de famille royale présentaient des états très différents, tenant soit au mode d'embaumement employé, soit aussi beaucoup à la maladie, infectieuse ou non, à laquelle ils avaient succombé. C'est là, en effet, un élément important de la question.

Depuis 1825, les procédés de conservation ont été complètement modifiés, en suite des recherches du chimiste Gannal qui se voua entièrement à l'art des embaumements et proposa de substituer à tous autres procédés, celui des injections intra-veineuses. La solution qu'il préconisa était composée de sulfate d'alumine, de chlorure d'aluminium et d'arsenic [1] ; la justice se préoccupa de l'inconvénient qui pouvait exister à introduire, dans un cadavre, un produit éminemment toxique, comme l'arsenic, et bientôt intervint une circulaire ministérielle, en date du 29 octobre 1846, interdisant pour les embaumements, l'usage de toute espèce de toxique et, en particulier celui de composés arsenicaux.

Les sels de zinc, chlorure et sulfate, ont été utilisés avec succès par Sucquet et par Strauss ; le borate de soude a donné à Bouchard de remarquables résultats dans la conservation des cadavres, pour les travaux anatomiques, à la Faculté de Bordeaux. On a également proposé un mélange des acides thymique, phénique et salicylique sous forme de vinaigre de Pennès. Ce produit détermine une véritable momification du cadavre, mais l'addition d'une certaine proportion de glycérine dans l'injection, lui maintient toute sa souplesse. Le bichlorure de mercure peut également être utilisé avec avantage. A l'une des récentes expositions, on a pu remarquer les préparations anatomiques de Brunetti, de Bologne ; après avoir entraîné du système vasculaire la totalité du sang, par l'eau d'abord,

1. Gannal, *Histoire des embaumements*. Paris, 1837.

puis l'alcool, puis l'éther qui dissout les matières grasses de l'économie, il termine par des injections au tanin et par une longue dissiccation à l'étuve. Il parvient à faire acquérir, à la matière organique, la dureté du marbre et peut l'utiliser pour divers usages et même à la confection de meubles à usage, d'aspect un peu macabre pour demeurer autre chose qu'un objet de curiosité.

La crémation. — L'incinération des cadavres humains fut longtemps imposée par la nécessité de faire disparaître les victimes des combats, qui ensanglantèrent l'histoire de l'humanité. Ce procédé a été en usage dans toutes les contrées, aussi bien dans l'Inde ancienne que dans la civilisation gréco-latine et chez les populations du Mexique. Les épidémies meurtrières qui, aux époques reculées de l'histoire, dépeuplaient des pays entiers, ont certainement eu le même résultat. Les hommes avaient rapidement acquis la notion du danger des agglomérations de cadavres humains et de ceux des animaux.

Attribuée d'abord aux victimes des combats, la crémation, par une sorte de transition naturelle, fut regardée comme un suprême honneur funèbre ; elle assimilait le mort à celui qui est tombé pour la patrie. Peu à peu, dans l'Inde et dans les civilisations dérivées, on adopta l'usage de brûler en pompe solennelle, les corps des grands de la terre, des puissants, des riches ; ne sont-ils pas aussi des puissants ! La crémation ne fut pas appliquée aux personnes de condition modeste, le mode avait entouré la cérémonie de tant de luxe, qu'elle était inabordable à la classe moyenne.

L'idée religieuse intervint à un moment donné, dans certaines cérémonies funèbres très anciennes, mais encore en usage ; en Chine, on trouve l'application de l'idée de philosophie biologique du circulus de la vie. Les corps des enfants mort-nés sont brûlés et leurs cendres jetées dans le cours d'eau voisin, « afin d'aller porter à d'autres la vie dont ils n'ont pu jouir[1] ».

La civilisation gréco-latine appliquait la crémation aux personnes illustres, et ce avec une grande pompe funéraire. Par réaction, le christianisme s'opposa absolument à la destruction des corps par le feu. Les livres sacrés en de nombreux passages, ne reproduisent-ils pas l'idée du retour à la poussière, comme d'une obligation? Le poète de l'Ecclésiaste traduit cette idée en ces termes : « Tout va dans un même lieu, tout a été fait de poussière et tout retourne à la poussière[2]. »

L'idée de la crémation ne reparut dans le monde moderne qu'à cette période de la Révolution française, où l'engouement pour les mœurs et les usages gréco-latins fut poussé jusqu'au fétichisme. Un projet, soumis au Conseil des Cinq-Cents, le 21 brumaire an V, autorisa toute personne à faire incinérer le corps de ses proches; il n'arriva pas jusqu'au vote.

La question fut reprise par la municipalité de Paris. Un rapport fut déposé le 14 floréal an VII par le citoyen Cambry, administrateur du département de la Seine, concluant à la crémation obligatoire pour tous ceux que leurs parents ne destinaient pas à la sépulture, et créant un champ de repos, pourvu d'une pyramide ou four crématoire, organisé suivant « les lois de la chimie moderne ». La municipalité décida que ce rapport serait envoyé à toutes les communes et autorités administratives de la République. Comme bien d'autres, ce projet ne reçut aucune suite.

Pendant les guerres de la République et de l'Empire, en différentes circonstances, on dut incinérer sur le champ de bataille un grand nombre de corps d'hommes et de chevaux. Dans la guerre de 1870-71, ce fut par le feu que

---

1. G. Morache, *Pékin et ses habitants*. Paris, 1869, p. 121.
2. *Ecclésiaste*, chap. III, vers. 20.

Créteur, chimiste belge, procéda à l'assainissement du champ de bataille de Sedan[1]. A Paris, après les deux sièges, un grand nombre de cadavres avaient été inhumés dans les jardins et les squares. On exhuma tous ces corps et on les détruisit par le feu. Il en fut de même pendant la guerre turco-serbe.

Un mouvement en faveur de la crémation prit naissance en Italie, de là se répandit en France, en Suisse, en Allemagne, et la nocivité des cimetières fut encore remise à l'ordre du jour. Nous ne pouvons suivre dans ses détails, les évolutions de la question sur la préférence à donner au point de vue hygiénique, à la crémation ou bien à l'inhumation[2].

Le Conseil d'hygiène et de salubrité du département de la Seine, répondant, le 25 février 1876, à une invitation du préfet de la Seine, en date du 15 février 1875, lui-même mis en action par une délibération du Conseil municipal, du 14 août 1874, conclut à la possibilité d'obtenir l'incinération des corps humains, sans dégagements de gaz insalubres, à l'avantage même que ce procédé présenterait sur le système de la fosse commune, en usage dans les cimetières parisiens. Il y trouva de sérieux inconvénients au point de vue de la médecine légale, par suite à celle de la sécurité publique. Le Conseil réservait du reste absolument la question, au point de vue du sentiment et de la morale.

La loi de 1889 a réglé les conditions dans lesquelles il peut être procédé à l'incinération des corps humains.

Loi du 27 *avril* 1889. — Titre III. *De l'incinération.* Article 16. — Aucun appareil crématoire ne peut être mis en usage sans une autorisation du préfet, accordée après avis du Conseil d'hygiène.

Art. 17. — Toute incinération est faite sous la surveillance

1. G. Morache, *Traité d'hygiène militaire*, 2ᵉ édit., Paris, 1886, p. 808.

2. Voy. Lacassagne et Dubuisson, article Crémation, in *Dictionnaire encyclopédique des Sciences médicales*, 1ʳᵉ série, t. XXIII, 1879.

de l'autorité municipale; elle doit être préalablement autorisée
par l'officier de l'état civil du lieu du décès qui ne peut donner
son autorisation que sur le vu des pièces suivantes : 1⁰ une
demande écrite du membre de la famille ou de toute autre personne ayant qualité pour pourvoir aux funérailles; cette demande
indiquera le lieu où doit s'effectuer l'incinération; 2⁰ un certificat du médecin traitant, certifiant que la mort est le résultat
d'une cause naturelle; 3⁰ le rapport d'un médecin assermenté,
commis par l'officier d'état civil pour vérifier les causes du décès;
à défaut de certificat d'un médecin traitant, le médecin assermenté doit procéder à une enquête sommaire dont il consi-
gnera les résultats dans son rapport. Dans aucun cas l'autorisation ne peut être donnée que si le médecin assermenté certifie
que la mort est due à une cause naturelle.

Art. 18. — Si l'incinération doit être faite dans une autre
commune que celle où le décès a eu lieu, il doit être justifié de
l'autorisation de transporter le corps conformément à l'article 4.

Art. 19. — La réception du corps et son incinération sont
constatées par un procès-verbal qui est transmis à l'autorité
municipale.

Art. 20. — Les cendres ne peuvent être déposées, même à
titre provisoire, que dans les lieux de sépulture régulièrement
établis. Toutefois les articles 12 à 15 ne sont pas applicables à
ces dépôts.

Art. 21. — Les cendres ne peuvent être déplacées qu'en vertu
d'une permission de l'autorité municipale.

En application de ces dispositions, deux fours crématoires ont été disposés dans les cimetières parisiens, et,
chaque année, un petit nombre de corps sont détruits par
l'incinération. Le tarif réclamé par le service des pompes
funèbres est sensiblement le même que celui des inhumations. Ces fours servent également à la destruction des
débris provenant des amphithéâtres d'anatomie.

La question de la crémation a donné lieu à d'ardentes
polémiques dans lesquelles des considérations hygiéniques n'ont pas seules été envisagées; nous ne voulons
pas y entrer.

On comprend absolument que, moyennant certaines

précautions, dont celles prescrites dans la loi précitée du 27 avril 1889, les citoyens aient le droit de faire procéder à l'incinération des restes de leurs parents, qu'une personne laisse des indications relatives à sa propre crémation. La loi donne ainsi satisfaction à des opinions, toujours respectables quand elles sont sincères. Mais il est évident que, de longtemps, l'usage de la crémation ne se vulgarisera pas, en France tout au moins. S'il est un culte répandu, respecté dans nos populations, et indépendant de toute forme religieuse, c'est bien celui que l'on porte à la mémoire de ceux qui ne sont plus. Il est profondément touchant, alors même qu'il se manifeste parfois par des usages, au premier abord enfantins. La mère qui vient après des années, pleurer encore sur la tombe de l'enfant qu'elle à perdu jadis, qui lui apporte des fleurs le jour où sa classe est appelée par la conscription, ne saurait être ridicule ; son amour persistant la rend simplement sublime. De même, est-il de l'homme déjà courbé par l'âge, qui rend une pieuse visite à la tombe de sa mère ; c'est sa vie tout entière qu'il revoit à cet instant ; il lui semble être redevenu un tout petit enfant que sa mère, jadis, endormait sur ses genoux.

On a beau dire qu'une urne funéraire, contenant les cendres des parents, remplira le même but qu'une tombe ; pour des esprits hautement philosophiques peut-être ? Mais ils sont infime minorité. La masse des humbles ne pense pas encore ainsi ; le pensera-t-elle un jour, c'est possible, mais nous en sommes loin. En attendant, c'est à cette immense armée des humbles que nous portons sympathie, et c'est elle qui doit préoccuper. Ne cherchons pas à lui enlever le petit coin d'idéal qu'elle possède encore ; quand ce coin d'idéal réside dans une tombe, dans les quelques fleurs modestes qu'elle y entretient, parfois en se privant du nécessaire, respectons ces manifestations de tendresse et ne les déchirons pas au nom d'un prétentieux progrès scientifique.

La vulgarisation de la crémation, sa généralisation demeurera longtemps une utopie au point de vue strictement économique ; les fours crématoires sont des constructions coûteuses à établir, coûteuses à faire fonctionner, leur rendement est faible ; c'est au plus si, à marche continue, ils peuvent suffire à plus de deux incinérations en vingt-quatre heures. Combien de fours une grande ville devrait-elle alors posséder pour détruire des centaines de corps chaque jour ?

Ils sont évidemment susceptibles de perfectionnement ; la crémation individuelle, exigée jusqu'à présent, peut faire place à la crémation en masses ; et, comme les détritus des voiries urbaines, les dépouilles humaines, pourraient être utilisées pour produire de l'énergie transformable en électricité, force, lumière, etc. Nous n'en sommes pas encore là ; de longtemps encore la masse des populations sera fidèle au culte des morts, même dans sa forme matérialisée actuelle ; faut-il tant le regretter ?

CHAPITRE VII

La Mort prochaine. — Le moment exact de la mort impossible à fixer. — La mort successive. — Une partie de l'organisme peut vivre, d'autres parties étant déjà mortes. — Le médecin ne doit pas craindre d'avouer son incertitude.

L'Agonie. — Ses caractères. — Euthanasie. — Dysthanasie. — Diminution des fonctions sensorielles. — La vue. — La sensibilité. — « Encore plus de lumière » (Gœthe). — Persistance de l'audition. — Carpologie. — Luttes dernières. — Le médecin ne doit, en aucune circonstance, chercher à abréger la vie. — « Mon rôle est de conserver » (Desgenettes). — Jamais il ne faut désespérer.

État mental des agonisants. — Retour possible à la lucidité parfaite. — Capacité, responsabilité des agonisants. — Aptitude à consentir. — Captations possibles.

La Mort apparente. — Expériences réussies chez des animaux. — Pourront-elles, un jour, réussir chez l'homme ? — Conditions de milieu. — Privations d'oxygène. — Gaz toxiques. — État syncopal. — Léthargies. — La mort apparente dans les névroses. — Dans les intoxications. — Conséquences dans quelques cas. — Dans les grandes épidémies. — Les inhumations prématurées sont moins fréquentes que ne le rapporte la légende. — Elles sont possibles cependant. — Nécessité de trouver un service, partout organisé, de vérification des décès.

La Mort subite. — Nécessité sociale d'en apprécier la réalité et les causes. — La mort par inhibition. — Centres inhibitoires. — Le trépied vital des anciens. — Mort subite par le cerveau. — Suspension brusque de ses fonctions. — La mort subite dans les névroses. — La mort subite par lésion des organes respiratoires. — La mort par le système circulatoire. — Les dégénérescences de la fibre cardiaque. — Les lésions des orifices. — L'artério-sclérose. — Les thromboses et les embolies. — Les phlébites. — La mort par le système génital. — La mort par l'intestin. — Les intoxications, suite de stagnation des matières. — La mort subite par le rein. — Les intoxications urémiques. — Le diabète.

La Mort prochaine, l'Agonie. — Plusieurs fois déjà dans le cours du présent ouvrage, nous avons exprimé cette vérité, que la mort n'est pas un phénomène instantané, si par mort on entend simplement : cessation de la vie. Le plus souvent, en effet, les phénomènes vitaux s'éteignent successivement. Le membre séparé du corps dont il faisait partie, le cœur arraché du thorax et placé sur une table de laboratoire, et dont les fibres musculaires se contractent sous une excitation quelconque, ne sauraient être regardés comme vivants ; cependant ils présentent encore sensibilité et mouvement, c'est-à-dire phénomènes regardés comme vitaux. Le canard auquel on vient de trancher la tête se sauve à une certaine distance ; il ne saurait être regardé comme vivant et cependant il a des perceptions, puisqu'il fuit devant la souffrance et devant le danger. Le malheureux enfin, qui vient de subir la peine capitale par décapitation, garde, pendant quelque temps, des battements du cœur, ainsi que la perception de certains réflexes ; pourrait-on dire qu'il n'est pas mort ? Non, peut-être à certains points de vue, mais chez lui la vie doit s'éteindre cependant avec la perte du sang. Les expériences par injection de sang oxygéné tentées par Brown-Séquard sur des animaux décapités, ont paru donner des résultats, et fait revivre certaines sensibilités peut-être réflexes, peut-être intellectuelles ; le fait n'est pas complètement prouvé, mais probable seulement. On n'a pas encore osé les rechercher sur un cadavre humain.

Quoi qu'il en soit, nous sommes loin du *Cor ultimum moriens* de Galien ; on cite des exemples, confirmés, de personnes ayant la faculté d'arrêter toute contraction de leur cœur pendant des périodes assez longues, quelques minutes, une demi-heure même, puis reprenant, à un moment donné, tout l'appareil extérieur de la vie, avec les contractions de leur muscle circulatoire.

D'autre part, combien sont communs les cas de personnes, atteintes il est vrai de lésions graves, chez lesquelles la circulation étant interrompue dans un membre entier, celui-ci subit la régression putride de la matière organique ; pendant ce temps, la vie continue dans cet organisme dont une partie est cependant morte à jamais.

Non seulement nous mourons et nous renaissons à chaque instant, disions-nous au cours du précédent chapitre, mais encore notre mort intégrale, elle-même, est souvent partielle, successive.

C'est donc avec la plus grande réserve que l'on doit, au point de vue médico-légal, répondre sur le moment de la mort, savoir douter, ne pas hésiter à exprimer sa pensée sur ce point. Nous acceptons absolument les principes de P. Brouardel à cet égard ; mieux vaut dire à l'instruction : *je ne sais pas*, et ne puis savoir, que de devoir avouer plus tard *je ne savais pas*[1].

Dans les cas ordinaires, quand la mort survient comme terminaison d'une maladie de durée moyenne, les premiers phénomènes de l'agonie sont caractérisés par une sensible augmentation de l'affaissement ; la respiration s'embarrasse, des mucosités s'accumulent dans le larynx et la trachée et bientôt apparaît ce râle sinistre, bien connu de tous ceux qui ont assisté à ce douloureux spectacle : le râle de l'agonie, qui va en diminuant peu à peu de fréquence, en même temps que la respiration devient moins précipitée.

Cependant la température monte le plus souvent, surtout dans la terminaison des maladies infectieuses, typhus, variole, méningites spécialement ; elle ne tombe que bien après la mort confirmée. La pupille est légère-

---

1. Brouardel, *La Mort et la Mort subite*. Paris, 1895, p. 5.

ment contractée pendant l'agonie, comme pendant le sommeil ; elle se dilate au moment de la fin. Le processus mortel est, en fait, dans la plupart des cas, une asphyxie lente.

Les fonctions sensorielles s'éteignent peu à peu, la vision principalement ; souvent les agonisants se plaignent de ne plus y voir assez et ne peuvent plus distinguer les personnes qu'ils reconnaissent à la voix ; les fonctions auditives persistent en effet plus longtemps, il ne faut pas l'ignorer et ne pas tenir près d'un moribond des propos qu'il ne doit pas entendre. On raconte que Gœthe mourant avait fait traîner son fauteuil devant la fenêtre en disant : « De la lumière, encore plus de lumière ! » Ce propos, simple expression physiologique d'un phénomène de l'agonie, fut recueilli par des amis dans une pieuse glorification du poète ; ils y virent la dernière manifestation intellectuelle du grand philosophe qui terminait sa vie.

L'agonie, qui se déroule ainsi, peut être qualifiée d'agonie tranquille, d'*euthanasie* ; elle est compatible avec une parfaite lucidité intellectuelle. Il n'en est pas toujours ainsi ; dans certaines affections, dans les intoxications septiques, les fonctions intellectuelles peuvent être absolument abolies, avec elles la sensibilité générale ; la mort psychique a précédé la mort intégrale. Au moins le moribond, inconscient, ne souffre-t-il ni au moral, ni au physique et tout se termine ainsi sans secousses. Mais parfois aussi, dans des formes agoniques longues, marquées par une asphyxie aiguë, il semble que tout s'accumule pour rendre terribles ces derniers moments de l'existence ; pendant des heures, le moribond est là, appelant la mort qui ne vient pas, en possession de son intellectualité complète ou presque complète. Heureusement, ces cas de *dysthanasie* sont peu fréquents ; fût-elle convulsive, comme dans des cas de méningite cérébro-spinale, d'urémie suraiguë, d'éclampsie, la sensibilité réelle doit, le plus souvent, être atteinte et ces luttes, si effrayantes pour les assistants, ne pas être perçues par le mourant.

A un degré bien moindre il est un petit phénomène, connu du public, souvent ignoré des médecins qui, par le fait, n'assistent que rarement aux dernières phases de l'agonie, celui d'une trémulation dans les muscles de la main ; les bonnes femmes, expertes en ces choses, disent que le malade fait ses petits paquets, expression triviale sans doute, mais vraie ; la corpologie précède la mort de bien peu.

Ici se pose une question que bien des gens tranchent arbitrairement quand il s'agit d'un autre. Quand la mort *paraît* assurée, que le malheureux souffre cruellement, ne vaudrait-il pas mieux en terminer et lui faciliter les derniers moments, par une injection un peu concentrée de morphine, par exemple?

La réponse est absolue et précise : le médecin doit toujours et dans toutes les circonstances être le défenseur de la vie humaine ; jusqu'au dernier moment, alors qu'il ne voit plus de raison pour espérer, il doit lutter encore, lutter toujours pour la vie. Aucune situation ne lui permet de transiger, ni les supplications de la famille, ni même celles du moribond, jamais il n'est assez sûr de lui pour admettre que tout est perdu ; le fût-il, qu'encore il devrait se souvenir du mot admirable de Desgenettes, répondant au général Bonaparte, qui lui proposait de donner de l'opium aux pestiférés de Jaffa, que l'armée devait abandonner : *Mon rôle est de conserver*. A Sainte-Hélène, Napoléon mourant rappelait encore cette noble expression du devoir professionnel. Il existe, au contraire, un traitement de l'agonie et combien n'est-il pas d'exemples de personnes « abandonnées » de leurs médecins ordinaires qui, sous d'énergiques révulsions, sont revenues à la vie et ont ensuite survécu des années.

Jeune étudiant, de garde avec un camarade plus expérimenté, nous avions à constater le décès d'un malade, et notre ancien profita de cette circonstance, pour nous donner une petite leçon clinique et nous initier à l'une des particularités du service de garde. Bientôt, il crut soupçonner que la mort n'était pas absolue ; aussitôt il met tout en œuvre pour ranimer le moribond : il réussit. Quand nous pûmes quitter le malade, plusieurs heures après, avec une dignité tempérée d'une pointe de comique : « Jeune homme, dit-il, n'oubliez jamais ce que vous venez de voir ; en médecine, il ne faut jamais désespérer, même avec un mort. » Et cette leçon, donnée par un simple étudiant, des plus remarquable à tous égards, et trop tôt enlevé dans une épidémie meurtrière, nous a laissé une impression profonde, qu'aujourd'hui nous voudrions faire partager au lecteur.

L'état mental des agonisants présente, à tous égards, une importance qui n'échappe à personne. On peut profiter de l'affaissement du moribond pour lui suggérer telles ou telles dispositions testamentaires ou autres, que, plus en possession de lui-même, il n'aurait peut-être pas accomplies. De nombreuses actions judiciaires sont basées sur pareilles allégations, introduites par des intéressés. Elles peuvent donner lieu à des expertises médico-légales particulièrement délicates, surtout lorsque la justice demande à l'expert de juger l'état mental d'un mourant, actuellement décédé.

Déjà s'il s'agissait simplement de rechercher la capacité à consentir de tel malade, d'après un ou plusieurs examens prolongés, serait mission délicate ; mais le malade n'est plus existant, il faut trancher la question d'après des commémoratifs, des témoignages d'assistants ; fussent-ils les médecins traitants, le problème devient encore plus difficile, parfois même insoluble. Il arrive que chez des malades ayant donné des preuves positives d'infériorité intellectuelle, chez des aliénés confirmés, il se produit, pendant les derniers instants de sa vie comme une reviviscence intellectuelle. La raison revient tout entière, le voile semble tomber, et, comme dans un merveilleux panorama, l'existence vécue vient se dérouler à cette mémoire, longtemps obscurcie, qui va disparaître dans quelques instants.

Sous cette excitation ultime des centres psychiques, l'agonisant peut vouloir accomplir un certain acte, peut-être assurer un avenir, réparer un abandon qui fut immérité. Il est bon que la chose soit possible et que la loi sanctionne la validité d'un mariage *in extremis*, en le dispensant des formalités ordinaires, aussi bien qu'elle accepte telle disposition testamentaire prise à l'heure dernière.

Libre ensuite aux parents, qui se disent lésés, de faire la preuve qu'il y a eu coupable captation ou complète irresponsabilité morbide.

La Mort apparente. — Le processus intime de la vie nous échappe; la limite qui sépare la vie de la mort est parfois peu apparente et plus qu'indécise; nous trouvons de nombreux exemples de ce fait dans les espèces animales inférieures chez lesquelles l'absence de certaines conditions de milieu suffit pour les placer dans une situation intermédiaire entre la vie et la mort. Comme la fleur fanée, ils ont l'apparence de n'être plus, un peu d'eau suffit pour les faire revivre.

On connaît les expériences de Spallanzani et de Leuvenhoëck sur les Rotifères et les Tartigrades. Par analogie, on a pu noyer des hannetons, puis les dessécher progressivement et les conserver ainsi fort longtemps; un jour, en leur faisant récupérer l'humidité qui leur avait été soustraite, il est possible de les ranimer et de leur faire reprendre toute leur activité première.

Des chenilles ont été congelées, rendues cassantes comme un morceau de bois, puis, dégelées lentement, elles continuent leur évolution, donnent naissance à des papillons, parfois mal conformés, cependant, et présentant des monstruosités. Des grenouilles ont été conservées deux ans dans de la neige, puis revivifiées.

Charles Robin, dont la grande intelligence philosophique aimait à se lancer dans les hypothèses les plus hardies, se demandait parfois si pareille tentative ne pourrait être réussie chez des animaux supérieurs, chez l'homme en particulier. Il inspira à son ami Edmond About plusieurs de ses charmants ouvrages, où l'auteur n'hésite pas à aborder des problèmes biologiques d'un haut intérêt, en particulier ce bien curieux roman de l'*Homme à l'oreille cassée*. Il s'agit d'un colonel du premier empire, qu'un savant allemand a desséché, déshydraté, pendant les grandes guerres de cette époque, afin de l'arracher à la mort qu'il devait subir le lendemain ; il avait été arrêté, traversant les lignes ennemies, pour accomplir une mission militaire. La momie du colonel passe de mains en mains, arrive entre celles d'un biologiste français, qui revivifie le brave colonel. Fiction romanesque sans doute, mais scientifique en somme ; peut-être les physiologistes de l'avenir pourront-ils la réaliser quelque jour !

Les animaux hibernants, immobilisés dans une véritable mort apparente, sont vivants, mais les phénomènes de la vie, la circulation en particulier, sont chez eux, réduits à leur minimum d'intensité. Comme les végétaux, pendant l'hiver, ils attendent le milieu favorable, le printemps.

Si telle peut être l'influence des conditions de milieu, quelle ne doit pas être celle d'agents plus actifs, plus violents, qui déterminent une intoxication grave, un choc nerveux profond. A ce point de vue, l'observation clinique répond largement.

Les personnes qui ont été plus ou moins longtemps privées d'oxygène par le séjour prolongé dans un milieu non respirable, les noyés, par exemple, peuvent, chacun le sait, demeurer très longtemps en état de mort apparente ; ils reviennent à la vie cependant lorsqu'on parvient à rétablir les mouvements inspiratoires, par des manœuvres rationnelles, dont la traction rythmée de la langue. Les enfants nouveau-nés qui arrivent en état syncopal, donnent des exemples parfois surprenants de retour à la vie et même on ne peut vraiment ici se servir du terme *retour*, puisque la vie n'a produit encore aucun phénomène extérieur.

Si ce n'est plus seulement l'oxygène qui a manqué, mais que la victime d'un accident ait été maintenue dans un milieu riche en gaz toxique, la mort apparente peut avoir une durée moindre que dans le cas précédent ; la mort intégrale survient plus rapidement, on le comprend aisément. Un certain nombre des victimes de l'incendie de l'Opéra-Comique, en 1887, secourues à temps et non touchées par la flamme ont pu être ranimées ; aucune des 84 victimes de la catastrophe du Métropolitain, le 10 août 1903 n'a survécu ; la toxicité du gaz oxyde de carbone a fait son œuvre, jointe à la compression des corps les uns par les autres.

On cite souvent l'exemple de pendus, ranimés après des périodes de suspension très longues, que du reste il s'agisse, en l'espèce, de pendaisons-suicides, ou d'une exécution judiciaire. Mais, dans la pendaison, le processus de la mort est si complexe, qu'il est difficile de savoir si, dans tel cas particulier, il s'agit du manque d'air, par oblitération de la trachée, d'une congestion pulmonaire ou cérébrale, d'une anémie suraiguë du cerveau ou plutôt d'une inhibition par excitation du nerf laryngé supérieur, et, par lui, du pneumo-gastrique.

Il est certain que dans les morts dites par inhibition, c'est-à-dire par réflexe sur le pneumo-gastrique, l'arrêt du cœur donne plus souvent lieu que toute autre cause, à la mort apparente.

L'état syncopal peut être occasionné par un grand nombre de conditions, physiques, morales, toujours complexes. Un des exemples les plus autorisés, en raison de la personnalité de la pseudo-victime, est celui du cardinal Donnet, archevêque de Bordeaux. Le Sénat discutait, en 1866, une pétition à propos des inhumations, et le cardinal, pour servir d'argument à sa demande de prise en considération, cita l'exemple suivant :

En 1826, un jeune prêtre, au milieu d'une cathédrale pleine d'auditeurs, s'affaisse subitement dans la chaire d'où il faisait entendre sa parole. Un médecin déclare la mort constante et fait dresser le permis d'inhumer pour le lendemain. L'évêque de la cathédrale, où l'événement était arrivé, récitait déjà le *De Profondis* au pied du lit funèbre, on avait pris les dimensions du cercueil ; la nuit approchait et l'on comprend les angoisses du jeune prêtre, dont l'oreille saisissait le bruit de tous les préparatifs. Enfin il entend la voix d'un de ses amis d'enfance, et cette voix, provoquant chez lui un effort surhumain, amène un résultat merveilleux. Le lendemain il pouvait remonter dans sa chaire. Il est aujourd'hui au milieu de vous (*sensation*) vous priant de demander aux dépositaires du pouvoir, non seulement à ce que les prescriptions légales soient observées, mais encore d'en formuler de nouvelles pour prévenir des malheurs trop fréquents et d'une nature irréparable[1].

Le cardinal Donnet est mort en décembre 1882 à l'âge de quatre-vingt-sept ans ; il avait survécu cinquante-six ans à l'accident de 1826.

Dans le cas précité, on peut admettre que la mort apparente était due soit à la chaleur, soit à quelque inhibition d'ordre émotif, mais il est très certain que d'autres circonstances, très multiples, peuvent avoir les mêmes résultats. Un violent traumatisme, par exemple, peut plonger celui qui en est l'objet dans un état léthargique de longue durée, l'illusion de la mort en être complète.

Pendant la campagne de Russie, le général d'Ornano fut, dans le cours d'une charge de cavalerie, frappé, ou

1. Journal *le Moniteur*, 1ᵉʳ mars 1866, p. 238.

mieux effleuré à la tête par un boulet : le *vent* du boulet comme on disait jadis ; il tomba, on le crut mort. Sur l'ordre du prince Eugène, il fut inhumé sous un tas de neige. Son aide de camp, le capitaine Tascher de la Pagerie, ne pouvant croire à la mort de son général, fit enlever le corps et l'emmena, en travers d'un cheval, puis dans une charrette de paysan. Peu à peu, des signes de vitalité se manifestèrent, et l'empereur informé, fit placer le général dans une de ses propres voitures. Il survécut des années, n'étant mort qu'en 1856, maréchal et gouverneur des Invalides.

Dans une condition à peu près analogue, au siège de Constantine, en 1837, le général Trézel fut tenu pour mort pendant plusieurs heures et ne reprit ses sens qu'à l'ambulance où on le transportait, après le combat et la prise de la ville.

Il serait facile de multiplier les exemples de mort apparente, ensuite de traumatismes, alors surtout qu'ils portent leur action sur certains points, au voisinage du système nerveux central ou des centres d'inhibition.

On connaît les léthargies volontaires dans lesquelles se plongent ces thaumaturges de l'Inde que l'on distingue sous le nom de *fakirs*. Après avoir subi une sorte d'entraînement, basé sur un régime progressif d'abstinence et de phénomènes d'hypnose d'abord suggérée et consentie, puis survenant par l'effet de la volonté, ils tombent en état de léthargie et, dans ces conditions se font placer dans un tombeau. Ils y restent plusieurs jours, d'aucuns disent des semaines. Le fait a été vérifié maintes fois. Peut-être cependant comme dans les pays d'Europe, se mêle-t-il dans ces exhibitions quelque supercherie de mise en scène.

Les léthargiques ne manquent pas chez nous, et l'état de mort apparente, plutôt analogue à l'hibernation des animaux, dure parfois des années.

Dans l'épilepsie, dans l'hystérie convulsive, le malade

peut, après l'attaque, demeurer en état de mort apparente, assez de temps, pour que la suspicion de mort
réelle s'impose. S'agit-il, en ces cas, du choc porté aux
centres nerveux, ou bien, en considérant ces névroses
comme causées par une intoxication qui arrive à son
summum quelque temps avant l'apparition de l'attaque,
qu'en fait elle déterminerait, doit-on ranger ces cas de
mort apparente parmi celles qu'occasionnent les toxines,
il importe peu. Toujours est-il qu'elles ne sont pas très
rares.

La variole grave, le typhus, l'intoxication urémique, le
choléra, la fièvre jaune déterminent parfois des manifestations syncopales qui peuvent en imposer, de même
aussi que les grandes anémies suraiguës, conséquences
de graves hémorragies, comme dans le cas d'inertie
utérine, après la délivrance.

C'est dans des circonstances analogues que, le plus
souvent, l'illusion de la mort peut s'imposer. En temps
d'épidémies, alors que l'affolement est à son comble, il
peut arriver que l'inhumation des corps des victimes soit
conseillée et même prescrite par l'autorité, on conçoit
qu'une erreur soit possible.

L'alcool, les anesthésiques, dans les cas de profonde
intoxication aiguë, poussée jusqu'à la forme torpide,
peuvent avoir les mêmes conséquences. On raconte que
pendant l'épidémie cholérique de 1884-1885, dans le midi
de la France, un brave fossoyeur de village, pour se
donner du cœur à la besogne, avait fortement fait appel
aux réconfortants alcooliques. Sous leur impression peu
mesurée, il était tombé sur le bord de la route et avait
évacué le trop plein de ses voies gastriques et intestinales.
Il demeurait inerte, insensible ; on le crut atteint de
choléra foudroyant, contracté dans ses pénibles fonctions ;
avec un empressement quelque peu hâtif, on le plaçait
déjà dans la tranchée funèbre et on l'aspergeait hygiéni-
quement de chaux vive. Ce fut le salut : à ce contact, le

malheureux manifesta sa sensibilité vitale, on l'aida à sortir de ce pénible et prématuré contact avec sa clientèle, et bientôt, il put reprendre ses fonctions. Dans combien de cas, pareils accidents n'ont-ils pas pu se produire ?

Ceci nous amène naturellement à poser la question des inhumations prématurées ; dans l'état de choses actuel, est-il arrivé que des personnes vivantes aient été inhumées, comme réellement décédées ? A en croire la légende et les déclarations de certaines personnalités, le fait s'est produit un grand nombre de fois. En pareille matière, comme en bien d'autres, il faut chercher à dégager la vérité de la masse des erreurs, erreurs de fait absolues, erreurs d'interprétation.

A périodes presque régulières, les feuilles publiques rapportent un événement, en apparence très précis, avec telles circonstances accessoires : un homme, plus souvent une femme ont été inhumés ; on a entendu des bruits dans le cercueil ; après quelques hésitations on a procédé à une exhumation ; il était trop tard : le cadavre, horriblement convulsé, n'indiquait que trop les souffrances et les angoisses de la victime. On veut vérifier, on écrit au maire, au médecin de l'endroit. Il n'y a pas un mot de vrai dans l'histoire, tout a été inventé et l'on ne sait quelle peut être l'origine de ce fait divers.

Ou bien c'est un fait exact que l'on dénature : une femme enceinte est inhumée ; une circonstance, judiciaire si l'on veut, nécessite son exhumation, la poussée des gaz de la putréfaction abdominale a amené une extroversion de la matrice avec issue du fœtus. Le fait est raconté par les personnes de service qui ont concouru à l'exhumation ; immédiatement le bruit se répand, il gagne les journaux : la femme a été enterrée vivante !

Ce sont faits vécus que ceux signalés en ce moment.

Évidemment, dans des conditions spéciales, à la campagne, où le contrôle des décès n'existe pas, on peut commettre des erreurs, déplorables certainement ; encore sont-elles bien rares, en raison des trente-six heures de délai qui séparent le mort de l'inhumation, à moins que l'on ne déclare un décès qui ne s'est pas encore produit, mais qui va survenir ; cela s'est vu. Dans les villes, alors que fonctionne le service de vérification, la chose paraît presque impossible ; sa réalisation ne pourrait se produire que par un concours de circonstances véritablement inadmissible.

Dans les pays où les délais étaient autrefois très courts, comme dans l'Espagne du siècle dernier, comme à Paris même, pour les décès survenus dans les hôtels ou maisons meublées, où les tenanciers avaient, paraît-il, grande hâte de se débarrasser du corps de leurs clients décédés chez eux, la chose devait probablement se produire ; aujourd'hui, les conditions ne sont plus pareilles.

En réalité, à notre époque et dans le cours ordinaire des choses, en dehors des grandes poussées épidémiques, qui sont de plus en plus rares et le seront plus encore, dans l'avenir, le fait d'une inhumation de personne vivante devient de moins en moins possible.

Elle l'est cependant, il faut en convenir ; aussi ne saurait-on trop pousser à l'organisation du service des médecins d'état civil, jusqu'au fond des campagnes les plus perdues ; chacun de nous y a intérêt, puisque c'est notre vie même que nous défendons. Il semble possible de rattacher ce service à celui de l'assistance médicale (*Loi du 11 juillet* 1893), qui a encore besoin de quelques amendements, peut-être aussi à celui de la santé publique dont la loi du 15 février 1902 a fixé les principales dispositions.

La possibilité d'une inhumation prématurée, à laquelle chacun de nous est théoriquement exposé, ne doit pas seulement produire un stérile sentiment de terreur, mais créer un état d'esprit plus favorable qu'il ne l'est à la création des chambres mortuaires, des obitoires ; la loi les autorise, sans doute (voy. p. 193) ; ouvertement on les approuve ; le cas échéant, on s'empresse de n'en pas profiter pour les siens.

Très souvent la mort apparente est la conséquence d'une mort survenue dans des conditions spéciales, dont la mort subite, que nous allons envisager maintenant.

La Mort subite. — La mort subite, les conditions dans lesquelles on la voit survenir, les conséquences que l'on en peut tirer constituent un des points les plus intéressants de la médecine sociale ; de tous temps, elle a préoccupé les esprits et suscité les recherches des hommes les plus compétents[1]. Nous ne pouvons ici lui consacrer une étude complète et nous nous bornerons à faire ressortir les points les plus importants de son histoire.

La mort subite peut être dite celle qui survient inopinément, sans que rien, dans l'état de santé de la personne, ait pu faire craindre pareil événement ; non pas cependant pour le médecin prudent qui, souvent, étant données certaines circonstances, peut y songer, au besoin même en avertir ceux qui entourent le malade, à la condition qu'il soit certain de leur discrétion la plus absolue, autant que de leur affection éclairée.

Il est évident que si la cause de toute mort doit être connue de l'autorité sociale, le fait est plus indiqué, encore, quand il s'agit d'un décès que rien ne pouvait, officiellement faire prévoir ; souvent, alors, l'idée d'un attentat contre la vie se présente à l'esprit. Dans ces cas, la justice a l'impérieux devoir de procéder conformément aux prescriptions des articles 81 du Code civil (voy. p. 35) et 44 du Code d'instruction criminelle, ainsi conçu :

1. Voy. comme travaux modernes : Tourdes, article Mort, *Dictionnaire encyclopédique*, t. LXI, p. 690, 1875 ; — P. Brouardel, *La Mort et la Mort subite.* Paris, 1895 ; — N. Stoenescu, Considérations sur quelques cas de mort subite, *Ann. d'Hyg. publique et de Méd. légale*, 3e série, t. XLVIII, p. 289, 1903.

Code d'Instruction criminelle. — Art. 44. — S'il s'agit d'une mort violente ou d'une mort dont la cause est inconnue ou suspecte, le procureur de la République se fera assister d'un ou de deux officiers de santé, qui feront leur rapport sur les causes de la mort et sur l'état du cadavre. Les personnes, appelées dans le cas du présent article ou de l'article précédent, prêteront devant le procureur de la République le serment de faire leur rapport et de donner leur avis en honneur et conscience. (*Article promulgué le 17 novembre 1808.*)

L'intérêt de la justice, partant l'intérêt social, n'est pas seul en jeu. Les familles peuvent désirer connaître pourquoi leur parent a été brutalement saisi par la mort, si, dans les circonstances pathologiques qui l'ont déterminée, il ne se trouve pas quelque indication utile à relever. La police sanitaire doit rechercher également s'il ne s'agit pas, en l'espèce, d'une affection transmissible, contre la propagation de laquelle urgence est d'intervenir. Toutes ces considérations rendent l'expertise une mesure des plus importantes ; elle doit être faite avec la plus scrupuleuse conscience. En théorie, tout au moins, il en est toujours ainsi.

La constatation du traumatisme, sur le cadavre du décédé, n'est pas la preuve absolue que la mort en soit le résultat ; il peut y avoir simple concomitance, si même lesdits traumatismes ne sont pas des phénomènes postérieurs à la mort, bien que survenus immédiatement après elle.

Parmi les causes qui ne laissent pas ou peu de traces, qui jettent l'expert dans une grave incertitude et le peuvent induire à conclure que la cause de la mort est inconnue, se rencontre toute la série des morts par *inhibition ;* nous en avons quelque peu déjà parlé au précédent chapitre.

La mort par inhibition peut être définie : celle qui est due à un arrêt prolongé de la circulation, une syncope définitive si l'on veut, phénomène réflexe occasionné par une excitation du pneumo-gastrique ou de l'une de ses branches. Le réflexe peut avoir, pour point de départ, une zone psychique ou une zone sensitive, le nerf pneumo-gastrique ayant des connexions intimes avec le réseau du tri-splanchnique.

On peut mourir subitement d'une émotion violente, comme on peut mourir de douleur ou de l'effet d'un choc. Certaines régions ont le privilège d'être, plus facilement que d'autres, accessibles à des traumatismes portant leur retentissement sur le cœur. Ce sont : la région laryngée, où un choc, même des plus légers, peut déterminer une syncope mortelle, la région pré-cordiale naturellement, la région pré-gastrique, surtout en cas de réplétion de l'estomac, la région utéro-ovarienne chez la femme et la région testiculaire chez l'homme ; enfin d'autres régions encore, comme la nuque, qui, suivant les individualités, peuvent être zones de réflexes d'une léthale intensité.

La théorie de la mort par inhibition permet, sinon d'expliquer absolument, du moins d'entrevoir les raisons de processus mortels dont l'essence même nous échappait absolument. Évidemment, le mécanisme précis en demeure un peu vague encore, mais un pas en avant a été accompli. Lorsque, dans une rixe, un des combattants succombe instantanément après avoir reçu un coup de pied au bas-ventre, lorsqu'une personne meurt subitement parce qu'un de ses amis lui a, par plaisanterie, légèrement comprimé le cou, c'est déjà quelque chose de pouvoir comprendre, à peu près, qu'il y a eu syncope, en consé-quence des anastomoses nerveuses de la région touchée, avec les nerfs qui tiennent en bride l'innervation car-diaque. Le pourquoi nous échappe encore, mais quand et pour quels faits biologiques nous est-il véritablement connu ?

La justice ne demande pas l'impossible ; quand l'expert déclare : la mort s'explique par telle circonstance, sur-venue en dehors de toute volonté, par le seul fait d'événement fortuits, elle ne saurait exiger davantage. Le tout est de ne répondre catégoriquement que là où la chose est absolument possible, de dire la vérité, alors même que cette vérité serait l'aveu de notre incertitude.

La constitution, la santé générale du sujet, son âge sont éléments à prendre en grande considération, en ce que ces facteurs prédisposent parfois à la mort subite. Telle personne notoirement atteinte d'une grave affection du cœur, sujette à des accès d'angine vraie de poitrine, telle autre qui, antérieurement, a présenté des attaques légères, mais positives de congestion cérébrale, avec perte de connaissance et pseudo-paralysie partielle, sont évidemment menacées : les premières d'une mort subite par syncope, la seconde d'une apoplexie subite et très grave. Il est bon que le médecin soit donc prévenu, si possible, de ces antécédents lorsque, mis en présence du décédé, on lui demande la cause de cet événement imprévu ; il l'est moins, en fait, qu'on ne le croirait au premier abord.

Les anciens, qui savaient merveilleusement observer, donnaient le nom de *trépied vital* à l'ensemble formé par le cerveau, le cœur et le poumon. L'intégrité relative des fonctions, auxquelles président ces trois organes, paraît indispensable, en effet, au maintien de la vie ; peut-être possédons-nous aujourd'hui des notions plus précises sur les rapports si intimes qui existent entre ces trois supports du trépied. Il est impossible que l'un des trois fonctionne morbidement, sans que les deux autres ne subissent, eux aussi, des altérations plus ou moins profondes. Un quatrième organe apparaît comme essentiel : le rein, chargé de l'élimination des toxines qui, sans son intervention, s'accumuleraient dans le sang. L'importance de son intégrité fonctionnelle est telle que P. Brouardel ne craint pas d'avancer que la mort par le rein est de beaucoup la plus fréquente [1].

---

1. P. Brouardel, *loc. cit.*, p. 431.

Dans la revue des causes de mort subite, nous apprécierons successivement celles qui paraissent déterminées par une lésion de ces quatre organes essentiels :

La mort subite par le cerveau se produit lorsque les fonctions de l'organe, tout au moins celles d'une des régions qui président à une action vitale, sont instantanément abolies. Une rupture vasculaire, qui détermine un vaste épanchement sanguin, la rupture d'une tumeur cérébrale, alors que cependant, cette même tumeur pendant longtemps, a évolué sans éveiller de retentissement, l'ouverture d'un abcès et l'issue plus ou moins abondante de pus, la peuvent entraîner ; de même une méningite suppurée, tuberculeuse ou non. Comme le sujet, quelques instants avant la mort, n'accusait aucun trouble fonctionnel, pour peu qu'une circonstance particulière soit survenue dans les derniers moments, une dispute, une rixe notamment, c'est à cet événement que l'on est tenté de rapporter l'issue fatale.

La suspension brusque des fonctions cérébrales peut être aussi causée par une anémie subite de tout un territoire, survenant en suite d'une embolie et de l'oblitération instantanée qu'elle impose à quelque gros vaisseau ; la circulation collatérale ne se produit pas toujours assez rapidement.

Dans la tuberculose des vertèbres cervicales, dite mal de Pott sous-occipital, l'apophyse odontoïde se luxe parfois ou se casse ; qu'elle vienne comprimer la moelle, la mort est instantanée. P. Brouardel en donne quatre observations.

Pendant les attaques d'épilepsie, il n'est pas absolument rare de constater la mort subite, à la période congestive, probablement par surcharge vasculaire du cerveau, peut-être par un réflexe dont le point de départ se trouverait du côté du bulbe. Témoin le cas, relaté par Brouardel, de ce Monsieur qui amène chez lui, pendant l'absence de sa femme légitime, une professionnelle. Prise d'une sollicitation, la jeune femme se rend aux cabinets et meurt subitement ; elle était montée sur le siège et tombe en se faisant des contusions au crâne, et à la face.

La justice intervient, comme il est naturel ; on finit, après l'avoir provisoirement incarcéré, par mettre le malheureux hors de cause, mais il avait eu le temps de contracter la syphilis. D'autre part, l'affaire avait fait du bruit et, pour ces multiples raisons, la femme légitime demande et obtient le divorce. La punition d'un moment d'erreur fut, comme on le voit, triplement cruelle.

Pareille conséquence pourrait se produire dans un cas d'hystérie convulsive, peut-être d'hystérie simple.

L'appareil respiratoire présente, pathologiquement, de multiples altérations ; un grand nombre sont susceptibles de déterminer la mort subite. L'œdème aigu de la glotte sollicite parfois un spasme qui, en se maintenant quelques instants, suffit à déterminer l'asphyxie ou inhibe le cœur par reflexe du nerf laryngé ; nous en avons personnellement observé un cas, chez une nouvelle accouchée dont la santé était excellente ; elle avait simplement pris froid en se levant. Ce spasme peut être occasionné par de petits polypes, de minimes tumeurs du larynx, ulcérées ou non.

L'oblitération des voies aériennes par un bol alimentaire amène la mort avec une rapidité bien faite pour déconcerter. Le bol pénètre dans les voies aériennes au moment de l'ingestion ou à celui de la régurgitation, chez un épileptique, par exemple, saisi par une crise pendant le repas ; il existe du fait de nombreux exemples. Une vive émotion pourrait déterminer le même accident.

La congestion pulmonaire double, la pneumonie, la pleurésie peuvent, à la rigueur et dans des cas particuliers, être méconnues surtout chez de pauvres gens, obligés de travailler jusqu'à la dernière extrémité et ne se couchant que pour mourir ; leur état de maladie n'avait pas été connu et la véritable cause de la mort n'est décelée que par la nécropsie. En réalité, ce ne sont pas toujours des cas de mort subite, mais l'état de congestion, de suppuration du tissu pulmonaire peut cependant, causer un reflexe instantanément mortel.

A tous ses degrés, et dans toutes ses manifestations, si protéiques, la tuberculose peut déterminer des accidents de mort rapide, sinon subite ; nous avons déjà signalée la méningite ; la tuberculose ganglionnaire du médiastin, la prolifération généralisée dans les poumons ont été signalées comme ayant entraîné le décès imprévu, chez des sujets alcooliques ou non, paraissant à tous égards jouir d'une bonne santé. On peut succomber en quelques minutes à une hémoptysie foudroyante, à une rupture de caverne avec épanchement de son contenu dans la cavité pleurale gauche, à une thrombose de la circulation pulmonaire. Multiples sont, on le comprend, les causes de mort très brutale, très imprévues chez les tuberculeux. A la nécropsie, on est surpris de la gravité des lésions constatées, de leur ancienneté, coïncidant avec l'absence de tous symptômes graves pendant la vie ; les gens ont continué leur genre habituel d'existence, ils étaient relativement gais, actifs, puis, un jour, en suite de quelque circonstance, peu importante en apparence, ils tombent et meurent.

Les altérations des organes circulatoires, cœur et vaisseaux, tiennent une place capitale dans l'histoire de la mort subite, elles se relient le plus souvent à des modifications lentes, apportées à la nutrition de leurs tissus, sous l'influence de ce que l'on nomme encore *diathèse*, et qui n'est probablement qu'un empoisonnement lent et progressif du milieu sanguin. En tête de ces diathèses, marchent incontestablement l'arthritisme, l'alcoolisme, la syphilis. L'intoxication peut être rapide, comme il arrive dans les différents typhus, les fièvres éruptives, les auto-infections par insuffisance rénale.

Le cœur gras, c'est-à-dire surchargé de graisse, chez les personnes obèses, le plus souvent arrivées à la seconde période de la vie, mais aussi chez les infantiles, ne donne pas lieu à des symptômes bien importants : un peu d'anhélation seulement, mais, tout d'un coup, ce cœur s'arrête sans cause apparente, et la mort survient, non prévue, foudroyante. Il semble que l'organe, comme un animal surmené, a marché tant qu'il a pu, puis à un moment donné, comme cet animal à bout de force, il refuse, il s'est arrêté. De même il arrive dans les cas de dégénérescence du muscle cardiaque, soit à la période de sclérose, soit plus tard à celle de transformation graisseuse. Le tissu musculaire contractile a été peu détruit par la végétation morbide du tissu connectif interstitiel.

Les ruptures du cœur ne sont pas communes ; elles succèdent à une altération scléreuse du tissu musculaire, localisée et comme ulcérative, marchant de l'intérieur à l'extérieur, et venant déterminer une hémorragie subite dans la cavité du péricarde. Ainsi mourut le tragédien Talma (1763-1826), en prononçant le *Juro* dans la scène dernière du *Malade imaginaire*.

Dans la péricardite avec épanchement, si la fibre musculaire est encore assez active, l'organe surmonte la difficulté causée par la compression, mais sous une impression quelconque, une émotion par exemple, le muscle cardiaque peut ne plus surmonter, il s'arrête et la mort survient.

Les modifications nutritives de l'endocarde portent le plus souvent sur les valvules, sur les régions voisines des orifices ; on sait combien les rétrécissements de ces derniers, se combinant ou non avec une insuffisance des valvules, incapables de remplir leur office d'oblitération alternative, déterminent de troubles graves dans les mouvements du cœur, dans la circulation périphérique et de retentissement dans toute l'économie. Dans le cas d'insuffisance aortique, la mort subite peut se produire par plusieurs processus : non compensation et hypertrophie insuffisante du ventricule gauche, d'où fatigue et

surcharge du muscle, excédé par un travail supplémen-
taire, ou bien dégénérescence de ce muscle trop développé
et anémie cérébrale, occasionnée par la déplétion brusque
de la circulation supérieure.

Dans l'insuffisance mitrale, la mort subite est assez
commune, particulièrement en cas de congestion pulmonaire survenant par une cause quelconque ; elle est d'autant plus redoutable que, déjà, la circulation pulmonaire
est ralentie, qu'il y a plus ou moins stase dans le poumon
avec tendance à l'œdème. Les médecins anglais signalent
une cause fréquente, paraît-il, de mort dans l'insuffisance
mitrale : le trouble circulatoire dû à l'absence de respiration suffisante chez les malades, même faiblement atteints,
lorsqu'ils se livrent à un effort, comme celui de courir, de
se hâter pour gagner son train. Les Londoniens, qui
usent baucoup des lignes de banlieue et arrivent à la gare
au dernier moment, offriraient de nombreux exemples de
ce genre de mort subite[1]. Il existe certainement dans ce
fait une indication à retenir.

L'angine vraie de poitrine, attribuée à la dégénérescence des artères coronaires, à la diminution de leur
calibre, entraînant une insuffisance de nutrition du cœur,
procède par crises affreusement angoissantes, celles-ci surviennent sans causes plausibles ; le malade peut succomber dans l'une d'elles, à son début surtout, en sorte que,
si les assistants ne sont pas avertis, ils peuvent se demander la cause de l'accident. Ceci nous amène à envisager
plus particulièrement les modifications de nutrition des
vaisseaux, des artères surtout. Nous devons signaler,
d'une façon toute spéciale, l'artério-sclérose, ainsi que ses
origines arthritique, alcoolique, syphilitique. La diminution de calibre entraîne, tout d'abord, une modification
dans l'irrigation des tissus que le vaisseau dessert. Lorsque cette anémie relative porte sur le territoire cérébral,

____

1. P. Brouardel, *loc. cit.*, p. 126.

l'activité intellectuelle est atteinte, souvent aussi, l'énergie motrice ; c'est le premier degré de la sénilité. Avec infiniment de justice, Peter a donc pu lancer son fameux aphorisme : *On n'a que l'âge de ses artères.*

Plus avancée, la crétification des parois rend celles-ci friables, facilement rupturables ; telle est l'origine des apoplexies qui frappent l'homme après quarante ans et quelquefois même dans la jeunesse. Il ne s'agit pas alors de crétification des parois, le processus a franchi ce stade pour arriver de suite à la dégénérescence amyloïde, aboutissant ultime des scléroses. Le fait s'observe particulièrement chez les alcooliques ou leur descendance.

L'artério-sclérose est souvent l'origine de ces ruptures interstitielles des parois des gros vaisseaux, de la crosse de l'aorte spécialement, qui produisent les anévrismes ; plus tard, ils se rompent eux-mêmes et c'est la mort instantanée.

Les oblitérations des veines, par thrombose, sont dues, le plus généralement à des altérations des parois, des phlébites, variqueuses souvent; le caillot migrateur va déterminer une embolie dans quelque gros vaisseau central, pulmonaire généralement. La phlébite particulière des accouchées, la phlegmasia alba dolens entraîne souvent ce genre d'accident; elle impose donc les plus grands ménagements, comme toutes les phlébites, du reste.

Partout où des veines peuvent s'enflammer au voisinage d'un foyer septique, la thrombose est à craindre : en cas de carie du rocher, de sinusite grippale, à la suite de furoncles de la face, de prostatite chez l'homme et d'inflammation des annexes chez la femme, par infection gonococcique par exemple, ou par septicémie puerpérale.

Multiples sont, on le voit, les causes qui peuvent entraîner des phlébites de voisinage ; on ne saurait toujours les prévoir ni parfois même interpréter le cas spécial. Après l'accouchement, les phénomènes d'infection peuvent être si dissimulés qu'ils échappent au clinicien; il ne les constate qu'à leurs résultats. Mais, avant l'accouchement même, dans le cours de la grossesse, la femme est exposée à des accidents qui peuvent déterminer la mort subite : des varices vulvo-vaginales ulcérées, des hémorragies foudroyantes, des ruptures du kyste fœtal dans les grossesses extra-utérines. Le col de l'utérus constitue l'une de ces régions qui, chez certaines individualités, rares heureusement, peut être zone d'inhibition, lorsqu'on le contusionne un peu sévèrement, pendant les manœuvres de l'avortement criminel par exemple, même pendant le toucher le plus méthodique ; cette mort subite peut être singulièrement dangereuse pour le chirurgien, qui se livre à quelque exploration, et que l'on accuse volontiers d'avortement.

Le système digestif est relativement moins sensible que d'autres ; il est cependant zone de réflexes inhibitoires ; nous avons parlé des chocs portés sur la région préstomacale ; la perforation de l'estomac par une ulcération, cancéreuse ou autre, celle de l'intestin, peuvent déterminer la mort par ce processus, bien avant que l'infection péritonéale ait eu le temps de se produire, de même l'ingestion d'une grande quantité de boisson très froide, d'eau glacée. On a signalé des cas où la mort a certainement été causée par la stagnation des matières fécales, stagnation due soit à quelque rétrécissement intestinal, soit à la simple inertie de l'organe. Il est bon de se souvenir que les personnes constipées présentent des phénomènes généraux d'intoxication, certainement dus à la présence de toxines élaborées dans ce stock de produits, éminemment fermentescibles ; la mort serait la plus haute manifestation de cet auto-empoisonnement.

Les lésions de la rate peuvent, rarement il est vrai, donner des accidents rapidement, sinon instantanément, mortels ; personnellement nous avons relevé un cas de ce genre chez un ancien paludéen ; la rate hypertrophiée était le siège de nombreux infarctus, l'organe se ruptura et il se produisit une hémorragie foudroyante.

Le foie peut également se déchirer en cas d'abcès, de kyste hydatique et le liquide septique se répandre dans la cavité péritonéale, déterminer avant même toute péritonite, un reflexe inhibitoire mortel.

On meurt le plus souvent par le rein, avons-nous dit, c'est qu'en effet il est l'aboutissant de tout l'organisme, la principale voie de décharge des principes dont la présence peut devenir nuisible. Lui ne fonctionnant plus, la mort ne tarde pas à survenir, fonctionnant mal c'est la morbidité grave qui entre en scène.

L'urémie résulte du non-fonctionnement du rein qui peut être profondément altéré, comme dans les cas de néphrite interstitielle, alcoolique souvent, goutteuse également. La congestion passagère du rein dans la grippe, les infections variolique, rubéolique, scarlatineuse et autres suffisent à troubler profondément la fonction rénale. Dans ces conditions si, pendant un certain temps, variable suivant les individualités, l'élimination de l'urée se trouve suspendue, les accidents graves commencent et la mort peut survenir subitement dans une crise de coma dit alors *coma urémique*. De même en est-il dans le diabète, qui peut, sans même être soupçonné, exister à l'état d'activité pendant des années.

Longtemps encore, il serait possible de passer en revue les différentes conditions pathologiques, souvent méconnues, qui conduisent à la mort subite. Nous avons indiqué les principales d'entre elles. Il est indispensable que le médecin les connaisse ou possède assez de sens pratique pour les démêler cliniquement, en attendant qu'il les puisse vérifier. Des intérêts de premier ordre sont ici en jeu ; la mission de l'expert médical est en pareille occurrence, l'une des plus graves qui puisse lui être confiées.

CHAPITRE VIII

Importance de pouvoir doter, si possible, la science d'un ou de plusieurs signes certains de la mort réelle. — Incertitude de tous ceux qui ont été fournis.

Aspect général. — Attitude. — Face hippocratique. — Cadavérique. — Ouverture de la bouche. — Des yeux. — *Fermer les yeux*, expression figurée, mais positive aussi. — Abaissement du maxillaire. — Maintien, sur la face, de la dernière expression perçue. — Les attitudes de combat. — Calme de la mort. — Position du pouce dans la paume de la main. — Signe de Collonges.

Rigidité cadavérique. — Son début. — Sa marche envahissante. — La chair de poule. — Emission du sperme. — Ses causes, en somme, encore incertaines. — Sa valeur comme signe de mort.

Le relâchement musculaire. — Insuffisance des sphincters.

Signes fournis par la sensibilité générale ou spéciale. — L'appareil de la vision. — Le dessèchement de la conjonctive. — La toile glaireuse. — La tache scléroticale. — Examen du fond de l'œil. — Anémie de la rétine. — Signe de Poncet, de Cluny.

L'appareil respiratoire. — Suspension de la respiration. — Procédé du miroir. — Incertitude de ce signe.

La suspension de la circulation. — Perte de la chaleur. — Abaissement de la température. — Le froid de la mort. — Transparence des doigts, du lobule de l'oreille. — Procédé des ventouses. — La section d'un doigt. — Les lividités ou suggillations cadavériques.

Application du calorique sur la peau. — Le marteau de Mayor. — Phlyctène sèche. — Phlyctène humide.

L'auscultation du cœur. — Le signe de Bouchut. — Sa valeur. — La cardio-puncture. — Danger du procédé. — La disparition de la circulation recherchée par le procédé de Séverin Icard. — Injection de fluorescéine. — De solutions métalliques. — D'essences aromatiques. — Importance de ces procédés.

La décomposition des cadavres. — Retour au circulus de la vie par
liquéfaction et gazéification. — Ses modes suivant les milieux. —
Ses formes. — Putréfaction des divers organes. — Premiers phénomènes apparents. — Signe certain de la mort seul accepté de
tous temps. — Conclusions de l'ouvrage *Naissance et Mort*.

Il paraît absolument inutile d'insister sur l'importance
qu'il y aurait à doter la pratique d'un ou de plusieurs
signes, d'absolue valeur, à l'aide desquels on pourrait, à
coup sûr, vérifier la réalité de la mort, et donner la certitude radicale que toute inhumation prématurée devient
impossible. Si ce ou ces signes pouvaient être recherchés
par toute personne moyennement intelligente, étrangère
même à toute notion des choses médicales, leur valeur
serait encore beaucoup plus grande.

Malheureusement, si les travaux dans cette direction
ont, depuis des années, été nombreux et des plus sérieux,
si les Académies et Sociétés savantes ont fréquemment
mis ce sujet au concours, si nombre de personnalités ont
proposé des prix pour encourager les recherches, l'on ne
saurait dire que, véritablement, un résultat complet, vraiment satisfaisant, ait été jamais atteint : Force est d'en
convenir : il n'existe pas un signe de la mort réelle tellement
rigoureux, que, lui reconnu, tous les autres soient inutiles.

Certainement on fournit beaucoup de preuves, plus ou
moins précieuses, de la mort confirmée : leur coïncidence
sur un même sujet, entraîne un tel degré de probabilité
qu'elle équivaut, pratiquement, à une certitude, rien de
plus.

Remarquons que, en l'espèce, il s'agit de signes applicables dans un assez court espace de temps après le décès
présumé, car si l'on attend une période, variable suivant
un assez grand nombre de circonstances, il arrivera toujours un moment où l'hésitation ne sera plus possible ; la
décomposition de la matière organique, la putréfaction du
cadavre seront assez avancées pour que nulle illusion ne
soit plus permise.

Dans l'énumération critique que nous allons tenter des principaux signes rencontrés sur le cadavre et qui le peuvent distinguer du vivant, nous suivrons un ordre de logique philosophique, allant du simple au composé, en procédant, le plus qu'il sera possible, par l'appréciation des modifications rencontrées dans l'ensemble des grandes fonctions biologiques.

Aspect général. Attitude. — L'aspect général d'un mort frappe d'ordinaire ceux qui n'ont pas professionnellement l'habitude du cadavre ; quelque chose en lui repousse et répugne. Le médecin lui-même, qui cependant, dans un cabinet d'anatomie, s'approche tout naturellement du *sujet* sur lequel il va faire une recherche scientifique, ne sera pas insensible, si le décédé est placé sur son lit funèbre, entouré de tous les dispositifs que de pieuses coutumes ont habitude d'y faire aménager ; question de milieu. L'immobilité absolue en impose, ainsi que le refroidissement lorsqu'il existe, ce qui est le cas le plus commun. La face présente l'aspect hippocratique : « Front « ridé et aride, yeux caves, nez pointu, lèvres bordées « d'une couleur noirâtre, tempes affaissées, creuses et « ridées, oreilles retirées en haut, lèvres pendantes, pom- « mettes enfoncées, menton ridé et raccourci, peau sèche « et livide ou plombée, poils des narines et des cils par- « semés d'une sorte de poussière d'un blanc sale, visage « quelquefois contourné et méconnaissable. » Cette des- cription, due à Hippocrate lui-même, est plutôt celle qui existe au moment et peu de temps après la mort, mais, bientôt, la face offre l'aspect *cadavérique*, elle pâlit encore, prend une teinte de cire, les muscles s'affaissent, les pau- pières s'entr'ouvrent, la pupille se dilate, et les traits s'im- mobilisent pour revêtir, le plus souvent, un caractère de calme absolu ; le calme de la mort.

D'ordinaire, les traits, jusqu'à ce moment, plus ou moins convulsés dans les affres de l'agonie, portant l'expression de longues souffrances, revêtent alors un caractère, tout différent, de béatitude, de sérénité que l'on ne connaissait plus sur le visage du malade ; les souffrances pour lui sont finies et cette expression, recueillie par l'affection des proches, devient, pour eux, une suprême consolation.

L'ouverture des yeux et de la bouche, dues au relâchement musculaire sont des signes de la mort confirmée ; on ne meurt pas les yeux fermés, a dit Camper. Il en est de même de l'affaissement de la mâchoire ; et ce fait est tellement connu que l'expression *fermer les yeux* d'un mort représente l'ensemble des derniers soins que l'affection d'un ami, d'un parent lui peut réserver. On a l'habitude de fixer la mâchoire dans le relèvement, afin que la rigidité cadavérique ne l'immobilise pas dans une attitude déplaisante. L'abaissement de la mâchoire serait un signe de mort réelle si les vieillards, les paralytiques ne le présentaient à l'état normal, en sorte qu'il perd ainsi toute sa valeur. D'autres fois, dans le tétanos, dans l'épilepsie, dans la mort survenant pendant les convulsions, le maxillaire inférieur peut être relevé, serré contre le supérieur, et se maintenir dans cette situation.

Lorsque la mort surprend le sujet en pleine vie, dans les cas d'inhibition, dans les cas de traumatismes, alors surtout qu'ils ont porté sur le crâne ou la colonne médullaire, dans les cas de mort par coup de feu, il arrive parfois que le cadavre garde en tombant, l'attitude et l'expression qu'il devait avoir au moment de la mort. Telle a été maintes fois signalée l'attitude des morts sur le champ de bataille. Nous avons rencontré ce phénomène très marqué sur un sergent de garde nationale, frappé lors de la rentrée dans Paris des troupes régulières en mai 1871. Le malheureux était assis sous le viaduc d'Auteuil, adossé contre la muraille, il semblait absolument vivant et singulièrement calme au milieu des circonstances présentes. Nous étant approché pour lui demander ce qu'il faisait là, nous pûmes constater qu'il était absolument mort, retenant, avec ses deux mains, ses intestins sortis de l'abdomen par une vaste blessure évidemment due à un éclat d'obus. Les yeux étaient ouverts et la figure respirait le calme le plus profond ; la mort était vraisemblablement survenue par inhibition, quelques instants après le choc, le blessé avait eu le temps de venir chercher refuge sous le viaduc. Le décès devait remonter à la veille, d'après les phases du combat.

Le plus souvent chez le cadavre, la main est à demi fermée, le pouce replié dans la paume, recouvert par les autres doigts. Cette attitude est contraire à celle que l'on observe sur le vivant, mais semblable à celle du fœtus pendant la vie intra-utérine ; elle persiste chez l'enfant jusqu'au moment où il a acquis le mouvement de préhension. C'est là une circonstance indiquant seulement la disparition de l'énergie musculaire volontaire ou réflexe ; les muscles fléchisseurs du pouce, beaucoup plus puissants que les similaires des autres doigts, accentuent le mouvement en entraînant le premier plus énergiquement que les seconds ne le peuvent. Cette flexion, postérieure à la mort, est un phénomène qui s'observe dans d'autres régions ; elle prouve que la contraction spontanée de certains faisceaux musculaires peut s'observer, bien que la mort soit réelle. Elle ne constitue cependant pas un signe absolu : on ne l'observerait que dans la proportion de six fois sur sept.

M. Collonges a proposé de vérifier la réalité de la mort en introduisant dans l'oreille de l'observateur, l'extrémité pulpaire du doigt du sujet ; on ne doit percevoir aucun bruit, tandis que, sur le vivant, on entend de petits craquements dus au frottement des surfaces articulaires des phalanges. Comme cette introduction du doigt d'un cadavre peut être répugnante, présenter même des inconvénients, il a inventé pour y suppléer un petit appareil spécial, le *nécroscope*[1].

---

1. Collonges, *Traité de dynamoscopie*. Paris, 1862. — Du même, *Le Bioscope*. Paris, 1874.

Ce procédé aurait quelque valeur si l'on était certain de toujours immobiliser absolument le doigt du sujet, ce qui n'est pas.

La rigidité cadavérique. — Lorsque la vie a cessé, au bout d'un temps variable, le système musculaire entre comme en contraction tétanique, les membres, ainsi que tout le corps, du reste, sont immobilisés dans la situation qu'ils occupaient au moment où cette rigidité a commencé. Elle est plus active par les températures extrêmes, par la chaleur spécialement, si le corps est directement exposé à l'air ambiant. Elle envahit successivement les différents plans musculaires, débutant par les muscles de la mâchoire et du cou, gagnant ensuite les membres inférieurs, puis les supérieurs, enfin ceux du tronc, plus lents à se prendre. La rigidité atteint les muscles de la vie végétative comme ceux de la vie de relation et s'observe sur les plans musculaires de l'intestin, sur ceux de la peau ; elle y est de peu de durée, mais, pendant son cours, celle-ci est comme rugueuse par le redressement des poils ; elle prend le caractère dit *chair de poule* ou *ansérine*. La rigidité des vésicules séminales peut entraîner l'émission du sperme.

En outre de la température extérieure, certaines autres conditions, particulières au sujet, activent ou ralentissent l'apparition de la rigidité ; plus rapide dans la mort avec excitation de la moelle, elle est ralentie dans les maladies par modification initiale du chimisme sanguin, comme dans les fièvres putrides, les typhus.

La rigidité cadavérique apparaît de trois à douze heures après la mort, mais ces données ne sont pas absolues ; elle dure un temps très variable, suivant des conditions qui nous échappent un peu, plus longtemps à coup sûr dans les temps froids et en hiver.

Il peut être utile, pour la date du décès, de distinguer si la rigidité est à son début ou à son déclin ; d'ordinaire quand on parvient à vaincre le tétanisme cadavérique et que le membre, le bras, par exemple revient à sa position de tension, la rigidité est encore de date récente ; elle sera plus près de sa terminaison, en cas de phénomène inverse.

La cause de la rigidité cadavérique est encore peu connue ; diverses hypothèses ont successivement été proposées, puis successivement abandonnées comme la coagulation de la myosine, la présence de l'acide lactique dans le tissu musculaire ou d'une substance alcaline, une excitation post-mortem et spéciale de la moelle ; mais en sectionnant tous les filets qui mettent un muscle en communication avec le centre médullaire, la rigidité se produit néanmoins. Il est infiniment probable que la rigidité est due à quelque modification chimique, reliée au début de la putréfaction ; s'agit-il d'une action chimique encore inconnue, s'agirait-il de toxines spéciales que produiraient des micro-organismes envahissant le tissu musculaire ? Il est encore absolument impossible de rien affirmer.

La rigidité cadavérique serait un bon signe de la réalité du décès, si elle ne pouvait manquer dans certaines conditions du muscle, comme la disparition de sa contractilité par dégénérescence graisseuse ; il est vrai que cette régression n'envahit pas à la fois tous les muscles. La rigidité peut se produire partiellement pendant la vie, dans les états tétaniques par exemple ; elle peut être confondue avec la congélation ; elle est encore trop incertaine dans ses variations, pour qu'on l'accepte comme signe probant de la mort ; elle laisse trop la porte ouverte à des discussions biologiques. Néanmoins, elle présente le plus haut intérêt et doit être recherchée avec la plus scrupuleuse rigueur ; sa valeur comme élément de diagnose demeurant considérable, quoique non catégorique.

En opposition, il convient de signaler le relâchement que subissent tous les plans musculaires, immédiatement après la mort, avant l'apparition de la rigidité et après sa disparition ; nous en avons déjà parlé quelque peu, à propos de l'affaissement du maxillaire et de l'ouverture des paupières. Il détermine un autre phénomène : l'insuffisance des sphincters, l'issue des matières contenues dans la vessie et dans les intestins. Le fait se produit parfois pendant la vie, et c'est pourquoi il n'est pas possible de lui accorder une valeur, même relative, au point de vue du diagnostic de la réalité du décès.

Signes fournis par les organes des sens. — Dans la mort confirmée, la sensibilité tactile est entièrement abolie ; on cherche à l'exciter par des piqûres, des stimulants de toute nature, le pincement, l'application du calorique sous la forme de fer rouge ou simplement du marteau de Mayor. Le procédé israélite et musulman de laver les corps à l'eau bouillante, remplit le même but.

La disparition de la sensibilité auditive a été recherchée, en faisant du bruit, et l'on a dit que les pleurs, les lamentations exagérées, en usage chez certains peuples, remplissaient ce but. L'excitation de la muqueuse olfactive est obtenue en faisant passer sous les narines des liquides à vapeurs irritantes, de l'acide acétique, de l'ammoniaque, de l'éther, en piquant la pituitaire avec une pointe acérée ; on cherche à déterminer un réflexe en chatouillant cette muqueuse avec une barbe de plume. De même on essaie d'exciter la sensibilité de la conjonctive en l'irritant, comme on le fait dans la chloroformisation.

L'emploi du galvanisme a maintes fois été signalé comme un précieux moyen de s'assurer de la réalité de la mort ; on y voyait la possibilité de se renseigner à la fois sur la sensibilité vivement excitée par le courant galvanique, aussi bien que sur la contractilité musculaire. Mais si la secousse, produite par le courant, peut, en effet, être perçue pour peu qu'il reste encore quelque peu de sensibilité spéciale, la non-contractilité peut tenir à une atrophie musculaire plus ou moins généralisée. D'autre part, le muscle conserve, pendant un temps variable, parfois assez long, la propriété de réagir sous le courant galvanique, alors même qu'il est séparé de l'organisme, en fait mort, par conséquent.

L'expertise électrique ne présente donc qu'une valeur secondaire. Elle reste utilisable pour ranimer un malade en état de mort apparente.

Le mamelon est doué d'une sensibilité exquise ; elle peut être encore appréciable, alors que d'autres ont disparu. Pour ce fait, M. Josias a présenté une pince, de laquelle sort une pointe de petite dimension, mais parfaitement suffisante pour éveiller une manifestation de sensibilité, s'il en existe encore.

Tous ces procédés, que l'on a toujours le devoir de tenter, n'ont au fond aucune valeur, car l'anesthésie sensorielle générale ou spéciale, peut exister dans plusieurs états morbides, ou simplement toxiques.

Signes fournis par l'appareil de la vision. — Le globe oculaire, mou, flasque, non résistant, cédant à la tonicité musculaire, se trouve d'ordinaire chez le décédé, en état de rotation en haut et en dehors ; la conjonctive est insensible, nous l'avons dit, la pupille étant dilatée par relâchement du muscle iridien. La dessiccation de la muqueuse par l'absence de larmes, donne à la sclérotique un aspect opaque, non transparent ; parfois même la conjonctive est comme gaufrée ; elle semble être une membrane nouvelle, la *toile glaireuse*. Les premiers phénomènes de putréfaction se montrent sur la sclérotique par l'apparition d'une teinte jaunâtre, puis noirâtre, la *tache scléroticale* des anciens.

Dès que la circulation est interrompue dans le globe oculaire, le fond rétinien prend une teinte grise, bien différente de la teinte rosée qu'il offre à l'état vivant. Poncet, de Cluny, a communiqué, en 1871, à l'Académie des sciences, le résultat de ses recherches à ce sujet et signalé, en outre de la décoloration rétinienne déjà entrevue par Bouchut, la vacuité de l'artère centrale de la rétine ; on ne la délimite même plus par l'examen ophtalmoscopique ; Poncet a présenté un modèle d'appareil, destiné à rendre ce procédé de recherche pratique sur le sujet, et facilement utilisable par ceux-là mêmes qui n'ont pas une grande habitude des examens du fond de l'œil.

Les signes de la mort, fournis par l'appareil de la vision, sont précieux, mais pas absolument probants cependant ; l'affaissement du globe, la dessiccation de la sclérotique sont possibles dans quelques états morbides, aussi bien que la cessation de la circulation rétinienne.

Signes fournis par l'appareil respiratoire. — On l'a dit souvent : la respiration c'est la vie ; si par respiration on veut entendre les échanges gazeux entre l'organisme et le milieu aérien dans lequel il est plongé, l'assertion serait vraie, mais le difficile est précisément de prouver que ces échanges sont suspendus et cela d'une façon définitive. On a proposé de pratiquer des analyses chimiques du sang pour le démontrer, d'y rechercher l'acide carbonique ; c'est pratiquement impossible et pour mille raisons ; tout ce que l'on peut déterminer, c'est si, pendant un temps assez long, la respiration pulmonaire ne se produit plus. De temps immémorial on tente l'essai par le miroir qui, ne se troublant pas d'une buée d'air expiré, constitue un procédé pratique et relativement fidèle. Malheureusement en cas de syncope, il peut arriver que la buée ne se montre pas, si faible est la quantité d'air introduite, puis expulsée. La simple exhalation qui s'élève d'un corps encore chaud, la peut déterminer et aussi des poussées de gaz, expulsé de l'estomac par des contractions spasmodiques et *post mortem* du diaphragme. La bougie allumée, maintenue devant la bouche du sujet pour vérifier si la flamme n'en vacille pas, n'a pas plus de valeur absolue.

La suspension de la circulation. Ses conséquences. —
La chaleur animale est, en grande partie, sous la dépendance de la circulation et de la respiration, s'entend, phénomène biologique intimement uni au premier ; il faut un
sang oxygéné, il faut que ce sang soit porté dans toutes
les régions. Dès que cesse cette double fonction, le corps
tend à se mettre en équilibre de température avec le
milieu où il se trouve. C'est ce qui se produit dans certains
états morbides, comme la période algide du choléra ;
le sang a tellement perdu de sérum qu'il est épaissi et
circule plus que difficilement. De même s'explique le
refroidissement, en suite des hémorragies. Après le
décès, le corps se refroidit plus ou moins rapidement suivant les conditions du milieu, suivant aussi que des phénomènes chimiques, dus à la nature de la cause morbi-
fique, n'élèvent pas momentanément la température des
tissus, comme dans l'érysipèle, par exemple.

En thèse générale, le refroidissement survient plus ou
moins vite, et après vingt-quatre heures en moyenne, il
est complet. Le froid du cadavre impressionne très péniblement ; il semble dépasser la température ambiante, il
détermine une impression analogue à celle du marbre.
Question d'auto-suggestion et illusion, rien de plus.

L'abaissement de la température entraîne le départ de
tous les parasites du corps ; comme les animaux sauvages,
ils s'empressent de quitter la forêt au moment des frimas.
On attache, dans certaines classes, une grande importance
à cette migration, mais, comme le refroidissement, elle
n'est pas, du reste, pathognomonique de la mort réelle,
jusqu'à une certaine limite s'entend. Cependant, on a vu
chez des léthargiques la température tomber jusqu'à
25 degrés, bien rarement au-dessous, surtout si on la
recherche au tronc ou dans les cavités naturelles.

L'absence de circulation locale détermine la pâleur
cireuse de tout le tégument ; cette pâleur s'étend dans
l'épaisseur des tissus, en plaçant le doigt ou le lobule de

l'oreille entre l'œil et une assez puissante source de lumière, on voit la transparence, à l'état normal on voit rose. Ce fait est simplement une preuve d'interruption de la circulation locale.

Les ventouses, appliquées sur la peau d'un cadavre, ne donnent pas lieu à l'afflux sanguin que l'on sait ; les capillaires étant vides, la section de la peau ne donne pas issue à du sang, comme la section sur tout autre point. On a poussé l'expérimentation jusqu'à couper un doigt ; parfois, l'on obéissait à une injonction faite par l'intéressé lui-même de son vivant. Il faut se souvenir que si ces mêmes opérations sont tentées peu de temps après la mort, les plaies peuvent donner du sang, les ventouses attirer les liquides ; l'interruption de la circulation ou mieux la vacuité des vaisseaux n'est pas immédiate.

L'application d'une ligature, autour du doigt, entraîne une stagnation du sang et le bleuissement de l'extrémité s'il y a circulation dans le membre ; c'est là la seule indication que peut donner cette expérience.

L'arrêt de la circulation, l'extravasation du sang hors des vaisseaux déterminent, sur le cadavre, des taches rouges au début, puis qui passent au brun, au jaune, subissant les changements de teinte qu'impose la modification chimique de la matière colorante du sang. Ces *lividités* ou *sugillations cadavériques* se trouvent toujours à la partie déclive du sujet et se déplacent, si sa position vient à changer. Elles ont une grande valeur en médecine légale, en indiquant, non seulement la grande probabilité du décès, mais aussi la position occupée par le cadavre, dans les premières heures après la mort. Après un certain temps en effet, lorsque les parties molles, les tissus se sont bien imbibés de matière colorante, les sugillations ne se déplacent plus. Si pareils phénomènes se montraient toujours après la mort, si jamais on ne les rencontrait pendant la vie, l'on posséderait un signe du décès d'une incontestable valeur. Mais elles peuvent manquer, si la masse du sang a beaucoup diminué, comme après une abondante hémorragie ; elles peuvent se rencontrer aussi pendant la vie, ou du moins être confondues avec des ecchymoses, conséquence du traumatisme.

L'application du calorique sur le tégument, donne lieu à des phénomènes intéressants à rechercher chez le sujet en état de mort apparente, pour s'assurer de la situation. Tout d'abord, on cherche par ce moyen à éveiller des sensations, qui peuvent manquer chez le malade atteint de paralysie de la sensibilité ou du mouvement, mais qui, à coup sûr ne se montrent pas sur le cadavre. Ce calorique peut être emprunté à différentes sources ; le meilleur est le marteau de Mayor, que l'on trouve partout en plongeant un marteau ordinaire dans l'eau bouillante. On peut l'employer soit immédiatement avec contact direct, soit médiatement ou par rayonnement. On fera toujours bien de ne pas trop prolonger l'expérience, en crainte de déterminer, si l'individu n'est qu'en léthargie, de profondes lésions très difficiles à guérir, en raison du peu de vitalité des tissus.

Mais un autre phénomène est à observer. L'application immédiate d'un corps à température très élevée donne lieu à une brûlure, autour de laquelle on voit bientôt apparaître une arborescence vasculaire, une aréole rouge, indice certain de l'existence d'une circulation capillaire. Cette aréole peut, à la rigueur, se produire si la mort est très récente ; elle ne peut exister chez un cadavre confirmé.

En approchant du tégument, mais d'une façon médiate, le marteau de Mayor, ou tout autre corps porté à une température élevée, on détermine la dessiccation, le racornissement de l'épiderme, qui éclate parfois en grésillant. Au contraire, si le tégument est vivant, il se produit, après quelque temps, une phlyctène humide, qui peut éclater aussi, mais sous la poussée du sérum extravasé. Malheureusement, un cadavre infiltré peut donner lieu au même résultat. De même, l'aréole inflammatoire peut ne pas se produire, si la circulation était interrompue dans le membre, bien que la vie existât encore.

Auscultation du cœur. — « Cor primum vivens, ultimum moriens, » affirmaient les anciens. Au fond, ils disaient la vérité, mais en admettant ce que nous avons déjà fait ressortir : que la contractilité du cœur, spontanée ou provoquée, peut persister longtemps après ce que l'on est convenu de nommer la mort.

En 1846, l'Académie des sciences mit au concours l'étude des signes de la mort, de la mort apparente et autres questions connexes. Dans sa séance du 29 mai 1848 sur le rapport de Rayer, elle adopta un principe présenté par Bouchut, lequel affirmait que « l'absence des battements du cœur, pendant une observation de cinq minutes, est un signe absolu de la réalité de la mort[1]. » Ce signe devint, pendant un certain temps le *signe de Bouchut.*

Depuis, l'on a singulièrement attaqué l'assertion de Bouchut; des expériences, très précises, sur des animaux, démontrent que le cœur restant cinq minutes sans se contracter peut, parfois, reprendre encore sa vitalité. Puis, l'on a dit, avec raison, qu'il n'y avait jamais parité absolue d'intensité auditive chez les individus différents, que tel médecin pouvait ne pas entendre le bruit perçu par son voisin, que lorsque, depuis des minutes, on concentrait son attention à ausculter un cœur, on finissait, dans le silence dont on s'entoure, par entendre des battements éloignés. Mais c'est son propre cœur, dont on perçoit les battements éloignés.

Les appareils cardiographiques les plus perfectionnés ont été mis en usage; ils peuvent, en effet, rendre de grands services; on n'est cependant jamais certain qu'ils

---

1. Bouchut, *Les signes de la mort et les moyens de prévenir les inhumations prématurées,* 3ᵉ édit., Paris, 1883.

traduiront le frémissement du cœur qui remplace le battement dans les cas extrêmes; leur fonctionnement est toujours basé, on le sait, sur le soulèvement, même léger, de la paroi thoracique.

L'acupuncture, en imitation d'une méthode thérapeutique en usage dans l'Extrême-Orient, a maintes fois été pratiquée; pour peu qu'il y ait le moindre frémissement de la fibre cardiaque, l'extrémité de l'aiguille accuse un petit déplacement. Il est facile de concevoir que des dispositifs de construction, au besoin un enregistreur électrique, puissent le rendre encore plus sensible. On a fait valoir, pour repousser la *cardiopuncture*, que l'introduction d'une aiguille dans le tissu du cœur pouvait bien ne pas être absolument sans danger; la preuve en est le nombre de décès survenus à la suite de piqûres du cœur par des stylets, des alènes de cordonnier, et autres instruments fins et acérés. Ce procédé est difficilement accepté par les familles. Plusieurs fois il est arrivé que des médecins, l'ayant pratiqué, ont été accusés par la voix publique d'avoir tué le malade, assertion au moins pénible pour un honorable praticien.

Il est évident que si l'examen du cœur est aussi aléatoire, combien l'est plus encore l'examen du pouls, soit à la main, soit à l'aide de sphygmographes.

On fait toujours bien de le tenter; il fournit des indications préliminaires sur l'état de la circulation, rien de plus.

M. Séverin Icard, se basant sur ce que, en réalité, le véritable signe de la mort est non pas l'arrêt du cœur, mais l'arrêt prolongé de la circulation a recherché la preuve de cet arrêt dans l'interruption définitive de tout phénomène d'absorption et de transport, par le sang, d'une substance soluble, en dehors du milieu ou elle a été introduite. Si l'on peut admettre, en effet, que l'absorption locale puisse avoir lieu par une sorte d'imbibition, même après la mort, il est certain que le transport de la substance et sa constatation dans le sang d'une autre région, est une preuve absolue qu'il y a circulation, c'est-à-dire vie[1].

M. Séverin Icard a fait des expériences avec différentes substances faciles à déceler par un examen sommaire, mais il donne la préférence à la *fluorescéine*, dérivé de la résorcine, soluble dans l'alcool et dans les alcalis. En injectant, sous la peau, huit centimètres cubes d'une solution ainsi composée,

Fluorescéine.	5 grammes.
Carbonate de soude	5 —
Eau distillée.	40 centimètres cubes.

en quelques minutes les téguments prennent une couleur jaune, l'urine est jaune verdâtre, le sérum du sang est coloré en vert ainsi que la conjonctive ; le sujet, soumis à l'expérience, voit tout en vert. L'injection est absolument sans danger et ses effets disparaissent rapidement, l'élimination de la fluorescéine étant très prompte.

Dans de très nombreuses tentatives pour se servir de ce procédé, M. Icard n'a obtenu que des résultats positifs en cas de vie, négatifs en cas de mort. Il a ainsi doté la pratique d'un procédé, facile à appliquer dans les cas douteux, et qui paraît destiné à confirmer tous les autres.

M. Icard a proposé également d'injecter hypodermiquement une solution d'iodure de sodium facile à déceler par la réaction bleue de l'iodure d'amidon, des sels de lithium, de calcium, de strontium que l'on reconnaîtra par l'analyse spectrale d'une minime quantité de sang, en donnant les raies de la lithine, de la chaux, de la strontiane. Il a également essayé l'injection d'essences aromatiques, reconnaissables à leurs parfums ; aucun de ces pro-

---

1, Séverin Icard. *La Mort réelle et la Mort apparente. Nouveaux procédés de diagnostic et traitement de la mort apparente.* Ouvrage récompensé par l'Institut (concours Dugast, 1895), vol. de la collection médicale, Félix Alcan, édit., Paris, 1897.

cédés ne paraît aussi simple que celui par la fluorescéine ; l'auteur le préfère à tous autres.

Si nous analysons les résultats fournis par les différents signes de la mort que nous avons rapidement indiqués, les principaux de ceux que l'expérimentation des âges a successivement proposés, nous pouvons remarquer que tous n'ont pas la même valeur ; on pourrait les diviser en signes de possibilité, de probabilité, de certitude ; ces derniers ne sont pas nombreux, jusqu'à présent même il n'en est qu'un : celui de Séverin Icard.

Il en reste un dernier qui permet l'affirmation ; l'observation séculaire des peuples l'a consacré ; s'il est parfois lent à se produire, quand il s'est manifesté nul doute ne saurait persister sur la réalité du décès. Ce signe définitif, c'est la putréfaction.

La décomposition du cadavre. La putréfaction. — L'évolution vitale est terminée, la flamme s'est éteinte et de ce qui fut un homme, il ne reste qu'un amas de matière organique, obéissant aux seules lois de la chimie biologique, qui vont s'en emparer, pour le transformer, et pour rendre au grand circulus de la vie les éléments qui le constituaient. Phénomènes des plus complexes que ceux qui vont se produire et dont nous ignorons encore l'intimité réelle.

Supposons d'abord le cadavre placé à l'air libre, dans le milieu ambiant ; de nombreux micro-organismes, toujours présents dans l'air, vont se déposer à sa surface et commencer leur œuvre destructive, mais l'épiderme oppose à leur pénétration une résistance qui dure assez de temps. Aussi, c'est dans la cavité abdominale que débutent les transformations ainsi que dans les autres cavités où l'air peut pénétrer. Les travailleurs de la mort se multiplient, parce que le milieu est pour eux favorable, d'abord ils sont aérobies et produisent de l'acide carbonique ; bientôt ils sont remplacés par des colonies anaérobies qui produisent, en proportions énormes, des hydrures, des gaz ammoniacaux, de l'azote et des composés horriblement mésodorants ; de là les odeurs si pénibles de la matière organique en décomposition[1].

Peu à peu, cette action se continue ; la substance albuminoïde aboutit à une transformation en produits gazeux ou liquides qui sont diffusés dans l'atmosphère ou absorbés par le sol.

La formation gazeuse est tellement grande qu'elle distend le cadavre ; ses parois éclatent sous la poussée, et, auparavant, modifient sa densité au point de le rendre plus léger que l'eau, et de permettre ainsi sa surnatation. Les cadavres jetés dans l'eau, les noyés, montent au bout d'un certain temps à la surface, puis enfoncent à nouveau, lorsque les gaz ont pu trouver une issue par une ouverture spontanée ou artificielle des viscères. Après la bataille de Sedan un très grand nombre de cadavres avaient été jetés à la Meuse ; quelque pénible, en apparence, que fût cette mesure, on dut donner des ordres pour faire ouvrir le ventre de tous ces cadavres, en attendant que l'on ait le temps matériel de les inhumer ou de les brûler.

L'air ambiant dépose aussi, sur les corps, des germes d'insectes appartenant à différentes classes entomologiques ; ils commencent par prendre la forme de larves, les *vers de la tombe*, bien étudiés par M. Mégnin[2].

La poussée gazeuse produit quelques effets bons à retenir, au point de vue médico-légal : le refoulement du sang dans les vaisseaux périphériques qui fait saigner les blessures produites avant ou après le décès, et qui donne parfois l'illusion de la congestion, l'issue du fœtus hors de la cavité utérine chez les cadavres de femmes enceintes, pou-

1. Bordas, *La putréfaction.* Thèse de Paris, 1892.

2. P. Mégnin, *La Faune des cadavres*, Encyclopédie Léauté. Paris, G. Masson, 1894.

vant à première vue, paraître un accouchement *post-mortem*, suite d'une inhumation prématurée.

La putréfaction d'un enfant nouveau-né qui n'a pas respiré, qui n'a rien absorbé par ses voies digestives, est beaucoup moins rapide que celle d'un autre enfant qui a introduit de l'air et des aliments dans ses viscères, avec eux des germes figurés.

Les gaz de la putréfaction, contenant beaucoup d'hydrogène, sont inflammables ; cette propriété permet, dans une certaine mesure, d'atténuer la mésodoration des cadavres sur lesquels on a des recherches à pratiquer.

D'après la théorie de la putréfaction que nous avons exposée, on comprend comment sa marche est absolument modifiée suivant les conditions de milieu, suivant la soustraction à l'air, la présence dans l'eau ou dans la terre, la nature plus ou moins perméable du sol, sa sécheresse ou son hydratation. Dans l'eau, tant que le corps ne flotte pas, la putréfaction ne se produit pas ; souvent la matière organique se transforme en adipocire, ou *gras de cadavre*. On rencontre cette modification chimique sur les pièces anatomiques des musées, immergés dans un alcool à bas titre, dans les vieilles conserves de viande, qui en deviennent répugnantes et indigestes.

Dès que le corps, momentanément soustrait à l'action de l'air, reprend contact avec celui-ci, quand le noyé flotte ou bien est déposé par le flot sur la rive, la putréfaction marche des plus rapidement.

Un corps humain placé dans les fosses d'aisance peut s'y conserver assez longtemps, comme on le remarque sur des fœtus qui y ont été jetés ; cela dépend absolument de l'aération de la fosse et du fait de l'immersion totale ou partielle du corps. Par elle-même, la matière fécale ne favorise pas la putréfaction.

Il ne faut pas confondre les phénomènes de putréfaction avec ceux qui entraînent la formation des alcaloïdes cadavériques, ou *ptomaïnes*, longtemps ignorés, causes de bien des accidents et d'empoisonnements méconnus, confondus avec des fièvres putrides ou regardés comme criminels. A ce titre l'étude des ptomaïnes ouvre un vaste terrain aux recherches des chimistes biologiques [1].

Les premiers phénomènes de putréfaction sont intéressants à relever, en raison de l'importance du phénomène, comme signe de la réalité de la mort. Nous avons parlé de la tache scléroticale (voy. p. 248), en même temps se montre la coloration verdâtre de l'abdomen ; elle débute dans l'hypocondre droit en un point correspondant à la région appendiculaire, où, en raison de l'abouchement de l'intestin grêle avec le côlon ascendant, il y a toujours une certaine stagnation des liquides intestinaux. Puis la coloration verte envahit le tégument, l'épiderme se soulève et s'exfolie, les narines et la bouche laissent sourdre un liquide séro-sanguin, les ongles deviennent déracinables, les muscles tombent en putrilage et la destruction totale s'accentue.

Les différents organes ne réagissent pas identiquement sous l'influence de la putréfaction. Les poumons se couvrent de bulles de gaz à leur face antérieure, tandis que la partie déclive, la dorsale d'ordinaire, baigne souvent dans un épanchement pleural formé par le sang et la sérosité. Le foie devient spécifiquement léger, il surnage sous l'influence des gaz putrides. La fluidification du cerveau est lente, chez l'adulte plus que chez l'enfant. De tous les organes, l'utérus est celui qui, en raison de sa densité, résiste le plus longtemps à la putréfaction. On l'a trouvé d'aspect et de consistance normaux jusqu'à dix-huit mois après le décès.

Et maintenant nous pensons avoir terminé la tâche

1. Voy. P. Brouardel et Boutmy, Sur le développement des alcaloïdes cadavérique, *Ann. d'Hygiène et de Médecine légale*, 1880. — Des ptomaïnes, réactif propre à les distinguer des alcaloïdes végétaux, *Ann. d'Hyg.*, 1880. — Conditions du développement des ptomaïnes, *Ann. d'Hyg.*, 1881.

que nous avions entreprise, celle d'apprécier les conditions qu'impose, dans nos milieux sociaux modernes, ces
deux grandes modalités de l'évolution humaine, la *Naissance* et la *Mort*.

Si, dépassant quelque peu la portée de ce petit ouvrage,
nous avons parfois indiqué, non certainement tranché,
quelques-unes des grandes questions de philosophie
biologique qui, à juste titre, s'imposent aux esprits préoc-
cupés de vérité, peut-être ne trouvera-t-on pas oiseuse une
digression naturelle et logique à la fois Nous avons tenté
de rapprocher la naissance de la mort, d'en faire comme
les deux pôles de notre existence. *Nous naissons pour
mourir, nous mourons pour vivre!* n'est-ce pas une idée
consolante, bien faite pour nous permettre d'apprécier la
majestueuse splendeur de l'organisation des êtres, pour
cheminer vers un idéal, que nos générations n'atteindront
certainement pas, mais dont celles qui nous suivent pourront approcher quelque peu. Ce sont là vérités bonnes à
répandre ; elles sont consolatrices en elles-mêmes et nous
peuvent parfois faire oublier partie des misères que nous
tient en réserve le dur et constant labeur de la rude vie
quotidienne.

TABLE ALPHABÉTIQUE

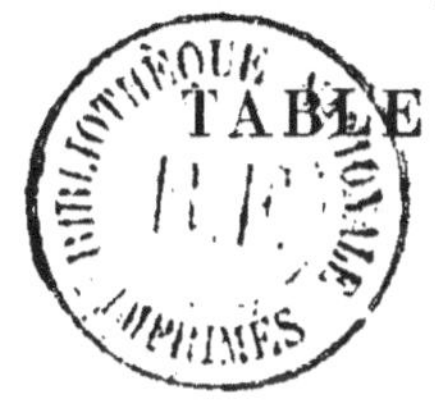

Abraham. Institution de la circoncision par —, 166.

Accident. L' — cause de désaveu, 117.

Administrations. Tendances des — à violer le secret professionnels, 33.

Adoption. Législation de l' —, 146.

Adultère. L' — de l'épouse non cause de désaveu, 120.

Agonie. La mort prochaine ou —, 215.

Agonisants. État mental des —, 219.

Allemagne. Recherche de la paternité en —, 140.

Amour. Les enfants de l' — et l'opinion, 128.

Amour. L' — de l'homme pour sa mère, 10.

Amour. L' — maternel, sa puissance, 5. L' — paternel pour le jeune, 6.

Angleterre. La constatation des naissances en —, 26.

Animation. Date de l' — du fœtus, 160.

Apparente. La mort —, 226.

A quo, ad quem (diem), 46.

Arrivée. L' — dans le milieu social, 12.

Artério-sclérose. La mort par suite d' —, 237.

Article 340. Tentatives de modification de l' — 147.

Ataviques. Origines — à rechercher pour apprécier l'individu, 4.

Atavisme. L' — dans la morphologie extérieure et dans les différentes fonctions, 3.

Attitudes. L' — du cadavre, 243.

Auscultation. Signes de mort fournies par l' —, 253.

Autriche. La recherche de la paternité en —, 142.

Baptême. La question biologique dans le —, 157. Embryologie sacrée et le —, 161.

Baptême. La préoccupation du — et les Edits royaux, 161.

Baptême. Le médecin pratiquant le —, 163.

Bâtards. Les — et le droit civil, 126. Les — et l'opinion, 127. Valeur sociale des —, 128.

Berry. La constatation de l'accouchement de la duchesse de —, 29.

Bibles. Les — de famille, archives d'état civil, 16.

Botal. Le trou de —, sa persistance, 77.

Buffon. Observations du naturaliste — sur la durée de la gestation, 43.

Cadavre. L'aspect, l'attitude du —, 242. Rigidité du —, 245.
Cadavre. Le — du nouveau-né, 51.
Canonique. La durée de la gestation dans le droit —, 42.
Cérébrales. La mort par arrêt des fonctions —, 232.
Césarienne. La viabilité et l'opération —, 90.
Chambres mortuaires. La création de — ou obitoires, 193.
Cheveux. Les — du nouveau-né, 71.
Cimetières. L'hygiène et les —, 202.
Circoncision. Origines de la —, 166. La — chez différents peuples, 169. La — dans l'Islamisme, 170. Pratique de la — dans le Judaïsme, 171.
Circulation. Modifications dans la — chez le nouveau-né, 76.
Circulation. Suspension de la —, signe de mort, 250.
Circoncision. La — en Tunisie, 174. Avenir de la —, 176.
Coagulation. La — du sang et la vie de l'enfant, 63.
Cœur. La mort par le —, 234.
Code civil. La constitution de l'état civil dans le — de 1803, 19.
Cohabitation. La — présume les relations conjugales, 116.
Conjonction. La — sexuée; ignorance de ses conséquences chez les primitifs, 2. Nécessité de la — indispensable au maintien des espèces, 3.
Cohabitation. La — et la recherche de la paternité, 134.

Congélation. La — du poumon, ses conséquences, 58.
Conservation. Divers modes de — des cadavres, 195.
Cordon. Le — ombilical, 71.
Couveuses. La viabilité légale modifiée par les —, 86.
Crémation. La — dans l'antiquité, 208. La — imposée par les circonstances, 209. Législation de la —, 210. Avenir de la —, 213.
Criminalité. La — comparée des enfants légitimes et des naturels, 129.
Creditur virgini dicenti. L'aphorisme du —, 132.
Crémieux. Le décret — en 1870, naturalisant les Juifs algériens, 18.
Cri initial. La cause du —, 49.

Décès. La déclaration des —, 185. La vérification des —, 187.
Décès. Le — du mari et l'action en désaveu, 124.
Décret du 4 juin 1793. Le — assimilant les enfants légitimes aux naturels, 135.
Décret. Le — du 27 avril 1889 sur les sépultures, 191.
Debitum conjugale. Le — présumé par la cohabitation, 116.
Déclaration. La — de naissance dans les trois jours, 21.
Délai. Le — légal pour l'inhumation, 190.
Dénombrement. Le — de la *gens* connu du chef de famille, 12. Des autorités de la cité, 14.
Démons. Les — et les monstres, 92.
Dentaire. Modifications de l'appareil — et la maturité, 79.
Désaveu. L'action en —, 115.
Dessiccation. La — des cadavres, 197.

Devoir. Le sentiment du — fait braver la mort, 181.

Diamètres craniens. Les — du nouveau-né, 69.

Digestion. L'appareil de la. — et la viabilité, 88.

Dissimulation. La — de la naissance, cause de désaveu, 122.

Divorce. Le — et l'action en désaveu, 123.

Docimasie. La — pulmonaire, 53. La — otique, 59. La — gastro-intestinale. 61.

Domicile. La question du — et le secret professionnel, 31.

Dommages-intérêts. Droits de la jeune fille séduite à des —, 137.

Droit romain. La durée légale de la gestation dans le —, 41.

Duvet. Le — fœtal, 71.

Dysthanasie. La — ou mort difficile, 217.

Édit. L' — de Nantes en 1598. Sa suppression en 1685, 15.

Éducation. L' — et l'instruction, non synonymes, 8.

Éducation. L' — collective, ses dangers, 11.

Éducatrice. La mère —, 8.

Esclave. Le fils de l' —, 13.

Embaumement. La pratique de l' — en Égypte, 204. L' — par injections, 207.

Embryologie. Le baptême d'après l' — sacrée, 161.

Enduit. L' — fœtal. 70.

Enfants adultérins ou incestueux, 136.

Ensevelissement. La pratique de l' —, 189.

Erreurs. Les — dans les actes de naissance, 100.

État civil. Création de l' — par François Ier, 15. Remise de l' —

au clergé par Henri III, 1579 15. Aux consistoires pour les Huguenots par Henri IV, 1598. 15.

État civil. Suppression de l' — aux protestants en 1685, 16. Sa restitution en 1787, 17.

État civil. Les Bibles de famille. archives. 16. La sécularisation de l' — en 1792, 17. L' — des Juifs, 18. L' — et le code en 1803. 19. Les médecins de l' —, 24.

Euthanasie. L' — ou mort facile. 217.

Famille. La — seul milieu propre à l'éducation, 11.

Faune. La — des cadavres, 258.

Femelle et mâle. L'homme créé —, 2.

Femmes. Le conseil national des — et la réparation du dommage de séduction, 149.

Filiation. La définition de la —, 110. La — légitime, naturelle. adoptive, 111.

Filiation. Le nom indique la — dans plusieurs civilisations, 153.

François Ier. Édit de Villers-Coterets 1359, 15.

Fornication. La — les jours de fête, 9.

Fours. Les — crématoires, 211.

Funérailles. Manifestations d'orgueil des — somptueuses, 183.

Funérailles. La liberté des — Loi du 15 novembre 1887, 201.

Gaz. Les — de la putréfaction dans l'épreuve docimasique, 62.

Gestation. La durée de la — sensiblement toujours la même dans une même famille animale. 40.

Grossesse. La dissimulation de la — non cause de désaveu, 122.

Havah. La Vierge mère — puissance créatrice, 2.

Henri III. Édit de Blois 1579, 15. *Henri IV.* Édit de Nantes 1598, 15.

Hippocratiques. Doctrines — sur la durée de la gestation, 41.

Hermaphrodisme. L' — vrai n'a pas été observé, 101. Schéma de l' —, 103. L' — masculin, 104. L' — féminin, 105.

Hermaphrodites. La psychicité des —, 106.

Huguenots. La pratique des accouchements interdite aux —, 161.

Hyperveinosité. Le début de la respiration dû à l' — du sang, 51.

Image. L'homme créé à l' — de Dieu, 39.

Imagination. La conception par effort de l' —, 42.

Impuissance. L' — accidentelle et le désaveu. 119.

Infanticide. Le meurtre ou l'assassinat de l'enfant nouveauné, 66.

Industrie. L' — à la reconnaissance des enfants naturels, 145.

Infarctus. Les — d'acide urique signe de respiration, 75.

Inhibition. La mort par —, 229.

Inhumations. La pratique des —. 196. Règlement sur les —. 199.

Inhumations. La mort apparente et les — précipitées. 226.

Instinct. L' — maternel prélude à la maternité, 5.

Islam. La circoncision dans la doctrine de l' —. 170.

Insufflation. L' — du poumon, 57.

Judaïsme. La pratique de la circoncision dans le —, 170.

Juifs. L'état civil des —, 18.

Lactation. La — prolongée en Extrême-Orient, 7.

Légitimes. La filiation des enfants —, 112.

Léthargie. La — simulant la mort, 224.

Loi du 12 brumaire an II. La — et les enfants naturels, 135.

Loi du 20 septembre 1792. Sécularisation de l'état civil par la —, 17.

Loi. La loi sur la liberté des funérailles du 15 novembre 1887. 201.

Louis XIV. Le Roy et l'ordonnance du 16 février 1680, 161. Révocation de l'édit de Nantes en 1685 par le Roy —, 15.

Louis XVI. La Restitution de l'état civil aux protestants par — en 1787, 17.

Mahomet. Introduction de la circoncision dans la doctrine de —, 170.

Maisons. Les — de santé et d'accouchements fermées à la police, 53.

Maladie. La — considérée comme accident, 118.

Mâle et femelle. L'homme créé —, 2.

Manœuvres dolosives. Les — et le dommage causé par la séduction, 139.

Martyrs. Les — de l'idée, 181.

Maternel. L'amour —, sa puissance. 5.

Maturité. Caractères de la — de l'enfant, 67.

Méconium. Taches de —, 75.

Médecins. Les — de l'état civil, 24.

Médecin. Le —pratiquant le baptême, 163.

Mohel. Le sacrificateur ou — dans le judaïsme moderne, 172.

Momification. La — par injections, 207.

Menstruation. Rapports sexuels pendant la —, origine des monstres, 94.

Mort-nés. La déclaration des —, 35.

Mort-nés. Les — ne sont pas nés, 50.

Monstres. Les — doubles, 97. Mariages des —, 99.

Monstruosité. La — et les monstres. 91. Origine biologique des —, 97.

Mort. Définition de la —, 178. La — de l'agrégat individuel, 179. La — vaincue est une naissance, 180.

Mort. La — prochaine, 215. Les phénomènes précurseurs de la —, 217. La — apparente, 220. La — subite, 228. Signes de la — confirmée, 241.

Naissance. Définition du terme —. 2.

Naissances. La déclaration des — dans les trois jours, 21. La constatation des — à domicile, 23; à la campagne, 24.

Naissance. La déclaration de — faite par le père, 27. Imposée aux médecins ou assistants, 28.

Naissance. La déclaration de — et le secret professionnel. 32.

Naissance. Fixation du moment de la —, 47.

Naissance. La — procède de la mort. 180.

Naturels. La filiation des enfants —, 125.

Nerveux. Le système — et la viabilité, 88.

Nouveau-nés. Le transport des — aux mairies, 23.

Nouveau-né. La valeur du terme —, 65. La taille du —, 67. Le poids du —, 68. Diamètres craniens du —, 69. La peau du —, 70.

Nom. Le — et les noms, 152. Le — héréditaire, 154. Le — de baptême, 155. Le — de famille, 156.

Ossification. Les points d' — signes de maturité, 77.

Pathologiques. La viabilité et les conditions —, 89.

Protection. La — du jeune, 5.

Pulmonaire. Expertise de l'appareil —, 55.

Putréfaction. La —. son mécanisme, 256. La — des divers organes, 255.

Putréfié. Cas du poumon — dans l'expertise docimasique, 56.

Qualités. Le nom indiquant les — de la personne. 154.

Radiographie. La — utilisée pour prouver la respiration, 53.

Reconnaissance. Non limitation de la — des enfants naturels, 145.

Registrars. Service de l'état civil confié aux — en Angleterre. 26.

Registres. Les — de dénombre-ment, 14.

Respect. Le — qu'inspire la mort, 182.

Réunion. La — en cas d'instance en divorce, 123.

Respiratoire. Causes et début de l'acte —, 49.

Respiration. La — artificielle, sa démonstration, 57.

Respiratoire. Signes de mort par l'appareil —, 249.

Respiratoire. La mort par l'appareil —, 233.

Rigidité. La — cadavérique, 245.

Scandale. La crainte du — et la recherche de la paternité, 136.

Séduction. Réparation pécuniaire du dommage causé par la —, 139.

Secret professionnel. La déclaration de naissance et le —, 32.

Secret. Tendance des administrations à violer le — professionnel, 33.

Scléroticale. La tache —, 259.

Sépulture. Les divers modes de —, 192.

Séverin Icard. Signe de mort fourni par —, 254.

Sexe. Caractérisation du — chez le nouveau-né, 99.

Sexuelle. Caractérisation — des pseudo-hermaphrodites, 102.

Sidérales. Les influences — sur la conception, 40.

Signes. La mort confirmée et ses —, 241.

Spermatozoïde. Le cheminement du —, 45.

Spermatozoaire. — La destinée humaine tenant dans la tête du —, 4.

Suisse. La recherche de la paternité en —, 143.

Sugillations. Les — cadavériques, 251.

Surnatation. La — des poumons, 54.

Syncope. La — simulant la mort, 222.

Taille. Variations de la — avec l'âge de l'enfant, 88.

Tares. Les — communes des géniteurs, 39.

Température. Abaissement de la —, signe de mort, 250.

Terme. Le nouveau-né est-il à —, 67.

Terreur. La — de la mort par le fait de l'inconnu.

Testiculaire. La migration —, 73.

Tolérance. La — du médecin, 163.

Transport. Les nouveau-nés et leur — aux mairies, 23.

Transport. Le — des cadavres, 261.

Tutelle. La — officieuse, 147.

Vasculaire. La mort par le système —, 236.

Viabilité. Définition du terme —, 79. La — légale, 80. La — biologique, 81. La vie présume la —, 83.

Viable. L'enfant — possède seul la personnalité, 82.

Vie. La — de l'enfant, 48.

Vie intra-utérine. La durée de la —, 38.

Viscères. Le poids des différents —, 73.

Vision. Signes de la mort fournis par l'appareil de la —, 248.

Viol. Le — de l'épouse demanderesse en divorce, 123.

Yeux. Fermer les — du cadavre, 243.

TABLE ANALYTIQUE DES MATIÈRES

Chapitre premier. — *Définition du terme* : Naissance. — La conjonction bi-sexuée et la fécondation. — Toujours nécessaire, même dans les modes en apparence divergents. — Les atavismes. — Ressemblance morphologique. — Reproduction chez le descendant des dispositions intellectuelles et psychiques. — Conséquences sociales.

La protection du jeune par l'instinct. l'amour maternel. — Persiste chez les animaux supérieurs après la naissance de nouvelles générations. — Absence plutôt la règle de ce sentiment chez le mâle. — Expulsion des vieux mâles par le jeune dans les familles animales.

L'amour maternel dans la famille humaine. — La mère, essentiellement l'éducatrice de l'enfant. — Elle seule est réellement capable de bien remplir ce rôle. — La durée si longue de l'évolution de l'enfance dans la famille humaine a pour but de préparer la mère à cette mission. — L'affection de l'homme pour sa mère survit à toutes les déchéances. — La famille, seul milieu de culture pour l'homme.

Constatation des naissances dans les civilisations anciennes. — La tenue des documents d'état civil par les clerges des paroisses. — Suppression de l'état civil pour les protestants après la révocation de l'édit de Nantes. — Rétablissement de l'état civil sous Louis XVI. — Loi du 20 septembre 1792, sécularisant l'état civil. confié aux municipalités dans le Code de 1803.

La constatation des naissances par l'officier d'état civil. — Les médecins d'état civil. — Faculté de faire constater la naissance à domicile. — Personnes tenues à la déclaration. — Devoir imposé personnellement au médecin et à la sage-femme. — Nature limitée de leur déclaration. par suite du secret professionnel. — Les enfants décédés après la naissance. mais avant la déclaration. — La déclaration des mort-nés.   1

CHAPITRE II. — *La vie intra-utérine, sa durée.* — A un degré de son évolution. l'homme a la notion des relations qui existent entre le fait des rapports du mâle avec la femelle, puis la naissance des jeunes. — La culture physique des races, par la sélection, non appliquée à la famille humaine. — La durée de la gestation. — Doctrines hippocratiques. — Les fixations du droit romain. — Les contestations au moyen âge. — Décisions arbitraires. — La question étudiée scientifiquement. — Difficultés presque inéluctables de la recherche. — L'expérimentation presque impossible chez la femme. — Le point de départ toujours incertain.

La vie de l'enfant. — Le cri initial. — L'effort respiratoire. — Les causes de ce grand acte biologique. — La preuve de la respiration, vie étant presque identique avec respiration. — Les caractères présentés par le thorax. — Par l'abdomen. — Ouverture de la cavité abdominale. — De la cavité thoracique. — Aspect du poumon. — Épreuve radiographique.

La docimasie pulmonaire. — La différence de densité avant et après la respiration. — Procédé de cette expertise. — Les bulles d'air. — Le cas du poumon putréfié. — Le poumon insufflé, conservé dans l'alcool, bouilli, rôti, hépatisé, etc.

La docimasie otique ou auriculaire. — Le fait physiologique. — La cavité du tympan. — Le procédé de cette recherche. — La valeur de cette opération. — Les causes d'erreur possibles.

La docimacie gastro-intestinale. — La déglutition de l'air. — La surnatation de l'estomac et de l'intestin. — La valeur du procédé. — Ses causes d'erreur possibles.

Les mouvements et parfois des vagissements sans que pour cela il y ait eu vie. — La formation de caillots de sang et la vie 57

CHAPITRE III. — *Le nouveau-né.* — Valeur de ce terme. — Est celui dont l'existence, non connue de la collectivité, ne peut être protégée par elle. — Les caractères de la néo-natalité. — La taille. — Le poids. — Les diamètres craniens. — La peau. — L'enduit fœtal. — Les ongles. — Le système pileux. — Le cordon ombilical.

Cas de l'enfant mort. — Le poids des viscères. — Le méconium. — État des reins, les infarctus. — Les vaisseaux ombilicaux. — Trou de Botal. — Les points d'ossification.

La viabilité de l'enfant. — Son importance légale. — Elle crée l'individualité sociale. — Viabilité légale. — Viabilité biologique. — Les causes de la non-viabilité. — La viabilité est présumée s'il y a vie et tant qu'il y a vie.

Le défaut de développement. — Les conditions de l'enfant

depuis la date minimum de la viabilité légale. — Aspect général.
— Le système digestif. — Le système nerveux. — Les états
pathologiques préexistant à la naissance.

Monstres et monstruosités. — Les monstres dans l'antiquité.
— Au moyen âge. — Les origines et les causes possibles des
monstruosités. — Nutrition sanguine anormale. — Probabilité
de certaines influences psychiques. — Monstres unitaires,
monstres composites. — La viabilité des monstres.

Caractérisation sexuelle des nouveau-nés. — Faite dans la
déclaration de naissance. — Erreurs possibles. — Les prétendus hermaphrodites. — Généralités sur leur constitution
physique. — Schémas de ces malformations. — La mentalité
des pseudo-hermaphrodites. — Leur caractérisation civile. . .   64

CHAPITRE IV. — *La filiation.* — Naissance n'est pas création. —
L'unité nouvelle se rattache au passé. — Filiation et atavisme.
— Filiation légitime. — Filiation naturelle.

Filiation des enfants légitimes. — L'enfant a, en principe,
pour père, le mari. — Le désaveu possible dans certaines conditions. — La cohabitation, son importance capitale. — Elle
suppose les rapports physiques. — Les impossibilités de cohabitation. — L'absence. — L'impuissance accidentelle. — L'impuissance naturelle ne peut être admise comme base du désaveu. — Le cas de la femme adultère se partageant entre le
mari et l'amant. — Le mari reste fatalement le responsable. —
La dissimulation de la grossesse ou de la naissance. — Le cas
de dissolution du mariage. — La femme divorcée et enceinte.
— Importance de la date de la conception.

La filiation des enfants naturels. — La loi canonique interdit
la « fornication » entre personnes non mariées. — Comme conséquence, l'enfant naturel ne doit pas exister. — Les dispositions modernes. — Opinion du Premier Consul sur les bâtards.
— La valeur intellectuelle et la valeur physique des enfants
naturels. — Au premier point de vue, ils sont, au moins, les
égaux des enfants légitimes. — Les enfants de l'amour. —
Documentation fournie par l'observation et la statistique.

La recherche de la paternité. — Les principes anciens de
notre législation. — Le *Creditur virgini dicenti.* — La charge
de la paternité imposée avec rigueur, même au risque de se
tromper, pour en décharger les paroisses. — L'exception *plurium.* — Arrêt de 1661 attribuant une même paternité à un
groupe de pères possibles.

La Révolution. — Loi du 12 brumaire an II. — Peu à peu
les juristes font revenir à l'interprétation byzantine. Annulent
l'action des écoles philosophiques qui avaient inspiré les pre-

miers législateurs de la Révolution. — Le Code civil de 1803 interdit la recherche. — Article 340. — La jurisprudence moderne esquisse un retour aux idées de justice. — La séduction est en elle-même un dommage fait à la jeune fille. — *A fortiori*, s'il y a grossesse. — Les législations étrangères. — Pays de libre recherche. — Le Code civil allemand. — Les Codes Autrichien. Suisse, Anglo-Saxon. — Pays de prohibition.

La reconnaissance des enfants naturels. L'industrie à la reconnaissance. — L'adoption. — La tutelle officieuse.

Projets récents de lois abrogeant l'article 340. — Nécessité urgente de discuter ces questions à nouveau.   110

CHAPITRE V. — *Les circonstances accessoires de la naissance. Le nom.* — Origines très anciennes du nom. — A dû s'établir dès les premiers groupements humains. — Qualification toute personnelle. — Dérivé du nom du père et marque de filiation. — Caractérise certaines conditions personnelles. — Dans la civilisation romaine, le nom de famille applicable à toute la *gens*. — Les noms personnels dérivant de fonctions publiques. — Les noms germaniques latinisés. — Les noms de famille, pour la noblesse. à partir du xie siècle. — Les noms de baptême imposés par l'Église. — Période révolutionnaire. — Loi du 2 germinal an XI. — Les noms de famille dans la période moderne. — Le nom peut conférer des devoirs et non des privilèges.

Le baptême. — Importance de cette initiation d'après les croyances chrétiennes. — L'obligation de baptiser l'enfant dès qu'il est né. s'il est en danger de mort, même le fœtus, dès qu'il est animé. — Doctrine actuelle de la cour de Rome. dès qu'il est conçu. — La laparotomie de la mère, pour baptiser l'enfant. — Interdiction moderne aux ecclésiastiques d'intervenir autrement que par des conseils. — Rôle du médecin. — Il peut être appelé à baptiser l'enfant. — Questions morales que cet acte soulève. — La liberté de tous doit être honorée et respectée. — Principes qui doivent diriger la conduite du médecin.

La circoncision. — Ancienneté de cette mutilation ethnique. — Attribuée à Abraham. sur l'ordre de Jahvé. — Origine probablement plus ancienne. — La circoncision pratiquée en Égypte. — Moïse la veut imposer à son peuple. — La circoncision en Afrique, en Amérique, en Océanie. — La circoncision acceptée par Mahomet qui l'impose aux croyants. — Les circoncis et les incirconcis. — Pratique de la circoncision dans les milieux hébraïques modernes. — Le *mohel* et ses preuves de capacité. — Décret du 22 août 1862. Instructions du Consistoire central israélite de France. — La pratique de la succion interdite. — La circoncision en Algérie française et en Tunisie. — La circoncision chez les Musulmans modernes. — Valeur de la circoncision   151

CHAPITRE VI. — La définition de la mort aussi difficile que celle de la vie. — La mort est une étape de la vie. — Parallèle entre les végétaux et les animaux. — Pourquoi l'agrégat de matériaux immortels est-il mortel? — La science et la foi réconciliées, dans l'avenir, de leur apparent antagonisme.
L'inconnu seul est cause de la terreur que la mort inspire. — Le sentiment du devoir domine la terreur de la mort. — Les primitifs mouraient en cherchant la solitude, comme les animaux. — Le culte des ancêtres, première religion de l'homme.
La mort au point de vue social. — Loi du 21 mars 1803. — Le Code civil. — La déclaration de décès. — La déclaration de décès. — La vérification de sa réalité. — Les médecins de l'état civil. — Les opérations pratiquées sur le cadavre.
Le délai légal des inhumations. — Décret du 27 avril 1889. — Divers modes de sépulture. — Les obitoires et les chambres funéraires. — L'inhumation, ses avantages. — Sa possibilité. — Réglementation des inhumations. — Les violations de tombes. — Les pompes funèbres. — Loi du 15 novembre 1887 sur la liberté des funérailles. — Les cimetières. — Discussions sur la nocuité de leur voisinage. — Sensibilité exagérée.
Les embaumements. — Procédés des anciens Égyptiens. — Procédés modernes par injections. — Leur réglementation. — Circulaire du 29 octobre 1846.
La crémation. — Origines. — Reprise sans succès pendant la période de la Révolution française. — Mouvement moderne. — Réglementation de l'incinération. — La crémation est en opposition avec les idées si profondément populaires du culte des morts. — Haute moralité de ces sentiments. — D'autre part, difficultés pratiques de la crémation. — Ne doit être que strictement facultative. — Ne saurait être imposée.   177

CHAPITRE VII. — *La mort prochaine.* — Le moment exact de la mort impossible à fixer. — La mort successive. — Une partie de l'organisme peut vivre, d'autres parties étant déjà mortes. — Le médecin ne doit pas craindre d'avouer son incertitude. .
L'agonie. — Ses caractères. — Euthanasie. — Dysthanasie. — Diminution des fonctions sensorielles. — La vue. — La sensibilité. — « Encore plus de lumière » (Gœthe). — Persistance de l'audition. — Carpologie. — Luttes dernières. — Le médecin ne doit, en aucune circonstance, chercher à abréger la

vie. — « Mon rôle est de conserver » (Desgenettes). — Jamais il ne faut désespérer.

État mental des agonisants. — Retour possible à la lucidité parfaite. — Capacité, responsabilité des agonisants. — Aptitude à consentir. — Captations possibles.

La mort apparente. — Expériences réussies chez des animaux. — Pourront-elles, un jour, réussir chez l'homme? — Conditions de milieu. — Privations d'oxygène. — Gaz toxiques. — État syncopal. — Léthargies. — La mort apparente dans les névroses. — Dans les intoxications. — Conséquences dans quelques cas. — Dans les grandes épidémies. — Les inhumations prématurées sont moins fréquentes que ne le rapporte la légende. — Elles sont possibles cependant. — Nécessité de trouver un service, partout organisé, de vérification des décès.

La mort subite. — Nécessité sociale d'en apprécier la réalité et les causes. — La mort par inhibition. — Centres inhibitoires. — Le trépied vital des anciens. — Mort subite par le cerveau. — Suspension brusque de ses fonctions. — La mort subite par lésion des organes respiratoires. — La mort par le système circulatoire. — Les dégénérescences de la fibre cardiaque. — Les lésions des orifices. — L'artério-sclérose. — Les thromboses et les embolies. — Les phlébites. — La mort par le système génital. — La mort par l'intestin. — Les intoxications, suite de stagnation des matières. — La mort subite par le rein. — Les intoxications urémiques. — Le diabète.. .   213

Chapitre VIII. — Importance de pouvoir doter, si possible, la science d'un ou de plusieurs signes certains de la mort réelle. — Incertitude de tous ceux qui ont été fournis.

Aspect général. — *Attitude.* — Face hippocratique. — Cadavérique. — Ouverture de la bouche. — Des yeux. — *Fermer les yeux*, expression figurée, mais positive aussi. — Abaissement du maxillaire. — Maintien, sur la face, de la dernière expression perçue. — Les attitudes de combat. — Calme de la mort. — Position du pouce dans la paume de la main. — Signe de Collonges.

Rigidité cadavérique. — Son début. — Sa marche envahissante. — La chair de poule. — Emission du sperme. — Ses causes, en somme, encore incertaines. — Sa valeur comme signe de mort.

Le relâchement musculaire. — Insuffisance des sphincters. .

Signes fournis par la sensibilité générale ou spéciale. — L'appareil de la vision. — Le dessèchement de la conjonctive. — La toile glaireuse. — La tache scléroticale. — Examen du fond de l'œil. — Anémie de la rétine. — Signe de Poncet, de Cluny.

L'appareil respiratoire. — Suspension de la respiration. —
Procédé du miroir. — Incertitude de ce signe.

La suspension de la circulation. — Perte de la chaleur. —
Abaissement de la température. — Le froid de la mort. —
Transparence des doigts, du lobule de l'oreille. — Procédé des
ventouses. — La section d'un doigt. — Les lividités ou sugillations cadavériques.

Application du calorique sur la peau. — Le marteau de
Mayor. — Phlyctène sèche. — Phlyctène humide. . . . . . .

L'auscultation du cœur. — Le signe de Bouchut. — Sa
valeur. — La cardio-puncture. — Danger du procédé. — La
disparition de la circulation recherchée par le procédé de
Séverin Icard. — Injection de fluorescéince. — De solutions
métalliques. — D'essences aromatiques. — Importance de ces
procédés.

La décomposition des cadavres. — Retour au circulus de la
vie par liquéfaction et gazéification. — Ses modes suivant les
milieux. — Ses formes. — Putréfaction des divers organes. —
Premiers phénomènes apparents. — Signe certain de la mort
seul accepté de tous temps. — Conclusions de l'ouvrage *Naissance et Mort*. 241

Hygiène de l'alimentation dans l'état de santé et de maladie. par le Dr J. LAUMONIER, avec gravures. 3e édition . . . . . **4 fr**

L'alimentation des nouveau-nés. *Hygiène de l'allaitement artificiel.* par le Dr S. ICARD, avec 60 gravures (*Ouvrage couronné par l'Académie de médecine*) . . . . **4 fr.**

L'hygiène sexuelle et ses conséquences morales, par le Dr S. RIBBING, prof. à l'Université de Lund (Suède). 2e édit. . . **4 fr.**

Hygiène de l'exercice chez les enfants et les jeunes gens, par le Dr F. LAGRANGE. lauréat de l'Institut. 7e édition . . **4 fr.**

De l'exercice chez les adultes, par *le même.* 4e édit. **4 fr.**

Hygiène des gens nerveux. par le Dr LEVILLAIN. 4e édition. **4 fr.**

L'idiotie. *Psychologie et éducation de l'idiot,* par le Dr J. VOISIN. médecin de la Salpêtrière, avec gravures . . . . **4 fr.**

La famille névropathique. *Hérédité, prédisposition morbide, dégénérescence,* par le D^r CH. FÉRÉ, médecin de Bicêtre, avec gravures. 2e édition . . . . **4 fr.**

L'éducation physique de la jeunesse, par A. MOSSO. professeur à l'Université de Turin . . . . **4 fr.**

Manuel de percussion et d'auscultation, par le Dr P. SIMON. prof. à la Faculté de médecine de Nancy. avec gravures . . **4 fr.**

Le traitement des aliénés dans les familles. par le D^r Ch. FÉRÉ, médecin de Bicêtre. 2e édition . . . . **3 fr.**

De la même collection :

COURS DE MÉDECINE OPÉRATOIRE

De M. le Professeur FÉLIX TERRIER
Membre de l'Académie de médecine.
Professeur de clinique chirurgicale à la Faculté de médecine de Paris.

Petit manuel d'anesthésie chirurgicale, par les Drs Félix TERRIER et M. PÉRAIRE, avec 37 gravures. . . . . **3 fr.**

Petit manuel d'antisepsie et d'asepsie chirurgicales, par *les mêmes,* avec gravures. . . . . **3 fr.**

L'opération du trépan, par *les mêmes,* avec 222 gravures. **4 fr.**

Chirurgie de la face, par les Drs Félix TERRIER, GUILLEMAIN, chirurgien des hôpitaux, et MALHERBE, avec 214 gravures. . **4 fr.**

Chirurgie du cou. par *les mêmes,* avec 101 gravures. . . . **4 fr.**

Chirurgie de la plèvre et du poumon, par les Drs Félix TERRIER et REYMOND, avec 67 gravures . . . . **4 fr.**

Chirurgie du cœur et du péricarde, par *les mêmes.* avec 79 gravures . . . . **3 fr.**

www.ingramcontent.com/pod-product-compliance
Lightning Source LLC
LaVergne TN
LVHW021638060726
842527LV00003B/709